安宁疗护专科护理

Hospice Specialist Care

主　编　张秀华　贾慧民　王　娟

副主编　孔维蕾　陈　玲　安　婧　李　雪　孙　艳

编　委（按姓名汉语拼音排序）

高璟仪　葛玉红　李　超　李小凤

李怡玮　刘靖靖　牛雪燕　潘　霜

孙　博　田　艳　王红丽　王　喻

吴　静　夏　源　徐继鸿　许　华

杨桂云　姚玉秀　扎依拉·哈米提

张俊莉　张　咪　张云飞　赵　霞

北京大学医学出版社

ANNING LIAOHU ZHUANKE HULI

图书在版编目（CIP）数据

安宁疗护专科护理 / 张秀华，贾慧民，王娟主编 . —北京：
北京大学医学出版社，2024.1
ISBN 978-7-5659-2964-9

Ⅰ. ①安…　Ⅱ. ①张…　②贾…　③王…　Ⅲ. ①临终关怀 -
护理　Ⅳ. ①R473

中国国家版本馆 CIP 数据核字（2023）第 150333 号

安宁疗护专科护理

主　　编：张秀华　贾慧民　王　娟
出版发行：北京大学医学出版社
地　　址：（100191）北京市海淀区学院路38号　北京大学医学部院内
电　　话：发行部 010-82802230；图书邮购 010-82802495
网　　址：http://www.pumpress.com.cn
E - m a i l：booksale@bjmu.edu.cn
印　　刷：北京瑞达方舟印务有限公司
经　　销：新华书店
责任编辑：崔玲和　　责任校对：靳新强　　责任印制：李　啸
开　　本：787 mm×1092 mm　1/16　印张：15.25　字数：363千字
版　　次：2024年1月第1版　2024年1月第1次印刷
书　　号：ISBN 978-7-5659-2964-9
定　　价：58.00元

2016 年中共中央 国务院印发《"健康中国 2030"规划纲要》，纲要明确提出要实现从胎儿到生命终点的全程健康服务和健康保障，加强安宁疗护等医疗机构的建设。在此背景下，2017 年国家卫生计生委相继出台《安宁疗护中心基本标准（试行）》《安宁疗护中心管理规范（试行）》和《安宁疗护实践指南（试行）》，指导各地试点开展工作。安宁疗护秉承整体护理的理念，为疾病终末期患者提供身体、心理、社会交往、精神等方面的照顾和人文关怀，达到帮助患者舒适、安详、有尊严地离世，让生者无憾。安宁疗护是社会需求和人类文明发展的标志，是一项重要的民生工程。

新疆医科大学附属肿瘤医院 2019 年 6 月获批成为国家级安宁疗护病房试点单位，2020 年 10 月获批成为中华护理学会安宁疗护专科护士（京外）临床实践基地，2021 年 4 月由新疆维吾尔自治区卫生健康委员会批准成为新疆维吾尔自治区安宁疗护培训基地。目前我国安宁疗护处于起步阶段，新疆维吾尔自治区各医疗机构非常重视安宁疗护的发展，以实现健康中国战略目标为使命。试点单位同行间不断学习与交流，共同促进，共同进步，为本书的编写奠定了良好的基础。

本书以安宁疗护循证护理为指导，紧密结合专业发展需要，从理论基础、症状管理、专科操作及实践经验四个维度入手编写，突出实用性、综合性和可操作性。本书内容全面，语言简练，紧密贴合工作实践，并结合安宁疗护患者需求及专科特色录制了安宁疗护专科护理操作视频。希望本书能为安宁疗护工作的开展与培训提供临床实践指导。

本书的编写源于两项新疆维吾尔自治区自然科学基金面上项目的研究成果。项目一为由张秀华主持的"新医改背景下医院 - 社区 - 居家三级联动安宁疗护照护模式的构建研究"（项目编号：2021D01C385）。项目二为由王娟主持的"叙事护理在晚期癌症患者安宁疗护实践中的应用研究"（项目编号：2022D01C513）。

由于编写工作时间紧迫，虽然各位编者尽了最大努力，但本书中仍难免存在疏漏及不妥之处，恳请各位读者提出宝贵意见，以利再版时改进。

张秀华

张秀华，副教授，硕士研究生导师，新疆医科大学第三临床医学院（附属肿瘤医院）党委委员、副院长，新疆抗癌协会第二届心理社会肿瘤学专业委员会副主任委员，新疆护理学会常务理事。主持省部级项目3项，获得新疆维吾尔自治区自然科学基金资助项目1项。发表的论文被核心期刊收录20余篇，主编、副主编专著近10本，参编教材6本。

贾慧民，主任医师，硕士研究生导师，新疆医科大学附属肿瘤医院医务部主任。受聘中国抗癌协会医院管理分会专业委员会青年委员、中国医疗保健国际交流促进会分会委员、新疆维吾尔自治区等级医院评审办公室副主任、新疆医院协会副秘书长、乌鲁木齐医师协会副理事、新疆医院协会医政管理工作委员会副主任委员。

王娟，副主任护师，新疆医科大学附属肿瘤医院姑息医学科护士长，国家二级心理咨询师，2019年获全国首届安宁疗护专科护士资质。受聘中华护理学会安宁疗护专业委员会青年委员，中国抗癌协会安宁疗护专业委员会委员，新疆抗癌协会第二届心理社会肿瘤学专业委员会委员。获实用新型专利3项，发表论文10余篇，在研课题5项，副主编专著2本。

目　录

第一章　安宁疗护概论

第一节　安宁疗护的概念与内涵

一、临终关怀与安宁疗护

临终关怀译自英文 hospice care，英文 hospice 目前被较多地翻译为临终关怀，也有的文献将其翻译成安宁缓和医疗、姑息照顾、姑息医学、舒缓医学、宁养医学和宁养服务等，强调其治疗与护理并重。在我国，人们易将临终一词与死亡联系在一起，而死亡又是中国传统文化中的禁忌，所以我国的临终关怀机构大都采用"宁养院""关怀医院""博爱之家"及"姑息照顾"等字样指代临终关怀机构。

安宁疗护一词源于英文 hospice。Hospice 是指专门用于救治不治之症患者的场所。因此，在中世纪的欧洲，hospice 是指为朝圣者或旅行者提供中途休息、补足体力的驿站，其原意是"济贫院""救济院"，是一种早期的慈善服务机构，后引申其义，指帮助那些在人生旅途最后一站的人，着重为生命末期患者控制病痛，以及在患者去世后为家属提供情感支持。1967 年，西西里·桑德斯（Cicely Sanders）博士在英国创建了圣·克里斯托弗护理院（St. Christopher's Hospice），旨在为身患绝症、长期患病的患者解除疼痛，减轻痛苦和不适症状，使其尽可能享受生命最后几周或几个月的平和、温暖、没有痛苦的生活。

1988 年天津医学院临终关怀研究中心成立，hospice 被翻译成临终关怀，开始在我国正式使用。长期以来，对临终关怀和安宁疗护不区别使用。考虑到公众的接受度，经过专家讨论达成共识，在 2017 年国家卫生和计划生育委员会颁布的《安宁疗护实践指南（试行）》中统一使用安宁疗护一词，可避免传统文化和生死观对于临终和死亡的避讳，在现有语境下有利于推动我国安宁疗护事业的发展。

二、安宁疗护相关概念及内涵

（一）安宁疗护的定义

1. 世界卫生组织（WHO）对安宁疗护的定义　安宁疗护是一种改善面临威胁生命疾病的患者及家属生命质量的方法，主要通过早期识别、评估和治疗疼痛，及其生理、心理、社会和精神问题，预防和缓解患者的痛苦。获得安宁疗护服务是每个人应享有的一项基本权利。

2.《安宁疗护实践指南（试行）》对安宁疗护的定义　安宁疗护以生命末期患者及家

属为中心，以多学科的模式实践，主要内容包括疼痛及其他症状控制，舒适照顾，心理、精神及社会支持等。

（二）安宁疗护的理念

（1）肯定生命，认同临终是人生的正常历程。

（2）既不加速，也不延缓死亡的来临。

（3）尽可能缓解疼痛和其他痛苦的症状。

（4）为生命末期患者提供心理、社会和精神层面的整体照顾，帮助生命末期患者尽可能以积极的态度生活，直到自然死亡。

（5）协助家属积极面对生命末期患者的疾病过程及哀伤过程。

（6）利用多学科团队合作模式来处理和满足生命末期患者及家属需求。

（7）提高生命末期患者的生命质量。

（三）安宁疗护的目标

1. 减轻患者痛苦　安宁疗护的目的不再是通过积极的方式治愈疾病，而是通过控制各种症状，缓解症状给患者带来的不适，减轻患者的痛苦，提高其生命质量。

2. 维护患者尊严　通过尊重患者对生命末期治疗的自主权利，尊重患者的文化和习俗需求。选取患者自愿接受的治疗方法，并在照顾过程中将患者当成完整的个人，而不以治疗疾病为主要目的，提升患者的尊严。

3. 帮助患者平静离世　通过与患者及家属沟通、交流，了解患者未被满足的需要、人际关系网络及在生命末期想要实现的愿望，并帮助其实现，使其达到内心平和、精神健康的状态，患者能平静地离开人世。

4. 减轻丧亲者的负担　通过安宁疗护多学科团队照顾，减轻患者家属的照顾负担，并给丧亲者提供居丧期的帮助和支持，帮助丧亲者度过哀伤阶段。

（四）安宁疗护的原则

1. 人道主义原则　是指以救治患者的苦痛与生命，尊重患者的权利和人格为中心的医学道德的基本原则之一。以关怀人、尊重人，以人为中心作为观察问题、处理问题的准则。在安宁疗护实践活动中，要求医务工作者要有敬畏并尊重生命的意识，尊重每一名生命末期患者，尊重患者的生命质量与生命价值，尊重生命末期患者的正当愿望，向患者提供身体、心理、社会、精神全方位的照顾及对家属的哀伤辅导。

2. 以照顾为主的原则　安宁疗护服务于生命末期患者，主要以提高患者生命末期生命质量为目的，尽量按照患者及家属的需求来护理，而不是千方百计地延长患者的生存时间。

3. 全方位照顾原则　为患者及家属提供全天候服务，包括对生命末期患者生理、心理、社会、精神等方面的照顾与关怀，以及帮助丧亲者尽快摆脱居丧期的痛苦，顺利恢复正常生活。

（五）安宁疗护的服务对象

2017年国家卫生和计划生育委员会颁布的《安宁疗护实践指南（试行）》明确指出，安宁疗护以生命末期患者及家属为中心。其中患者符合以下条件就可获得安宁疗护服务：①处于生命末期，出现症状。②拒绝原发病的检查、诊断和治疗。③接受安宁疗护的理念，具有安宁疗护的需求和意愿。

目前关于生命末期的界定没有统一的标准，现有的医学手段无法准确预测生存期，只要患者有需求和意愿，都应获得安宁疗护服务。

（六）安宁疗护服务的内涵

安宁疗护服务的内涵主要体现在 5 个方面，即整体护理、家庭护理、全程护理、多学科护理、社区护理。

1. 整体护理 生命末期患者在生命的最后阶段一般会面临疼痛、呼吸困难、水肿等各种不适症状，同时面对病情与生命的不确定性，常会产生焦虑、抑郁等负性情绪，加上家庭、社会支持网络的改变或不足，易导致患者觉得人生缺乏意义及价值感，感到无力、无助，甚至有轻生的想法。因此，对于生命末期患者，安宁疗护需要提供身体、心理、精神和社会等多维度的整体护理。

2. 家庭护理 生命末期患者最后会走向死亡，而死亡是整个家庭甚至整个家族的大事，患者家属也是安宁疗护团队需要关注的重点。在照顾生命末期患者时，由于照顾时间长、照护技能缺乏等多方面因素，家属也会出现身体、心理等多方面的问题，所以除了照顾患者之外，也要照顾家属，帮助其解决体力、心理以及悲伤等问题。

3. 全程护理 从患者入住安宁疗护病房一直到患者死亡（包括住院及居家照顾），安宁疗护工作者会全程对患者进行管理，同时也包括对患者家属的哀伤辅导。

4. 多学科护理 安宁疗护是一项多学科团队合作的工作。多学科团队成员包括医师、护士、社工、志愿者（义工）、营养师、心理咨询师等。当然，这些成员并不是固定的，凡是患者所需要的，都可以是团队的成员。在团队中，每个成员负责生命末期患者照顾的一部分，如症状控制、心理辅导、社会支持、精神照顾，凡是与患者照顾有关的，都需要加入团队服务，不是靠某一专科就可以做好安宁疗护工作。

5. 社区护理 安宁疗护的照顾服务不仅是医疗机构的责任，也是全社会的职责。作为安宁疗护工作者，应积极寻找和链接社会资源，动员全社会的力量，为经济困难的生命末期患者及家庭提供实际救助，奉献爱心。

（七）安宁疗护的服务内容

1. 症状控制 生命末期患者具有疼痛、呼吸困难、厌食、吞咽困难、恶心、呕吐、便秘、无力、昏迷和压疮等不适症状，身体遭受极大痛苦。因此，生命末期患者常见症状控制及护理是安宁疗护的核心内容，是心理、社会、精神层面照顾的基础。安宁疗护通过症状管理措施，缓解生命末期患者的症状负担，减轻其痛苦，最大限度地提高患者的生命质量。

2. 舒适照顾 随着死亡的临近，生命末期患者的症状恶化，会出现呼吸困难、喉间痰鸣音、神志不清、出冷汗、四肢厥冷等症状。因此，为生命末期患者提供舒适照顾是安宁疗护不可缺少的一部分。舒适照顾包括：①病室环境管理；②床单位管理；③口腔护理；④肠内、肠外营养护理；⑤静脉导管维护；⑥留置导尿护理；⑦会阴护理；⑧协助沐浴和床上擦浴；⑨床上洗发；⑩协助进食、饮水；⑪排尿、排便异常护理；⑫卧位护理；⑬体位转换；⑭轮椅与平车的使用。

3. 心理支持和人文关怀

（1）心理支持：一个人在知道自己将不久于人世时，有可能产生恐惧、惊慌、悲伤等情绪。通过安宁疗护，使患者在生命末期接近死亡时倍感温暖，使每一位患者的尊严得到维护，心理得到安慰。美国精神科医师库伯勒·罗斯（Kubler Ross）曾提出"临终心理五阶段说"，即生命末期患者心理发展经历5个阶段：否认期、愤怒期、协议期、忧郁期和接受期。受不同文化背景、传统死亡观和医疗制度的影响，国内的临床观察表明，生命末期患者心理行为并不一定按顺序出现。安宁疗护工作者应正确区分患者的心理分期，通过表情、言语、姿势、行为等影响和改变生命末期患者的心理状态和行为，感受他们的苦闷及恐惧。同时通过与患者进行交流，了解患者的心理需求和意愿，帮助其缓解情感上的不安，适应临终这个突发事件。合适的心理支持和人文关怀可以与症状控制相互作用，以提高生命末期患者的生命质量。

（2）社会支持：生命末期患者基本脱离社会，人际关系网络发生改变，易导致患者产生支持度不够等感受。结合现代生物-心理-社会医学模式转变，安宁疗护工作者要关心、爱护生命末期患者，了解患者的心理需求和变化，做好宣传教育、解释和沟通工作。鼓励有条件的医疗机构开展医务社会工作和志愿者服务工作，为有需求的患者获取社会资源提供帮助。同时，鼓励家属参与照顾，及时表达对患者的关心，让患者感受到外界的关心与支持，尽力满足患者的要求和希望，使他们在精神上得到宽慰和安抚，陪伴患者直至其去世。

（3）精神抚慰：濒死患者会出现否认、害怕、忧郁等情绪，患者会常常思考："为什么是我得了这种疾病？""我的生命还有什么意义？""我还有一些心愿没有完成"。此时，在精神上，患者往往希望找到一种信念，如生命、平安、喜乐的源头，有些患者会表示自己来日不多，希望与亲人告别，期望在临终前了却恩怨、得到宽恕与安慰，期待在自己熟悉的环境，在亲人的陪伴、关怀下安然离世。安宁疗护工作者应通过倾听、同理、冥想等精神抚慰方法缓解患者精神的困扰，帮助患者在生命末期寻求生命的意义、自我实现、希望、创造、信念与信任、平静与舒适、给予爱与宽恕等。

4. 死亡教育　是一种人文关怀的表现。大部分生命末期患者及家属面对即将来临的死亡会有恐惧感，可能来源于对死亡本身的恐惧，也可能来自对死亡过程及死后未知的畏惧。在中国传统文化中，民众普遍认为死亡是一个禁忌的话题，对死亡或是淡漠处之，或是讳莫如深，或是以虚妄的幻想自我安慰。对于生命末期患者而言，很多家属不愿意与其谈论死亡，认为"死亡"这些字眼会给患者带来厄运。人们不能正确地认识死亡、忽视死者的临终意愿等，这些做法不仅不利于安宁疗护工作的开展，也会导致忽略患者自身的感受和意愿，增加痛苦。因此，通过死亡教育，普及正确的生死观，帮助人们正确地面对自我之死和他人之死，理解生与死是人类自然生命历程的必然组成部分，消除人们对死亡的恐惧、焦虑等心理，使人们坦然地面对死亡。

5. 哀伤辅导　亲人在面对即将逝去的患者时是悲哀的高峰期。家属是患者的生活依靠和精神支柱，大多数生命末期患者希望有家属陪伴，度过生命的最后时刻。部分家属在居丧期或难以接受丧亲的现实，或不能承受丧亲的痛苦，或无法适应丧亲后的环境改变，从而表现出严重的焦虑、烦躁和愤怒，甚至自毁行为。安宁疗护工作者可以聆听家属的诉说，鼓励和引导其宣泄情感，做好患者的死亡教育和生活起居照顾，料理好患者的遗体等。患者去世后，安宁疗护工作者可通过电话、邮件或探访的方式，与患者家属保持联系，通过哀伤辅导，帮助他们缓解丧亲的痛苦，使之尽快恢复正常生活。

三、缓和医疗的概念和内涵

（一）缓和医疗的概念

WHO 对缓和医疗[1]的定义：缓和医疗是一种通过早期识别、积极评估、控制疼痛和其他痛苦症状，包括身体、心理、社会和精神困扰，来预防和缓解身心痛苦，从而改善面临威胁生命疾病的患者（成人和儿童）及其家属生命质量的一种方法。缓和医疗的目标是为患有严重、复杂疾病的患者预防和缓解痛苦，并提高他们的生命质量。缓和医疗要想成功，要求对患者方方面面的痛苦加以重视，这就需要一个多学科团队来完成。

（二）缓和医疗的内涵

1. 缓和医疗的服务对象

（1）疾病晚期患者，尚未进展至生命末期。

（2）出现症状者，不论疾病的阶段和预后，可以在治愈疾病这个目标下进行。

（3）具有缓和医疗的需求和意愿者。

2. 缓和医疗的原则 缓和医疗是一个积极的治疗理念，并非消极措施。WHO 在对缓和医疗做出明确定义的同时，提出了缓和医疗的实践原则，并在不断地更新缓和医疗的原则。从 2002 年 WHO 提出的从"不推迟死亡"到"不是加速死亡"原则的变化可以看到，缓和医疗的理念与适用范围不断地向疾病早期推进：

（1）早期发现问题并全面地评估和处理。

（2）提高生命质量，促进尊严和舒适，也可能对疾病进程产生积极影响。

（3）在整个疾病过程中为患者及家属提供支持。

（4）与严重或限制生命的疾病问题结合考虑，并加以预防、早期诊断和治疗。

（5）适用于疾病早期，与其他旨在延长生命的治疗措施共同使用。

（6）为生命末期时价值存疑的疾病缓解和生命维持治疗提供替代方案，并协助关于生命维持治疗的优化利用决策。

（7）适用于患有严重或危及生命的疾病并长期遭受身体、心理、社会或精神痛苦的患者。

（8）如果需要，在患者去世后为家庭成员提供丧亲支持。

（9）旨在减轻因病致贫对患者及患者家庭的影响，避免因疾病导致的经济困难。

（10）不是加速死亡，而是提供必要的治疗，根据患者的需求和价值观为其提供足够的舒适度。

（11）应由各级卫生服务系统的医务工作者（包括初级卫生服务提供者、全科医师和专科医师）提供；提供不同层次（基础、中等、专业）的缓和医疗技能培训。

（12）鼓励社区和民众积极参与。

（13）各级卫生服务系统提供门诊、住院和居家照顾。

（14）提供连续性服务，从而强化卫生服务系统。

3. 缓和医疗实施的类别 缓和医疗通常由两类医疗及社会工作人员承担：一类是在患者家中或医院中为患者及其照顾者提供每日照顾的普通照顾人员；另一类是缓和医疗专

业人员。

（1）缓和医疗普通照顾人员：包括在一级、二级、三级医疗机构，社会性照顾的执业者及志愿者，他们中的大多数是各自专业领域的专家。他们通常会评估并且处理每位患者及家属在生理、心理、社会、精神及信息方面的需求，用他们有限的缓和医疗的知识、技巧和技能满足患者及家属的需求。普通照顾人员还应知道何时及如何寻求专业的缓和医疗专业人员的帮助。

（2）缓和医疗专业人员：是指专门在此领域工作的执业者。专业缓和医疗服务通常由多个专业的团队提供，如专业缓和医疗护士，其他领域的专家如物理治疗师、职业治疗师、营养师、药师、社会工作者及提供精神及心理支持的人员。服务的内容应与当地的风俗及需求一致。

1）安宁疗护病房及缓和医疗住院服务：患者在病程早期可能被收入院进行短期的加强照顾，随后进行持续支持治疗。其目的可能是治疗后康复或控制症状。患者也可能在疾病的最后阶段被送入安宁疗护病房。一般来说，患者的住院时间都比较短（10～14天），然后回到自己家中或其他照顾机构。

2）社区团队：许多患者想在自己的家中被照顾。这样的需求可以由社区缓和医疗团队完成，他们提供专业的照顾，包括疼痛和症状控制的建议、床旁护理、实操的建议和情感支持。通过社区护士、全科医师或家庭医师，可以联系到这样的团队。安宁疗护病房和缓和医疗服务机构也会为社区照顾者提供支持。其支持形式可以是通过一个支持信息小组或是提供一对一的帮助。

3）医院团队：这些团队与外科医师、内科医师、护士和其他健康及社会关怀专业人士合作。他们的作用是通过疼痛和症状控制，提供教育、培训和专业咨询来支持医务工作者。他们也会直接向患者及其照顾者提供情感支持，还会在患者出院计划、转诊到其他机构（如安宁疗护机构、社区医院、居家照顾）等方面给医务工作者提供建议。

4）日间照顾中心：这种机构可以让患者不用住院就可以享受到安宁疗护服务。患者居住在自己家中就可以获得照顾并满足包括医疗、护理、康复、创新疗法及辅助疗法在内的各种需求。

5）居家安宁疗护：这项服务通常由一个多专业的团队提供，他们允许患者在自己家中接受安宁疗护服务，可以是生命末期短期照顾，也可以是一个危机时段的照顾，有些团队提供24小时照顾。

（三）安宁疗护与缓和医疗的区别

缓和医疗起源于对安宁疗护的关注，随后逐步扩展并整合到整个疾病过程中。在临床社会实践中，疾病早期和生命末期的治疗思路是截然不同的，安宁疗护并不等同于缓和医疗。两者在症状控制和给予患者关爱、照顾方面的服务是相似的，但应用前提有所不同。患者选择安宁疗护的前提是"放弃原发病的治疗且可以接受死亡的来临"，其核心目标是减轻痛苦和控制不适症状，提高生命末期患者的生命质量；而缓和医疗应在疾病早期与疾病治愈性治疗措施一起使用，帮助患者积极面对疾病，能够更好地接受专科治疗。

第二节　安宁疗护的发展现状及面临的挑战

安宁疗护是近代医学领域中的一门新兴的边缘性交叉学科，是社会需求和人类文明发展的标志。20世纪50年代，英国护士西西里·桑德斯博士在长期工作的肿瘤医院中目睹了许多生命垂危患者的痛苦，于是她通过创办圣·克里斯托弗护理院，让生命垂危患者在人生的最后阶段得到了舒适的照顾，从而点燃了人类安宁疗护事业的灯塔。之后，许多国家开展了安宁疗护实践。

一、中国安宁疗护的发展

（一）安宁疗护服务的现状

全国一线城市部分大型综合性医疗机构及肿瘤专科医院设立了各种类型的安宁疗护服务机构，共约300家，有近万名从业人员。比如上海已设立80家，共有300间左右的安宁疗护病房，约900张床位，医疗护理费用约为每人每天140元，病床使用率约为75%。大多数安宁疗护机构都设立在一、二线城市，有部分二线及以下城市未设立该机构，这种情况显然没有充分缓解我国人口老龄化严重的问题[2]。

（二）安宁疗护服务的市场需求

随着社会的发展，我国老年人数量越来越庞大。中国已经步入老龄化社会，而安宁疗护机构却没有普及，显然供不应求。据调查，超过65岁的老年人患病率高达77.4%，80岁以上需要护理的高龄老人占33.4%，且需要安宁疗护服务的老年人每年有近700万，市场需求十分旺盛。计划生育政策导致我国很多家庭模式变成"421"型家庭，即两个成年人要赡养4位老人和1个儿童，我国政府虽然已经进一步调整了生育政策，但政策实施的结果受限于各种原因，其对家庭模式的改变仍然有待观察。调查显示，35%的家庭要赡养4位老人，年轻人工作压力巨大，面临来自经济、心理、精神等多重困难。面对这样严峻的情况，在全国普及安宁疗护机构尤其必要，能有效地缓解老龄化带来的问题，缓解年轻人又要上班，又要照顾父母的压力，且这也是完善养老保障体系的关键[3]。

（三）安宁疗护服务的发展现状

我国开展安宁疗护服务已有30余年的历史。安宁疗护机构主要接受各种疾病中、晚期的患者，重点为其提供日常生活照顾、缓解疾病症状所造成的痛苦等安宁疗护服务，体现了人文关怀，与综合医院普通病房为生命末期患者提供的医疗救护相比，大大降低了无效救治的种类和频次，减少了昂贵的辅助检查费用，增加了情感关怀和心理抚慰等服务内容，在一定程度上节省了医疗卫生资源。安宁疗护的发展得到相应政府部门的支持，如上海市政府为提高肿瘤晚期患者临终生命质量，促进医疗资源合理利用，进一步提升城市的文明水平，于2012年将"病房和居家舒缓医学"列为2012年市政府要完成的与人民生活密切相关的实施项目，并从内容安排、资金筹措、准入标准、经费补贴等方面给予一定的支持。从1988年成立首家安宁疗护机构至今，我国安宁疗护医院数量与现实需求存在较大差距。经过多年的发展，安宁疗护医院在上海、北京、天津、广州等大城市相继建立。

在医院安宁疗护模式中，湖南省肿瘤医院于 2013 年开设安宁疗护病房，设置 8 张床位，于 2018 年 5 月扩张至 20 张床位，在不断地探索和实践之后，形成了适合于晚期癌症患者的安宁疗护整体护理模式。

近几年，国家颁布了相关的政策和文件，为我国安宁疗护事业的发展提供了新的契机与平台。2016 年中共中央 国务院印发《"健康中国 2030"规划纲要》，提出"要重视全生命周期，实现从胎儿到生命终点的全程健康服务和健康保障，全面维护人民健康"；2017 年国家卫生和计划生育委员会印发了《安宁疗护中心基本标准（试行）》《安宁疗护中心管理规范（试行）》《安宁疗护实践指南（试行）》三个指导性文件，为我国安宁疗护专科发展提出了方向，是我国安宁疗护事业发展的里程碑。2017 年 9 月我国选定北京市海淀区、上海市普陀区、吉林省长春市、河南省洛阳市、四川省德阳市为安宁疗护试点单位，作为医改的优先项目，在全国吹响了安宁疗护试点进军的号角。2018 年 7 月国家卫生健康委员会（卫健委）、国家发展和改革委员会等各部门联合印发《关于促进护理服务业改革与发展的指导意见》，指出需要全面推进安宁疗护工作，完善安宁疗护服务供给，这也是第一次多个部门联合发文指出发展安宁疗护的必要性及紧迫性。2019 年 5 月国家卫健委又印发了《关于开展第二批安宁疗护试点工作的通知》，在上海市和北京市西城区等启动第二批试点，扩大到 71 个市（区）。2019 年 9 月国家卫健委、国家发展和改革委员会等 8 个部门联合制定《关于建立完善老年健康服务体系的指导意见》，明确提出安宁疗护从机构设置、项目收费、准入标准、服务模式、试点经验和稳步扩大试点等任务。2019 年 11 月中共中央 国务院印发《国家积极应对人口老龄化中长期规划》，将安宁疗护纳入应对人口老龄化的具体工作任务。2019 年 12 月 28 日中、日、韩发布《中日韩积极健康老龄化合作联合宣言》，提出从生命全过程的角度提供生命末期安宁疗护一体化综合服务。2019 年 12 月 28 日第十三届全国人民代表大会常务委员会第十五次会议通过《中华人民共和国基本医疗卫生与健康促进法》，其中第三十六条规定"各级各类医疗卫生机构应当分工合作，为公民提供预防、保健、治疗、护理、康复、安宁疗护等全方位全周期的医疗卫生服务"。该法自 2020 年 6 月 1 日施行，从立法层面将安宁疗护列入国家健康体系。安宁疗护服务形式正式被国家和政府承认并立法，这是国家和社会进步的标志。

（四）安宁疗护存在的问题

安宁疗护机构是缓解人口老龄化问题、完善养老保障体系的关键，但它的服务发展并不完善，还存在以下 4 个方面的问题亟须解决。

1. 患者生存期评估标准有待健全　患者生存期评估标准存在准确性不高（现有生存期评估技术水平有待提高）、现行评估指标中缺失家庭经济指标等问题，亟待健全、完善评估标准。

2. 政策不配套　是指政府的相关政策未跟上安宁疗护服务的发展步伐，缺少专门性的配套政策、行业标准。与此同时，因行业标准和技术规范的缺失，有些安宁疗护机构出现收费标准不一的现象。另外，我国建立的医疗保险和新型农村合作医疗制度并不包括安宁疗护服务，即该制度并未纳入医疗保险体系内，因此参加了医保的人也只能看病就医，并不能享受到安宁疗护服务。

3. 供求不平衡　是指安宁疗护服务的供给与需求不相等。对于安宁疗护服务来说，其供求不平衡是指供不应求，每年需要该服务的人数远远多于机构能够承载的人数，患者需求得不到满足。

4. 缺乏社会支持　纵观国内外，国内安宁疗护机构及职业因宣传和起步较晚，并未得到社会支持，职业志愿服务者及专业从业人员数量缺乏，而部分发达国家的安宁疗护机构已经普及，而且专业人员需要承担很多具体的工作，社会地位高。相比之下，国内安宁疗护机构及职业的社会认可度亟待提高。

二、国际安宁疗护的发展

（一）英国安宁疗护发展现状

英国的安宁疗护事业一直处于全球领先地位，其安宁疗护教育培训开展很早并设有"死亡教育课"[4]。国民的认知度及参与度均较高，制度建设完善。1988年英国将缓和医学定为医学专科，向不治之症患者提供一种积极性、整体性和人性化的医疗团队照顾。其基本特点是服务机构数量多、覆盖面广、专业水平高、普通民众参与度高。服务类型主要包括住院服务、日间服务、家庭安宁疗护、社区护理等。大多数安宁疗护（83%）是在以社区为基础的环境中提供的，包括家庭护理（家庭安宁疗护）、门诊服务和安宁疗护日托。截至2016年底，英国的安宁疗护医院约有220所[5]，并实行全民公费医疗，每年为英国20多万临终和生命受限的患者提供护理服务，医院数量一直在增长。

（二）美国安宁疗护发展现状

美国是开展安宁疗护较早的国家之一。1974年创建了美国国内首家安宁疗护医院。1982年，美国国会基于税收平等和财政责任法案（Tax Equity and Financial Responsibility Act of 1982，TEFRA）颁布有关实施安宁疗护福利项目（Medicare Hospice Benefit，MHB）的法令，并于次年开始经由公共医保体系对安宁疗护服务进行费用支付[6]。近20年，随着美国人口老龄化程度的加深和公民对安宁疗护认知程度的提高，安宁疗护服务的供给能力和利用率不断提升。据美国联邦医疗保障中心（Center for Medicare&Medic aid Service，CMS）统计，截至2017年，美国注册并开展安宁疗护服务的医疗卫生机构共有4488家，比2000年翻了一番；服务利用率也显著提高，接受服务的死亡者比例从2000年的23%增长至2017年的50%以上。服务内容涵盖全天候的医疗服务、对症和疼痛舒缓药物、家庭保健助理服务、精神关怀和丧亲服务等[7]。

美国联邦医疗保障中心（CMS）根据服务方式、地点和强度将安宁疗护服务分为常规居家照顾（RHC）、连续居家照顾（CHC）、入院暂息照顾（IRC）和常规住院治疗（GIC）4种类型。

在美国，提供安宁疗护服务的机构按照经营机制主要分为政府组织、盈利性机构、非营利性机构和不确定类型四类。按照组织结构主要分为隶属于某一法人机构、独立法人、不确定类型三类。美国多数安宁疗护照顾由医疗保险提供。在医疗保险计划中，安宁疗护为有医疗保险的患者提供全程服务，并包含所有的药物和设备。美国的医疗保险安宁疗护福利包括：①护理服务。②内科医师服务。③药物和生物学治疗。④内科、手术、语言治疗。⑤家庭保健援助和居家照顾。⑥医疗和医疗器械支持。⑦短期住院患者照顾。⑧医疗社会服务。⑨精神、饮食和其他咨询。⑩经专业培训的志愿者。⑪丧葬服务。

（三）澳大利亚安宁疗护发展现状

早在 19 世纪初，澳大利亚就已经提出"国家慢性病策略"和"国家姑息治疗策略"，同时建立慢性病自我管理系统，为慢性病患者和老年人的安宁疗护提供政策上的保障。其中，全人服务是澳大利亚安宁疗护最大的特点，为慢性病患者提供"四全服务"，即"全人""全程""全队"和"全家"服务。2000 年澳大利亚制定了"国家缓和医疗战略"，并得到所有辖区的认可，其在 2010 年更新，力求扩大缓和医疗服务的覆盖面。为提高护理质量，澳大利亚在 2006 年开始实施"缓和医疗结局协作"质量改进计划，对接受不同服务的患者的结局指标进行了基准测试。2007 年开展了针对 13 项关键举措的国家缓和医疗自我评估项目[8]，通过现有的质量改进和认证周期来改善质量，支持服务。健康老龄化是澳大利亚国家基础政策，2012 年由联邦政府资助的"living longer-living better"的老年护理改革计划提出开展老年姑息护理咨询服务，旨在提供更好的支持以解决患者未满足的缓和医疗需求。此外，澳大利亚制定了以循证为基础的缓和医疗指南，包括《治疗指南》、基于需求的评估工具以及国家《癌性疼痛指南》。澳大利亚是国际上第一个推出《姑息性老年护理循证指南》的国家[9]，较完善的政策和制度极大地促进了澳大利亚安宁疗护的发展。有数据显示，2011 年澳大利亚有接近 147 000 人死亡，其中 70% 的人享受了安宁疗护带来的益处。

（四）日本安宁疗护的发展现状

在亚洲，首先进行安宁疗护服务的国家是日本。1938 年日本颁布了《国民健康保险法》，1962 年普及了健康保险，医疗保险体系由雇佣者保险、国民健康保险、老人保险三部分组成。1990 年日本山口红十字会医院成立了安宁疗护研究会；1991 年，日本成立了安宁缓和医疗协会并设立安宁疗护病房。为了适应社会需求，日本于 1997 年 10 月制定了《长期护理服务保险法》，2000 年正式实施。该法以 65 岁以上生活需要照顾的老人和 40 岁以上生活不能自理的患者为对象，经过专家鉴定委员会认定，方可享受保险服务。2001 年 5 月，日本、新加坡等国家及地区成立了"亚太安宁缓和医学学会"，这是全球第一个推动安宁疗护的国际组织。2007 年日本颁布了《癌症控制法案》，推动了安宁疗护的发展。为了顺应安宁疗护需求的增加，相关的研究生教育正通过医师的继续医学教育管理与评价陆续开展，已有超过 3 万名内科医师参加了"舒缓医学症状处理重点项目"（PEACE 项目）的培训。

第三节　安宁疗护中的伦理与法律问题

一、安宁疗护中的伦理问题[10]

（一）医学伦理学理论基础、基本原则和基本任务

医学伦理学研究医务工作者应遵循的道德规范和准则、医务工作者之间的关系、医患之间的关系、医务工作者与社会之间的关系。其基本理论基础有美德论、义务论、人道论、公益论、生命论、马克思主义伦理学等。医学伦理学包括传统医学伦理学与现代医学

伦理学。

1. 传统医学伦理学的理论基础　传统医学伦理学包括生命神圣论、义务论、美德论三大理论基础。

（1）生命神圣论：指的是人的生命具有至高无上、不容侵犯的道德价值的伦理观。古今中外医学伦理学家都视生命神圣、不可侵犯，并以此阐释医学伦理思想，如唐代孙思邈"人命至重，有贵千金"的名言就是生命神圣论的集中体现。生命神圣论强调不论在任何情景下，都要尊重人的生命，不允许有任何侵犯。

（2）义务论：义务是伦理理论中的一个重要概念。所谓义务，与权利相对，指政治上、法律上、道义上应尽的责任，义务论就是以义务观为基础的伦理学理论。中国传统医学伦理学的义务论是用来解释医学伦理的重要理论之一。

（3）美德论：美德是一种从内而生的力量，当一个人心中充满着对世界的爱、对生命的尊重、对时间与万物的珍惜时，就会自然而然地产生美德。美，就是美的事物；德，古称之为得。合起来就是美的事物可以吸引和得到社会中的一切。美德论是中外传统医学伦理学中最具解释力的理论，在中国传统医学伦理学中，要求不论亲疏贵贱，应全力救治、尽职尽责、作风正派、不图回报、谦虚谨慎、尊敬同行等，均是要求医生应具有美德而立论的。

2. 现代医学伦理学的理论基础　现代医学伦理学是在传统医学伦理学理论基础上发展而来的，不仅涵盖传统的三大理论基础，还包括生命质量论、生命价值论、权利义务论、公益公正论四大理论基础。

（1）生命质量论：生命质量又称为生活质量，是指以社会经济、文化背景和价值取向为基础，人们对自己的身体状态、心理功能、社会能力以及个人综合状况的感觉体验。生命质量论认为，可以凭借人的自然素质的高低优劣，去衡量生命存在对自身、他人及社会的价值，以生命质量的优劣来确定生命存在有无必要。一方面，以人的智力和体力水平衡量，例如智力障碍、畸形、残疾都降低了生命的质量；另一方面，以人的意识丧失与否和痛苦程度来衡量，例如，一个生命末期的恶性肿瘤患者身心极度痛苦，他的生命质量就比较低；一个不可回转意识昏迷的患者，生命质量相对较低。生命质量论的出现使人类对生命的态度由"繁衍和维系生存"的低层次上升到"提高生命质量"的高层次。

（2）生命价值论：伴随生命质量论而产生，两者既有联系又有区别。生命价值论是以人的生命价值来衡量生命意义的一种伦理观。生命质量是决定生命价值的内在要素，是生命价值的基础。生命质量与生命价值共同成为医学伦理学的理论基础。

（3）权利义务论：医患的权利和义务是对立统一、相辅相成的。权利义务论包括医师的权利义务和患者的权利义务两个方面。医师的权利与患者的义务基本是一致的，医师的义务与患者的权利基本是一致的。从某种意义上说，医师的权利是其对患者尽义务的保证。

（4）公益公正论：是根据行为是否以获得社会大众利益为直接目的而确定道德规范的后果论。公益公正论探讨的是如何利用特殊的医疗手段与有限的医药资源，达到社会公共利益分配更合理、更有益于大众利益且公正的目的。公益公正论是医学伦理学在新的医疗与社会背景下产生的一种全新的理论，是医学科学发展的需要，是医学与社会协调发展、可持续发展的需要。

3. 医学伦理学的基本原则

（1）患者利益第一：这个原则要求医务工作者不仅要在主观思想、动机上，还要在客观行动、效果上对患者既有利，又不伤害患者，即有义务不去特意地或因疏忽大意而伤害患者。而医疗行动难免会给患者带来伤害，对此可以采取双重效应原则作为这种医疗行动的理论依据[11]。在道德与义务发生冲突时，双重效应原则尤为重要。在这种情况下，医务工作者就要充当监护人的角色，由医务工作者做出恰当的决定。

（2）尊重患者：指医务工作者应尊重患者的人格尊严。医务工作者在诊疗、护理实践中，尊重患者的人格尊严及其自主性，主要表现为医师尊重患者的自主性，保证患者自主、理性选择诊疗方案。最能体现尊重患者自主性的方式是"知情同意"。在临床治疗中，医务工作者做任何一项操作前都应向患者解释清楚，患者在知情同意的情况下表达意愿。患者实现自主性具有前提条件：须建立在医务工作者为患者提供适量、正确且患者能够理解的信息基础之上；患者应具有一定的自主能力，做出决定时的情绪处于稳定状态并经过深思熟虑；患者自主性绝对不能与他人、社会利益发生严重冲突。医务工作者做到平等尊重患者及家属的人格与尊严，尊重患者的知情同意和选择的权利，履行帮助劝导，甚至限制生命末期患者做出不恰当选择的义务。在临床工作中，所有的行为都要以患者为主，保护好患者的利益是医务工作者应该做的。患者也有权知道医务工作者在为他们做什么以及为什么做，充分体现医学伦理学的尊重原则。

（3）公正：所谓公正，是指公平、正直、没有偏袒。医学伦理学的公正原则是指同样有医疗需求的患者，应该享有平等的医疗资源。这就要求医务工作者在医疗诊治中应公平、合理地对待每一位患者。公正原则主要表现在人际交往的公正与医疗资源分配的公正两方面。在人际交往方面，由于患者与医务工作者一样有平等的人格，医务工作者应平等地对待患者，做到对每一位患者一视同仁；在医疗资源分配方面，以公平优先，兼顾效率、效益，优化资源配置并合理使用。

4. 医学伦理学的基本任务　医学伦理学的基本任务是医务工作者对所有的患者（包括新生儿、老年人等）具有提供良好医疗护理的伦理责任。生命伦理是工作行为的准则，包括道德哲学、生命哲学的层面，为提出和制定原则、准则、法规法则提供了坚实的理论基石。医学伦理学的具体任务包括研究医德现象、阐述医德关系、发展医德基本理论、构建医德规范体系、树立正确的医德观念、加强医德修养教育，指导医学实践，为符合道德的医德行为辩护。

认识医学伦理，可使安宁疗护专业人员认清自己的道德立场及偏见，在照顾患者及家属时，不致因其偏见而影响安宁疗护服务的品质。

（二）安宁疗护伦理的理论基础、基本原则和基本任务

1. 安宁疗护伦理的理论基础　安宁疗护伦理的发展与医学伦理学一脉相承，医学伦理学的基本理论基础即为安宁疗护伦理的理论基础，主要内容有生命神圣论、生命质量论、生命价值论、人道主义论、权利义务论、公益公正论、后果论和美德论。其中生命神圣论、生命质量论、生命价值论、权利义务论、公益公正论和美德论，详见（一）中的叙述。

（1）人道主义论：起源于欧洲文艺复兴时期的人道、人文思想体系，提倡关怀人、尊重人、爱护人，是一种以人为本、以人为中心的伦理理论。人道主义论对安宁疗护伦理实践产生了以下影响：第一，尊重服务对象的生命和生命价值观。尊重终末期生命是人道主义最基本的思想。在安宁疗护实践过程中，还要注意保护和维持生命末期患者的生命价值和生命质量。第二，尊重服务对象的人格尊严。享有安宁疗护服务是人道主义所追求的理想。在安宁疗护实践中，医务工作者应当尊重服务对象的文化背景和信仰，尊重服务对象的人格尊严也是提高安宁疗护服务质量的必需条件。

（2）后果论：认为行动的是非善恶决定于行为的后果，并不决定于其性质。后果论伦理思想方法是首先确定"好"，由"好"到"正当"，它具有实质指向性。后果论伦理思想方法在根本上是实质性追求的方法。如有的医师认为不应把病情严重的真相告诉生命末期患者，担心这会引起消极的后果。后果论要求在不同的治疗方案中做出选择，最大限度地增进患者的利益，将代价和危机减到最小。

2. 安宁疗护伦理的基本原则　安宁疗护伦理表达的是人道主义精神和人类爱的意识。这种精神所演绎的是安宁疗护伦理的基本原则：尊重与自主原则、知情同意原则、人道主义原则、行善或有益原则、有利与无伤害原则、公正公平原则。其宗旨是以减轻痛苦为目的，而不以延长生命为目的；以患者为中心，而不以疾病为中心；以支持患者、理解患者、体贴患者、控制症状、安宁疗护治疗与全面照顾为主，而不以治疗疾病为主；使患者至死保持人的尊严，不要"人为的生命"，因为生命质量与价值比生存时间的长短更为重要。这是安宁疗护伦理的重要原则，也是构建伦理道德规范最根本的道德依据。

（1）尊重与自主原则：指在安宁疗护实践活动中，医务工作者与患者双方应得到人格的尊重，同时患者应享有独立的、自愿的决定权。尊重原则是生物 - 心理 - 社会医学模式的必然要求和具体体现，是安宁疗护伦理基本原则的必然要求和具体体现。尊重与自主原则的实现有其必要的前提条件：一是要保证医患双方人格受到应有的尊重；二是要保证医务工作者为患者提供适量、正确并且患者能够理解的诊疗护理信息；三是要保证患者有正常的自主能力，情绪正常，其决定是经过深思熟虑并与家属商量过的；四是要保证患者自主性的选择和决定不会与他人利益、社会利益发生严重冲突。也就是说，执行尊重与自主原则并不是简单地按照患者所要求的去做，因为这样做就等于放弃了医务工作者的职责，当其存在持续的争议和医师仍然认为某项治疗是不恰当的时候，医务工作者就应该充分解释其理由，并且帮助患者获得第二种治疗的选择，而医务工作者在任何时候都应该承担起自主原则赋予的道德责任。

（2）知情同意原则：是临床上处理医患关系的基本伦理准则之一，也称知情承诺原则。在安宁疗护实践中，医务工作者向患者及家属充分告知患者的病情进展、治疗方案、放弃治疗、不予延长生命医疗等方面的真实和充分的信息，尤其是不可预测的意外及其他可供选择的诊疗方案及其利弊等信息，使患者及家属自主思考，自主做出选择，并以相应方式表达其接受或拒绝此种诊疗方案的意愿和承诺。在得到患方明确承诺后，才可最终确定和实施方案。

1）知情的伦理条件：①提供的信息是基于患者利益的。②信息内容充分、精准。③执行安宁疗护相关操作之前，向患者及家属充分告知、说明，使其正确理解信息。如果信息有误或者未向患者及家属告知，造成患者及家属做出错误的决定，即违背了安宁疗护伦理的知情原则。

2）同意的伦理条件：①同意是患者充分知情后的自主选择。②患者有选择的自由。③患者有同意的合法权益。④患者对自主决定有充分的理解。

（3）人道主义原则：详见第一章第一节。

（4）行善或有益原则：基本精神就是选择好的医疗护理行为，不做坏事，禁止做与安宁疗护伦理相违背的行为。这一精神实质就是要求医务工作者在安宁疗护实践中，无论是出于人道主义，还是对生命的尊重，都要善待生命末期患者、善待社会。

（5）有利与无伤害原则：又称不伤害原则，是指医务工作者的医疗动机、行为、后果均应避免对患者造成伤害。医务工作者在安宁疗护实践中应树立有利与无伤害的思想理念，一切以将患者的伤害降到最低为目的，做到以最小的损伤换来患者最大的益处。在多种安宁疗护的措施中，选择并实施对生命末期患者最佳的安宁疗护服务措施，如减轻患者的疼痛、呕吐，引导生命末期患者正确面对死亡。

（6）公正公平原则：在伦理学基本原则中已经作了阐述。在安宁疗护实践中，公正公平原则的内容与实际内容存在差距，现实的安宁疗护伦理正在追求理想的公正公平原则的道路上稳步前行。

3. 安宁疗护伦理的基本任务　人有生老病死，这是客观的自然规律。让每一位生命末期患者坦然接受死亡，死得安详、舒适、有尊严，是安宁疗护所追求的目标。安宁疗护伦理的基本任务就是为生命末期患者提供生理、精神、社会的照顾，以及有效的疼痛和其他症状控制；恰当应用安宁疗护相关沟通技巧，为患者及家属提供辅导和支持；尊重患者的意愿，促成符合安宁疗护伦理和法规的治疗决策；为悲伤和居丧期的家属提供哀伤辅导等。

二、安宁疗护中的法律问题

安宁疗护实质上是一种社会对公民基于健康诉求的人格权益反馈，反映的是一个国家和社会对公民健康权的支持保障和伦理关怀的烘托营造，以满足并回馈患者对人生最后阶段的健康诉求。社会传统观念对新时代公民健康权的结构衍生了安宁疗护发展的多重伦理阻力，使得民众多数对"乐生恶死"、传统医孝之道、人道主义有着深刻的误解。要推动安宁疗护在我国的发展，一方面，要以生死观的引导、塑造为支点，提升安宁疗护的社会认可度；另一方面，要施行相关法律，以完善安宁疗护的相关法律制度。

我国安宁疗护事业的发展从整体而言还处于初级阶段。安宁疗护事业发展在我国主要有三个社会背景：一是我国患有不治之症的人群数量多且呈逐年上涨的趋势。二是人口老龄化的形势严峻，在可预见的未来，人口老龄化会越来越严重，老龄化人口患不治之症的概率远大于青壮年人口，由此使得在可预见的未来，我国对安宁疗护服务的需求必会大量增长。如何大力发展安宁疗护事业，保证生命末期患者的剩余生命质量，尊重其生命自主权，一直是讨论的热点。三是安乐死合法化的问题。根据我国法律规定，安乐死在中国是不合法的。人们开始思考安宁疗护代替安乐死来满足人们需求的可能性。安宁疗护在这些背景下逐渐走入大众视野并不断发展，由此也引发了对安宁疗护法律保障现状方面的思考。

《中华人民共和国基本医疗卫生与健康促进法》自 2020 年 6 月 1 日起施行，第四条明确规定："国家和社会尊重、保护公民的健康权。国家实施健康中国战略，提升公民全生命周期健康水平。"公民对健康质量和生命质量的提升也有了迫切的诉求，安宁疗护进入公众视野，并实现了在中国的试点推行。这标志着公民健康权正式进入法律视野，我们要以此法的施行为契机，完善安宁疗护相关法律法规。

1. 保障患者健康知情权　在现实的医患沟通中，通常是患者家属比患者先知道病情，还存在患者家属向患者隐瞒实情的现象。虽然病情的刻意隐瞒往往出自家属的善意作为，担心患者在了解了身体的真实情况后会因心理因素加重、加速病情的恶化，但是这一做法让患者自身的健康知情权遭到了侵犯，使患者丧失了抉择自身生命、表达生死意愿的最佳机会。

2. 完善预立医疗体系　患者除了具有健康知情权外，也应当享有对自己健康和生命的决定权。更多的绝症患者在生死之际因为病情严重而无法处于意识清晰的状态，为了使患者完整行使其决定权，应当完善现有的预立医疗体系，在安宁疗护前设置生前预嘱程序。在患者还保持清醒状态之时，及时预立合法、有效的医疗决定，才能保障安宁疗护是在患者本人意识清晰的状态下做出的选择。因此，应当完善一系列合法、有效的预立医疗决定规程和制度，将生前预嘱吸纳成为宣传安宁疗护的重点内容，开展相关医疗机构的法律培训，完善相关纠纷解决措施，更好地推动安宁疗护相关工作的合法开展。

3. 借鉴相关法律制度　只有借鉴和探索，才能广泛吸纳经验精髓。英国、美国等早在 20 世纪便启动了安宁疗护等相关制度的尝试，但由于文化背景和传统不同，我国台湾地区的安乐死制度相比较而言更具有借鉴意义。2000 年起我国台湾地区相继通过了《安宁缓和医疗条例》《病人自主权利法》等具有法律效力的制度[12]，充分考虑社会现实和文化背景，进行了大量的调研和酝酿工作。我国应当建立更加完善的安宁疗护制度，以保障生命末期患者享有对自身健康的维持，有质量、有尊严离世的权利。

三、生前预嘱与遗嘱

（一）概念

1. 生前预嘱　是指在健康和完全清醒的状态下，由本人自愿签署的、说明在不可治愈的疾病处于生命末期时需不需要或需要哪种医疗护理的指示性文件。生前预嘱的本质是公民对自己生命权的处置，是立嘱人本人对自己临终的安排，它能使立嘱人按照自己的意愿，有尊严地走完人生的最后一程。

2. 遗嘱　是指遗嘱人生前在法律允许的范围内，按照法律规定的方式对其遗产或其他事务所作的个人处理，并于遗嘱人死亡时发生效力的法律行为。一般而言，遗嘱的内容包含指定应继承和遗赠等事项。

（二）区别

生前预嘱与遗嘱都是同一主体对个人事务的事先安排，但两者的区别如下。

（1）效力的发生时间不同：生前预嘱在患者生前还未死亡时发生效力；而遗嘱是死后行为，必须在立遗嘱人死亡后才发生法律效力。

（2）作出方式不同：生前预嘱只能通过书面方式作出；我国规定遗嘱有公证遗嘱、自书遗嘱、代书遗嘱、录音遗嘱和口头遗嘱五种形式。

（3）客体不同：生前预嘱所指向的客体是残存的生命利益，是一种具有强烈人身性又富有伦理性的权利；而遗嘱的客体仅仅是可以分配的财产。

（三）生前预嘱的意义及发展问题

1. 生前预嘱的意义

（1）伦理道德层面：生前预嘱的产生为保证患者有尊严地死亡提供了一种有效的方式，可提高生命末期患者生命质量。在就医过程中，患者可以拒绝自己不想要的医疗或者过度医疗，同时也降低了家属对于接受不过度治疗所造成的情感和思想负担，是由自己对自己做出的自主决定，最大限度地解放了我们的生命意识。

（2）经济学层面：有资料表明，一个人一生75%的医疗费用都用在最后的抢救上。通过生前预嘱，能够降低家庭经济负担，同时使社会有限的医疗资源得到合理、有效的分配。

（3）社会层面：生前预嘱的推广有助于统一治疗意见，患者在拥有决策能力时已经对要或不要哪种治疗做出明确说明，利于家属了解并尊重患者本人的生命意愿，由此避免了医务工作者与患者家属在治疗意见上的分歧，在一定程度上能够减少医疗纠纷的发生。生前预嘱既是关于如何"死得好"的优逝教育，更是关于"如何珍惜现在，好好活在当下"的生命教育。

2. 生前预嘱的发展问题　坚守孝道是中国的传统美德，对维护家庭、社会稳定都具有重要的影响。受传统亲情观念及死亡文化的束缚，我国民众忌谈死亡，死亡教育严重缺失，部分人认为谈论死亡是不吉利和忌讳的事情，而且如果医师接受生命末期患者的意愿听任其死亡，医师会被冠以不道德的"帽子"，甚至会引发医疗纠纷，在这种死亡文化背景下，生前预嘱的推行受到了重重阻碍。

目前，医务工作者对生前预嘱的认知程度偏低，相关知识缺乏，使得医务工作者在与患者及家属沟通过程中起不到引导作用。加强医务工作者对生前预嘱相关知识的培训，让更多的医务工作者认识到生前预嘱有利于医疗水平的提升并能促进生前预嘱的推广和实施。

从个体层面来看，经济收入和医疗保障制度的巨大差距，使得低收入人群和无医保人员因无法缴纳昂贵的医疗费用而被迫放弃治疗；而高收入者与医疗保障水平高的人员又存在过度治疗，浪费医疗资源。如果在这种情况下贸然推行生前预嘱，会受到部分国民的不解，认为自己还没有受到医疗救助，就谈论选择医疗的方式，或者不接受治疗而自然死亡，在情感上是不能接受的。

就整体而言，生前预嘱的推广涉及传统文化和孝道伦理，在我国推广生前预嘱并使它成为现实仍然是一条漫长而艰苦的道路。目前，社会大众对其接受度不高，全面实行仍存在很多困难。因此，应先从宣传、推广生前预嘱的概念开始，使更多的人知道在生命尽头选择要或不要哪种医疗护理以保持尊严是一种权利，再逐渐实现其立法、保障等环节。

2022年6月23日下午，深圳市第七届人大常委会第十次会议表决通过了《深圳经济特区医疗条例》修订稿。其中，第七十八条规定，收到患者或者其近亲属提供具备下列内容的患者生前预嘱，医疗机构在患者不可治愈的伤病末期或者临终时实施医疗措施时，应当尊重患者生前预嘱的意愿：主要有采取或者不采取插管、心肺复苏等创伤性抢救措施，使用或者不使用生命支持系统，进行或者不进行原发病的延续性治疗等的明确意愿。深圳市成为全国第一个实现生前预嘱立法的地区。

四、姑息性镇静治疗与安乐死

（一）姑息性镇静治疗的伦理困境与决策

姑息性镇静治疗是指在医务工作者的严密监控下，对生命末期患者采用药物降低患者意识状态或使其丧失意识，以达到缓解顽固性症状所致痛苦的目的。

1. 姑息性镇静治疗的伦理困境　姑息性镇静治疗被认为是一种常规的治疗，但在应用时仍存在争议。姑息性镇静治疗意味着个人生命已处于生命末期，因此被认为是一种特殊的救助措施。在荷兰，因姑息性镇静治疗死亡的人数占所有非突然死亡人数的12%[13]。在一些国家，使患者丧失意识是对不能忍受痛苦的合理做法。家属这时能感觉到患者离死亡又近了一步，因此在患者永久丧失意识之前，就应该让家属与患者讨论治疗方法。安宁疗护服务质量的改善可促使姑息性镇静治疗的占比逐渐下降，但需要在专科姑息团队的指导下进行。

姑息性镇静治疗的时机不确定：有学者认为姑息性镇静治疗应在患者死亡前几小时或几天前才实施，但也有荷兰医学会的学者认为在预期死亡之前的2周便可实施。不同国家存在差异。在临床实践中，需要加强对于难处理症状的鉴别，而不能用一项标准解决所有问题。

姑息性镇静治疗的合理性不明确：生存痛苦比心理痛苦更为深奥。根据常规的理念，生存痛苦时，大多数姑息关怀专家只能接受极少的案例作为镇静治疗的人。在患者经历生存痛苦时，需要专科心理评估进行排除，并在无法帮助患者缓解痛苦时，实施姑息性镇静治疗。深度镇静是间歇性的，而不是持续性的；镇静治疗必须由团队进行决定，个人的感情过度疲劳则容易出现决定偏差。

2. 姑息性镇静治疗的伦理决策

（1）评估与讨论：在进行姑息性镇静治疗之前，需要由姑息关怀专家进行评估与讨论。多数文献支持姑息性镇静治疗能够保证患者意识不到自己的痛苦症状，但不会缩短患者的生存期[14]。生命末期患者出现无法忍受的难治性痛苦症状而所进行的任何常规的治疗措施均无效时，即可采用姑息性镇静治疗。实施姑息性镇静治疗之前，临床医师必须与患者和（或）监护人（患者家属）进行交流，无论如何，没有患者的同意，就不应该实施姑息性镇静治疗。如果患者本人没有做决定的能力，必须与患者的监护人讨论决定。当患者获得高品质的姑息关怀时，生存痛苦会明显缓解和减轻。

（2）合理镇静：间歇性予以姑息性镇静治疗。患者在生命末期变得躁动不安时，须通过药物镇静以缓解激越和烦躁不安等痛苦。当照顾者资源和措施有限，并且不再能够缓解患者的痛苦时，为使患者免受焦虑、负罪感、愤怒或绝望等痛苦，须进行姑息性镇静治疗来平复患者，将治疗真正落实到缓解患者痛苦的轨道上来。

（二）安乐死的伦理困境与决策

"安乐死"（euthanasia）一词源于西方，有"好的死亡"或"无痛苦的死亡"的含义，是一种给予患有不治之症的人以无痛楚或尽量减少痛楚致死的行为或措施，一般用于在个别患者出现了无法医治的长期显性病症，因病情到了晚期或不治之症，对患者造成极大的负担，不愿再受病痛折磨而采取的了结生命的措施，经过医师和患者双方同意后进行，为减轻痛苦而进行的提前死亡。它包括两层含义：一是安乐的无痛苦死亡，二是无痛致死术。

《中国医学百科全书》将安乐死解释为："对于现代医学无可挽救的逼近死亡的病人，医师在患者本人真诚委托的前提下，为减少病人难以忍受的剧烈痛苦，可以采取措施提前结束病人的生命。"

2001 年 4 月 10 日荷兰上议院通过了《根据请求终止生命和帮助自杀（审查程序）法》。荷兰是第一个通过安乐死立法的国家。2002 年 5 月 16 日比利时议会众议院通过了一项安乐死法案，允许医师在特殊情况下对患者实行安乐死，从而成为继荷兰之后第二个使安乐死合法化的国家。俄勒冈州是美国第一个通过法案承认安乐死合法的州，1994 年选民选票通过《尊严死亡法》，法案中规定做出安乐死决定的人必须是成年人，并且经诊治预期生存时间不超过 6 个月的患者方可申请。2008 年 11 月华盛顿州成为美国第二个承认安乐死的州，通过了名为《尊严死》的新法律。2009 年 12 月 31 日蒙大拿州成为美国第三个承认安乐死的州，州宪法赋予了绝症患者有权选择死亡，医师为患者开具结束生命的药物不必担心受到起诉。2017 年 10 月 22 日韩国保健福祉部称，从 2017 年 10 月 23 日至 2018 年 1 月 15 日将试行《维持生命医疗决定法》（也称《安乐死法》），生命末期患者可以自己决定是否继续接受维持生命的治疗。

1. 安乐死的伦理分歧[15]　随着安宁疗护实践范围的不断扩展，护士承担越来越多的角色，在临床实践中也面临更多的伦理困境和挑战。安乐死面临以下伦理困惑与冲突：传统医学模式与安宁疗护理念的冲突；保护性医疗中的保密原则与知情同意中的告知原则的冲突；以传统"孝"文化为核心的家庭决策与尊重患者自主决定权的冲突；传统的"重量轻质"生死观思想与现代"重生命质量"思想的冲突。

2. 医师如何应对患者及家属的安乐死请求　①患者若单纯因经济原因无力承担医疗费用而要求医师为其实施安乐死，医师应该对其进行开导。联系患者家属，让其安抚患者情绪，给予患者情感支持。同时告知其可以向社会慈善机构申请、采取募捐等方式获取必要的帮助。劝慰其积极配合治疗，争取早日康复。②医师应当采取必要的措施减轻患者身体上的痛苦，同时给予患者更多关怀，呼吁患者的亲属给予患者情感支持，减轻其精神上的痛苦。③若某些不义的晚辈、亲属为了逃避赡养义务而要求医师对自己的长辈进行安乐死时，医师应当严词拒绝，对这些晚辈和亲属进行必要的说服教育。同时，给予患者更多关怀，安抚患者情绪。

第四节　安宁疗护的教育与培训

近年来，包括我国在内的各国政府颁布了一系列政策推进安宁疗护的发展，这势必会带来健康管理体系的变革。护理人员要参与到未来健康管理体系变革中，甚至起到引领作用，必须接受更好的培训和教育。而安宁疗护在全球许多国家和地区尚处于发展中，护理教学的发展相对落后于其他护理专科，而且该专业由于服务对象的特殊性、工作内容的复杂性与综合性，教学内容和方式的要求与其他护理专科相比更有特点和挑战。

一、中国的安宁疗护教育发展情况

我国香港和台湾地区的安宁疗护开始较早且发展较为完善。中国台湾地区的相关教育开始于 1993 年，由于有标准核心课程设置作为参考，并且有"安宁缓和医学专科护理师"等政策的保障，该地区安宁疗护人员的培养速度较快。中国香港从 1982 年开始推行安宁疗护，目前在护理学院开设"舒缓护理学""生死教育"等与安宁疗护相关的专业课程，在护理研究生层面也开展了相关的基础理论和实践研究。中国（除港澳台地区）从 19 世纪 80 年代开始逐渐接受安宁疗护的概念，然而目前很少有护士学校或者护理学院开设专门的安宁疗护课程，相关概念也是散落在一些其他的临床学科或章节中，尚未形成系统的理论。在高等教育方面，根据 2019 年中国研究生招生信息网的说明，目前仅有 3 所院校招收相关专业的护理硕士。在实际的培养过程中，安宁疗护相关知识也只是以专业必修课、选修课或者讲座的形式出现，没有系统的课程设置。可以说，中国尚无完整的安宁疗护专业硕士课程设置体系。安宁疗护的在校教育尚不完善，而临床护士在实际工作中亟需安宁疗护的相关知识和技能。因此，由医疗机构或者专业学会承担的继续教育在中国的安宁疗护教育中起到了重要的推动作用。例如中华护理学会在肿瘤专科护士的培训中加入了安宁疗护护理内容，2019 年中华护理学会组织进行了全国首届安宁疗护专科护士培训，促进了我国安宁疗护的发展。

二、安宁疗护教育研究现状

（一）教育层次

设立教育层次的目标是帮助包括护士在内的医务工作者能够根据自己的职业发展目标，了解在该领域所必须掌握的知识和技能。WHO、欧洲姑息治疗协会提出了 3 个教育层次[16-17]：初级层次（安宁疗护的核心内容，教育对象为所有医务工作者）、高级层次（教育对象是安宁疗护专科从业者）、专家级层次（教育对象是安宁疗护部门的负责人或专家）。各学会及学者在这三个层次的基础上，再进一步细分不同教育对象的教育层次。在国家和政府层面，根据当地安宁疗护发展水平来确定教育层次的重点。安宁疗护发展水平较高的国家，一方面，为了巩固安宁疗护的初级层次教育，会在所有护士的核心能力中增加安宁疗护能力要求并设置相应的课程；另一方面，大力发展安宁疗护硕士和博士项目，以促进安宁疗护专业的进一步发展。在安宁疗护发展水平欠发达的国家，WHO 建议将重点放在初级层次和高级层次教育上，并以医疗机构为主分阶段推广。第一步，对所有初级医疗机构和社区医务工作者的核心技能进行培训。第二步，对二级和三级医院诊疗癌症患者的医务工作者开展培训。第三步，在二级和三级医院对安宁疗护专科部门和专业小组人员进行专科培训。最终，进行医学院校内的安宁疗护学位教育。各地区需要根据当地的安宁疗护发展程度来推进不同层次的教育，先保证教育对象的广度，再逐渐提高学科的专业高度。

（二）教学内容

安宁疗护的课程体系是按照该专业从业护理人员的核心能力标准来设置的。美国五大姑息照顾机构发起了国家筛查项目（National Consensus Project，NCP），发布安宁疗护的循证指南，是各机构发布安宁疗护标准以及发展安宁疗护专科教育的蓝本。2018 年 NCP 发布的指南包括 8 个部分：安宁疗护照顾的框架及流程、生理照顾、心理和精神照顾、社会照顾、精神/生存维度的照顾、文化照顾、生命末期照顾、伦理与法律。各学会和学者在此基础上提出了不同教育对象的教学课程体系和资格认证要求。其中美国生命末期患者护理教育协会（End of Life Nursing Education Consortium，ELNEC）的核心课程是姑息护理课程的经典教育课程[18]，包括生命末期护理、疼痛管理、症状管理、文化照顾、伦理与法律主题、沟通、悲伤/失去感/居丧、临终时刻的护理、提高生命末期生命质量 9 个单元，适用于安宁疗护的专科教育。根据各地区安宁疗护的发展水平、教育对象的服务对象、层次的不同，各部门和学会进一步完善了教学内容。对于安宁疗护发展较完善的地区，护理专家的出现能解决更加复杂的护理问题，并能够引领专业发展。因此，护理专家的教学内容更强调的是专家型的临床能力、领导能力和专业发展能力。以护理专家为培养目标的专业硕/博士学位教育中，教学内容除核心课程外，还包括特殊人群的安宁疗护、安宁疗护的国际模式等高阶内容，并强调足够的临床实践时间以及在实践中对循证护理理念的应用。在安宁疗护发展欠完善的地区，教学内容必须与临床实践紧缺部分相一致，如疼痛管理、症状管理、社会心理支持、生命末期照顾及监管 4 个方面。在进行了必需的教育及资质认证后，WHO 提出可以对不同的医务工作者进行一定的"赋权"。例如为了加强生命末期患者的疼痛控制，乌干达通过立法允许护士在完成 9 个月的安宁疗护课程后获得吗啡的处方权。

（三）教学方式

安宁疗护需要教育对象能够深层次体会并灵活运用。目前使用较广的两种教学理论是主动学习（active Learning，AL）和体验性学习（experiential learning，EL）。目前国外的教学形式除常见的课堂教学和小组讨论外，根据这些学习理论还发展出一些新的教学活动，例如让学生观看相关电影、阅读相关书籍、进行临床个案学习、到安宁疗护中心进行志愿陪伴活动等。另外，模拟式教学方法（simulation learning，SL）作为一种新的教学方式运用到安宁疗护中，可以通过标准化患者或者角色扮演的形式并结合总结性讨论，创造一种尽量逼近临床实际的情景，促进知识与技能的掌握，并加强学生的沟通技巧和批判性思维培养，能够获得很好的学习参与度。而目前国内的教学方式较为单一，一般以理论讲授为主，而且缺乏相应的临床实践，因此学生的知识和技能掌握受到影响。教育效果一般从学生对死亡以及安宁疗护的态度、学生相关知识、对自我能力的评价 3 个方面进行评价。研究发现，进行专门的安宁疗护教育对学生的态度、知识和能力都有积极意义，可以通过相关教育改善学生照顾生命末期患者的积极性。

第二章　安宁疗护中的文化与人文关怀

第一节　安宁疗护中的文化

一、文化的概述

国内外学术界关于文化的概念有很多，但总体上都认为文化是一个生生不息的变化发展的过程，是一个民族或群体在特定的历史发展中形成的有利于该民族或该群体生存、繁盛的物质和精神的生活方式。文化是一种通过符号在历史上代代相传的意义模式，通过文化的符号系统，人与人得以相互沟通，延绵传续，并发展出对人生知识以及对生命的态度。文化的核心就是生与死的智慧。

传统文化指世代传承的具有自身特点的社会历史因素，但并不是所有在历史上出现过的文化都可以成为传统文化。只有那些具有传统价值、具有生命活力的，因而得以积淀、保存、延续下来的文化才称为传统文化。中国传统文化是中华民族在古代社会形成和发展起来的比较稳定的文化形态，是中华民族智慧的结晶。中国传统文化是中华文明在不断演化进程中汇集而成的、为中华民族世代所继承发展的、反映民族特质和风貌的民族文化，是中华民族历史上各种思想文化、观念形态的总体表征。

二、死亡文化

在中国的传统观念里，人们往往避免谈论有关死亡的话题，认为谈论死亡是不吉利的，会给生活带来厄运，甚至在生活中不得不提到死亡的时候，也不会使用死亡这个词，而是用其他词来代替，比如陨、没、徂、殂、卒、崩、亡、故、殒命、殉身、过世、去世、辞世、长逝、与世长辞、驾鹤西游、含笑九泉、寿终正寝，这种做法在中国的传统文化里有着悠久的历史。其中受儒家文化的长期影响，有着重生轻死的文化传统，孔子曾说过"未知生，焉知死？"可见儒家至圣先师孔子对生死问题也持回避的态度。因此，重生对于中国人来说是一种文化基因。这就导致人们对人生有死这一事实的忽略，当死亡真正来临的时候，往往措手不及。古人对于死亡大多数持悬置的态度，不能接受死亡，无法认清生命的有限性和人生的无常。正如曹操在《短歌行》中说到"对酒当歌，人生几何？譬如朝露，去日苦多。"可以看出。现代人大都受传统观念习俗的影响，不愿意去谈论死，不愿意去思考死，更害怕死神的降临，无暇思索"死"的问题和忌讳谈论"死"的习俗相互发生作用，使得当代很多人都难以坦然面对死亡。

（一）生命之贵

人类所拥有的所有价值都依附于我们所拥有的生命。在生命起源上有很多文化传统：基督教的上帝创世说、中国传统文化中的女娲造人说、佛教的业力感召说。《吕氏春秋》中说道"今吾生之为我有，而利我亦大矣。论其贵贱，爵为天子，不足以比焉；论其轻重，富有天下，不可以易之；论其安危，一曙失之，终身不复得。"生命是一次性的，无论生或者死，都是生命的一部分。

（二）接纳死亡

我国古代哲学家老子说"故飘风不终朝，骤雨不终日。孰为此者？天地，天地尚不能久，而况于人乎？"这是从自然规律上认识并接纳死亡。在传统社会中，儿童被允许待在病重将死的人的房间里与患者做最后的告别，即使人死亡后，儿童依旧可以观看如何处理遗体以及怎样办理丧葬事宜，葬礼也是公开举行的，允许儿童参加，也允许其他与死者无关的人们观看与评论葬礼，这种现象被称为"村头故事"。"村头故事"不但给儿童、也给许多成年人提供了宝贵的死亡教育机会，使人们接纳死亡。有研究[19]表明，患者的死亡态度受其所处环境的文化影响，还与他的文化程度、人生经历、生理状况、疾病的发展阶段等个体因素密切相关。在中国的文化背景下，开展死亡教育，引导患者和医务工作者树立正确的死亡观很有必要。

三、安宁疗护与传统文化

（一）安宁疗护在中国的"前生"

安宁疗护的本质从历史的角度可以与人类养老事业联系起来。在中国的2000多年前的春秋战国时期就有对老者和濒死者进行关怀和照顾的理念，其主要内容是对孤寡、残疾、无人照顾的老人，由官府供给一定的口粮和柴薪，病故时予以安葬，但较少有医疗照顾。从唐朝起，基本形成了比较完整的养老制度，如唐朝的悲田院、宋朝的福田院、元朝的济众院、明朝的养济院、清朝的普济堂，这些机构都是朝廷拨款并具有完全福利性质的社会救济机构。从唐朝开始，中国历代政府十分重视对无家可归老年人的收容和赡养工作，那些机构的名称均有佛教和道教求生思想的痕迹。

（二）孝道

中国是一个以血缘关系为纽带的国家，家庭观念浓厚，特别强调"家庭本位"。在中国传统文化中，敬亲、孝亲是最基本的道德要求，而孝的表现之一便是"善终"。《孝经》指出"孝子之事亲也，居则致其敬，养则致其乐，病则致其忧，丧则致其哀，祭则致其严，五者备矣，然后能事亲"。"事亲"就是要在家侍奉父母。"孝"是传统家庭观念的核心，尊亲、孝亲渗透着传统文化的精髓。在人们看来[20]，孝的表现是看在父母临终前子女是否在身边陪伴，葬礼是否办得体面，而不是看子女在父母身边尽了多少义务。"身体发肤，受之父母，不敢毁伤，孝之始也"，古人认为自己的身体来源于父母，损毁身形就是不孝，保持身体的完整性被认为是孝道的开始。受这种思想的影响，我国传统的"孝亲"文化对生死观的态度是重在"贵生""乐生"，而尽力避免死亡的过早到来，这就在一定程度上加重了人们"畏死"的心理负担，同时也使人们在治疗观念上默认了"放弃治疗等于不孝"的这一普遍观点。

（三）中国传统文化之于安宁疗护

在中国传统文化中，"老吾老以及人之老"的博爱精神正是支撑安宁疗护的基石。在中国有"五福临门"之谓，"善终"是第五福，前四福依次是：长寿、富贵、康宁、好德。"善终"最早见于《尚书·洪范》，意为了无牵挂地安然辞世。

1. 儒家思想 孔子提到"天何言哉！四时行焉，百物生焉，天何言哉？"（《论语·阳货篇》）。孔子认为，人们必须要体会天命，实现真正的"天人合一"。《中庸》中提到"诚者，天之道也；诚之者，人之道也"，由此可知，获得天道是人的最高理想，即儒家所说的知天命，遵循道的要求，《康诰》曰："惟命不于常，道善则得之，不善则失之矣"，通过不断提高自己的德行，才能够知天命，认识到自身的价值。在知天命过后，就是勇敢或坦然地"顺命"，"顺命"是儒家的一种重要的死亡德性。孔子曾说"道之将行也与，命也；道之将废也与，命也"，在这里，孔子已经有了"顺命"的思想，认为一切事物的发展变化都是由命来决定的，人们没有权利去改变命运，能够做的便是顺应天命，即生死有命，富贵在天。儒家信众特别重视对患者临终阶段的照顾，视安宁疗护为"孝"的具体体现。而对仁人志士在濒临死亡时的关怀，倡导给予道义、信念、事业上的支持。

2. 道家思想 道家哲思的理想境界是达到"天地与我并生，而万物与我为一"。道家"乐死"与儒家"乐生"的文化互补，构成了中国传统文化生死哲学的基础。道家对死亡的态度是在贵生的基础上展开的，老子认为"人之生也柔弱，其死也坚强。草木之生也柔脆，其死也枯槁"。柔弱是人的天然本性，以柔弱居之，顺应自然规律，平稳度过自己的一生。在道家哲学思想的基础上，吸收儒家以及佛教的影响而形成的道教的养生术、气功术、补益药、辟谷术与炼丹术等，对中国医药学的发展产生过积极的影响，在安宁疗护中缓解症状、平衡心理、提高生命质量、延长生存期等方面也具有一定的参考和实践价值。

3. 佛家思想 以"业力论"和"缘起性空"为根本思想的佛教认为破除轮回主体的"我执"就能不生不灭。佛教依靠生死体验的精神世界来观察包括生死在内的一切事物，由此提出解脱的途径，佛教认为生死是人生的大事，因此佛教不畏惧死亡，认为死亡是生命的解脱，是在生死轮回过程中的涅槃，这是一种终极关怀的理想。在现实生活中，能够给予人们面对死亡的勇气，减少亲人的悲伤。佛教文化中的安宁疗护是以"超越轮回的束缚"为目的，以特殊的方法回归自由的生命乐园——净土。中阴闻教救度大法就是由僧人或亲人读诵《中阴闻教救度大法》以及大乘经典、念佛名号等来引导，也可通过破瓦法、密宗迁识往生法等。

（四）安宁疗护在国外的"前生"

在西方国家，hospice 这个词与宗教中的朝圣有关，在交通不发达的年代，朝圣常常是艰苦的旅程，在旅程中经常会出现劳苦病倒的朝圣者，一些教会人士会在途中设立收容机构，为疲惫的朝圣者提供帮助和照顾，这些收容机构被称为 hospice。在中世纪，英国设立了圣·约翰慈善院，成为近代救济院的开始，1600 年，法国成立了慈善修女会，作为一种宗教上的慈善道德事业，显现出安宁疗护的雏形。后来在欧洲一些国家频繁使用 hospice，现代安宁疗护的奠基人和倡导者西西里·桑德斯博士以为生命垂危者减轻所有痛苦为己任，在 1967 年成立圣·克里斯托弗护理院，掀起了现代安宁疗护运动。

四、殡葬文化

我国人民自古以来重视死后的安排。丧葬仪式一直是中国传统中非常受重视的一个仪式，用于表示在世者对于死者的尊敬与孝顺。根据传统，人们将葬礼办得隆重作为尽孝的一种方式。儒家主张以孝治天下，孝是儒家学派最重视的品行。孔子本人就非常重视对父母的孝，主张"生，事之以礼；死，葬之以礼，祭之以礼"。我国古代社会的各种殡葬文化几乎都体现了事死如事生的特征。

中国人认为死者为大，尊重死者，要"事死如生，事亡如存"。在殡葬活动中，只要是已经成人的死者，无论年龄、辈分，所有活着的人都要向死者行礼，以表达对死者的尊重。中国古代的殡葬礼仪分为初终、殓、殡、出殡和下葬五个部分。

第二节　安宁疗护中的人文关怀

一、人文关怀的内涵

（一）关怀与人文关怀

关怀就是关心、爱护、照顾。人文关怀又称为人性关爱、人性关怀，是指尊重人的主体地位和个性差异，关心人丰富多样的个体需求，激发人的主动性、积极性、创造性，促进人的自由全面发展。人文关怀理念是以人本主义或人道主义为核心，由人的文化、人的自然情感、人的道德情怀、人的利益需要和人的社会关系等基本要素所组成，其核心在于肯定人性和人的价值。

（二）护理人文关怀

美国科罗拉多大学护理学院华生（Jean Watson）教授首次将护理学和人文关怀有机地结合起来，创立了关怀科学模式理论（scientific model of care）。她特别强调人性关怀才是护理工作的本质，要求护理人员将科学和人文结合起来，在与患者的良性互动关系中，通过建立信任和希望的关系，协助满足人类的需要，鼓励并接受服务对象产生的积极与消极情绪的表达等，共有 10 个人性关怀因素来进行照顾[21]。

（三）安宁疗护与人文关怀

现代安宁疗护事业的创始人西西里·桑德斯曾经说过"你重要，因为你是你；你重要，即使在生命的最后一刻。"现代安宁疗护非常尊重人的个性和需求，关注对患者的人文关怀。1988 年我国台湾地区安宁疗护的重要推动者赵可式前往英国圣·克里斯托弗护理院学习时，曾经请教西西里·桑德斯：安宁疗护成功的条件是什么？桑德斯博士回答："只有一个条件——对的人在对的岗位上。"赵可式追问："对的人有什么样的特质呢？"桑德斯博士认为安宁疗护工作者应具备 8 个方面的特质：能够进行正向思考；情绪成熟、善于进行自我反省；能与人合作；喜爱学习、有成长动机；有生命的意义感；有同理心、能敏感地意识到他人的需要；喜乐；敬业。这些安宁疗护工作者的特质，恰恰就是安宁疗护护士必须具备的人文关怀素质。

二、人文关怀照顾的意义

（一）有助于贯彻"以人为本"的发展理念

安宁疗护的人文关怀是以生命末期患者及家属为中心，以他们的需求为导向，将人看成有机统一的整体，为他们提供人性关怀与照顾，最大限度地消除或减轻患者的身心痛苦，这是人道主义的突出体现。传统的生物医学模式以治病救人为工作内容，关注的焦点是患者的疾病；而现代生物 - 心理 - 社会医学模式关注的焦点是人，而不是疾病。安宁疗护人文关怀照顾有助于克服传统医学模式的弊端，帮助确立现代生物 - 心理 - 社会医学模式，实现以人为本的发展理念。

（二）有助于满足人民群众的善终需求

随着我国人口老龄化程度日益加剧、肿瘤疾病的高发、慢性病患者数量的不断增长，对善终产生了巨大需求。善终原意是指好的结果，在安宁疗护语境下，善终就是无痛苦、舒适、安宁、有尊严、圆满地告别人世。对生命末期患者实施人文关怀照顾，满足其心理、社会和精神方面的需求，满足生命末期患者的善终诉求，这是建设健康中国、实现人民群众全生命周期健康的必然要求。

（三）有助于构建和谐的医患关系

近年来医患关系紧张，一定程度上源于技术至上导致医患关系的物化倾向。安宁疗护之人文关怀照顾，回归了护理的初心和护理的本质。围绕患者及家属的需求进行照顾，强调患者生命意义、生命价值和生命尊严。通过人文素质的培养，安宁疗护护士以满腔的热情、积极的态度，帮助生命末期患者及家属降低死亡恐惧，与他们共同面对生命中不可承受之重，必将建立起和谐的医患关系。

三、安宁疗护之护理人文关怀素质

素质即完成某种活动所必需的基本条件。安宁疗护护士的人文素质就是护士完成安宁疗护工作必须具备的人文关怀方面的基本条件。借鉴国内外学术研究成果，并结合我国安宁疗护的实践经验，我们认为我国安宁疗护护士必须具备的人文素质，包括由内而外的以下4个方面：有心、有爱、有情、有力[22]。

（一）有心

1. 仁心 即恻隐心，是见人（或物）遭受灾祸或遇到不幸而产生的同情之心。从事安宁疗护工作的护理人员面对的是生命末期痛苦的患者、即将失去挚爱亲人悲伤的患者家属。生命是最宝贵的，失去生命将是人世间的最大丧失。面对忍受痛苦煎熬的患者及家属，护理人员重要的人文素质就是对生命所受痛苦的恻隐心。孟子认为"恻隐之心，人皆有之""人之有是四端（仁、义、礼、智）也，犹其有四体也"。意思是说：人人都有恻隐之心。人有仁、义、礼、智四种品质，就像人有四肢一样。恻隐心（仁心）被认为是人性中固有的品质，是人类全部道德的开端和始基。

2. 同理心 即设身处地换位思考、从患者角度出发，深入了解患者内心深处的需要，对患者的情绪和情感有认知、理解和把握能力。先贤孔子早就说过"己所不欲，勿施于人"，同理心的实质就是换位思考和推己及人。安宁疗护护士面对生命末期患者及家属，能够感同身受地理解患者及家属真正的需求，并尽己所能满足他们的需要。

3. **责任心** 是指人们对自己所担负社会角色责任的认识、情感和信念，以及遵守规范、承担责任、履行义务的自觉态度。一个人的责任心如何，直接反映了个人的基本素养和人格健全程度，也是社会稳定、家庭和谐的重要保障。安宁疗护护士能够认识到自己对患者及家属承担的责任，并明确自己的工作对安宁疗护工作团队的重要性，自觉担当并履行自己对患者、家属、团队应尽的职责。

4. **细心** 患者进入临终阶段，病情瞬息万变。患者忍受巨大的痛苦，而患者家属面对亲人即将离去的现实，也会表现出脆弱和无助。安宁疗护护士通过仔细观察、认真评估、分析研判、有效预防，及时发现患者及家属的问题，并适时调整护理措施，真正给予患者及家属有力的支持和帮助。

5. **耐心** 人的耐心需要花费时间，运用语言及非语言行为，与他人沟通，表达自己关心他人的意愿。沟通是安宁疗护工作的重要环节和纽带。面对生死考验，生命末期患者及家属都会出现不同程度的心理问题，表现为淡漠、抑郁、焦虑、愤怒、悲伤等情绪。安宁疗护护士要以高度的责任感和充分的耐心，不急躁、不厌其烦地与生命末期患者及家属沟通与交流。护士不但要听到患者及家属的表面语言，更要听懂他们背后的真正诉求，尽己所能满足患者及家属的需求。

（二）有爱

1. **热爱** 热爱安宁疗护这份职业是护士做好安宁疗护工作的内在驱动力。西西里·桑德斯从 1967 年创立圣·克里斯托弗护理院开始，几十年不遗余力地为安宁疗护事业奉献，其出发点就是对安宁疗护事业的热爱。她说："我并不想改变世界，我只想改变人们忍受的痛苦。"赵可式认为自己从事的工作就是"爱在天堂路上"，正是她对安宁疗护工作发自内心的热爱，才驱使她与同道一起推动我国台湾地区安宁疗护工作走在亚洲的最前列。我国上海市社区安宁疗护事业的重要领军人物施永兴，从事安宁疗护工作 20 余载，不辞辛劳、夜以继日地推动上海市安宁疗护事业发展，其工作驱动力也是对安宁疗护事业的热爱。

2. **关爱** 对待生命末期患者及家属要充满关心和爱护，医务工作者须有医者父母心的理念，这是安宁疗护工作的必然要求。安宁疗护起源于西方基督教的朝圣庇护所，直到今天，安宁疗护依然宣传博爱精神。在列夫·托尔斯泰所著的《伊凡·伊里奇之死》一书中，就描述了临终之际的伊凡·伊里奇希望"有人像疼爱有病的孩子那样疼爱他。他真希望有人疼他、吻他、对着他哭，就像人家疼爱孩子那样。"安宁疗护护士要时刻以患者及家属为中心来开展工作，以患者及家属的需求为导向制订照顾计划。

3. **自爱** 安宁疗护护士做好自己工作的原点，就是要关心、照顾好自己的身心状况。每天面对生命末期的患者、痛不欲生的患者家属，负性情绪的积累极易导致护士心理问题的发生，也容易造成护士产生职业倦怠。安宁疗护护士要定期参加心理辅导和团队督导，及时疏解不良情绪，建立良好的自信心，以饱满的精神状态和健康的体魄，继续投入到安宁疗护工作中。

（三）有情

1. **感情** 安宁疗护护士要带着对职业、对患者、对家属的感情，像对待亲人一样进行照顾工作。现代医学的发展，先进技术和机器的大量使用，容易使医患关系被物化为人与冰冷的机器的关系。带着温暖的人类情感从事安宁疗护工作，可以有效地避免医患关系的物化倾向。

2. 共情　是设身处地体验他人内心世界的能力。安宁疗护护士应具有共情能力，不但深切理解患者及家属的处境，体验他们的悲观、抗拒、恐惧、焦虑等情绪，而且帮助他们满足内心深处的需求，达成人生未了的心愿。

3. 热情　安宁疗护护士对待患者及家属表现出来的积极、主动、友好的情感态度，是缓和患者及家属不良情绪的有效稳定剂。我国的传统观念中人们常常避谈死亡，将死亡看成冰冷、残酷的事情。现实越是如此，越是要求安宁疗护工作者带着热情工作，引领患者及家属走出负面情绪，带给他们希望。

（四）有力

对于安宁疗护而言，有力主要是指护士具备的能胜任人文关怀安宁疗护工作的能力。表现为不但能够减轻患者身体上的疼痛，而且能够疏解其心理、社会和精神的痛楚，真正实现安宁疗护工作目标。

1. 思考力　是思维过程中具有积极性、创造性的能力。思想是行动的先导。安宁疗护工作要求护士具有专业的安宁疗护知识，并能有效地运用这些知识洞察生命末期患者及家属的真正需求，形成正向、科学、准确的感性认识和理性认识，进而用于指导安宁疗护实践。良好的思考力，还要求护士能够经常审查、反思护理行为，善于总结经验教训，并进一步提高安宁疗护护理水平。

2. 沟通力　在安宁疗护工作中，沟通力主要包括倾听力和表达力。倾听力是通过接收语言和非语言信息并确定其含义、做出反应的能力。善于倾听是一种能力。作为照顾者和陪伴者的安宁疗护护士，通过建立良性关系去积极倾听。具备"同理心"的倾听是获取患者的认知和情感信息的主要途径，患者会把他们最关心、最疑惑的问题在不经意间流露出来。护士不但要用耳朵听患者及家属说了什么，更要用眼去观察、用心去体会他们的真正意图是什么。及时、有效地进行适度反馈，避免先入为主或打断对方。在倾听时，适当辅以目光接触、点头、握手、轻拍、拥抱等支持性动作，具有安慰和治疗效果。

3. 表达力　是指将人内在的思想、情感、意图，用外在的语言、文字、图形、表情和动作等清晰而明确地表达出来，让他人理解、体会和掌握的能力。安宁疗护护士要明确表达目的和内容，甄选患者及家属能够接受的表达方式，让患者及家属得到准确的信息，以便他们知情同意后进行知情选择。指导患者及家属做最后的温情告别：道谢、道爱、道歉、道别，形成安宁疗护最佳合力。

4. 行动力　是指不断地学习、思考并付诸实践获得成功的行为能力。生命末期患者一般都忍受巨大的病痛，及时缓解和消除他们的痛苦是安宁疗护工作者的首要任务。安宁疗护护士需要将知识、技能化作安宁疗护实践行为，及时、有效地对患者进行症状评估，与团队成员一起实现对患者的症状控制。

四、人文关怀在安宁疗护中的实践

（一）营造舒适的安宁病房环境

人文关怀护理模式病房可提高护理人员的关怀意识，提升关怀能力以及患者满意度。

病床设置单人间，实用面积约 24 m²，配备独立卫生间、沙发、电视机，患者可根据自己喜好布置病室环境、自备播放器播放舒缓的音乐，根据需要选择芳香治疗。阳光房、活动室一角布置"安宁驿站"，提供死亡教育书籍及指导单，营造人文关怀氛围。

（二）人文关怀的要求

鼓励护士倾听、收集患者意愿，帮助患者实现愿望。病区每个月结合个案组织讨论，对患者及家属提出的意愿，处理原则为"小事即办""大事协商"。"小事"是指患者提出如经口进食等基本生理需要，给予立即答复；"大事"是指治疗方案或丧葬处理等。引导、鼓励护士关心患者，进行人文关怀。

（三）对护士的人文关怀

护士长对患者及家属口头或感谢信中的具体关怀事例，给予表扬和绩效加分。病区护士值班室配备芳香治疗设备及精油、为夜班护士准备贴心的早餐等，让护士感受到更多的关心和照顾，使其人文关怀能力更高，更能有效地关怀患者。

（四）对患者的人文关怀

1. 倾听、满足患者的心愿　对生命末期患者进行访谈，充分评估、正确识别患者及家属的关怀需求，积极进行干预。由于文化背景的差异性，不同患者对人文关怀的感知和需求也不尽相同。因此，护理人员需对患者的关怀需求进行全面、系统评估，注意倾听、收集并尊重患者意愿，帮助患者了却心愿。

2. 帮助患者肯定生命的价值和意义　人是生命的主体，思想让生命充满意义，精神给了生命存在的理由。疾病带来躯体的苦，常常被心理和精神因素所放大。安宁疗护护士可以通过尊严疗法、叙事护理等方法帮助患者肯定生命的价值和意义。

3. 精神照顾　识别并满足患者的精神需要，使患者得到心灵慰藉。

（五）对患者家属的人文关怀及哀伤辅导

人文关怀作为护理的本质与核心，不仅可以增强患者应对压力的能力，促进康复，而且可以帮助护士与患者、同事建立亲密的联系，提高患者的满意度和幸福感。随着人们生活水平的提高，患者及家属对医院的人文关怀需求不断提高。肿瘤给患者造成躯体、心理、家庭、个人等方面的不良影响，从临床实践来看，肿瘤患者需要精神的、情感的关爱远高于普通疾病患者。人文关怀使护理服务与患者的愿望和需求有机结合。人文关怀护理可缓解患者的紧张、恐惧及抑郁心理，使其积极配合治疗，从而提高治疗效果。同时，随着优质护理服务工作的深入开展，改善护理服务、提高护理质量、丰富护理内涵、拓展服务领域是护理工作发展的目标和重点。

第三章　安宁疗护中的沟通

有效的沟通需要向对方清晰地传达信息，也需要明白地接收对方传递过来的信息。实际上，只有信息传递者和接收者在沟通之后都能清楚地理解同一个信息时，此次沟通才能算是成功的。

医护人员必须具有良好的沟通能力才能诊断和治疗疾病、建立和维持治疗关系并提供信息和进行健康教育。良好的沟通可以造就良好的医患关系，使患者更加了解自己的病情及治疗，提高患者对治疗的依从性，提高患者的满意度。良好的沟通还可以提高医务人员对自己工作的满意度，同时降低工作带来的压力。

安宁疗护旨在针对患者的身心症状提供支持性照顾。安宁疗护沟通多涉及疾病进展、治疗无效等消极信息传递，极具挑战性。缺乏良好的沟通就不可能达到有效的症状控制。护士作为多学科团队的核心人员之一，作为沟通过程的关键环节，对沟通的完成度与质量有重要影响。

第一节　沟通的概述

（一）沟通的定义

沟通是指信息发出者与信息接收者遵循一系列共同的规则，凭借一定的媒介交流信息，并通过反馈以达到相互理解的过程，是人际交往的主要形式与方法。沟通是为生命末期患者及家属提供高质量护理的必需的技能之一，没有沟通，就没有情感链接，也无法向患者表达同情和关心。护士通过与生命末期患者及其照顾者的接触，包括眼神对视、语言交流等，体现对患者的真诚关怀，有效沟通才能顺利进行。

（二）沟通的过程

沟通的过程包括信息策划、信息编码、信息传输、信息解码、信息反馈和沟通干扰。

（三）沟通的要素

沟通过程由 7 种要素组成：信息背景、发送者与接收者、信息、反馈、渠道、干扰和环境。

（四）沟通的原则

生命末期患者作为一类特殊的患者，承受着巨大的心理压力，要与其进行有效沟通，就必须遵循一定的原则。

1. 尊重　是人心理的第一需要，每个人都需要被尊重。

2. 真诚　是沟通的基础和前提。

3. 信息明确　明确的信息才能够达到沟通的效果，沟通过程中要使用通俗易懂的语言。

4. 理性　确保沟通在理性的基础上进行，要避免情绪化。

5. 连续性　有效沟通必须具有时间、沟通内容与方式上的连续性。

（五）良好沟通的技巧

掌握以下沟通技巧可以使沟通更为顺畅：①沟通时要考虑合适的地点，充足的时间，确保不被打断和私密性。②恰当的自我介绍和寒暄。③相互尊重。④耐心倾听。⑤表达共情。⑥承认患者的感受。⑦互相留有空间。⑧保持适当的眼神交流。⑨使用患者能够听懂的语言并且避免使用医学或者技术性强的术语。⑩重复有助于患者理解和记忆所传递的信息。⑪一次不要给予过多的信息，只给予对方需要的。⑫开放性的、焦点性问题能够鼓励患者发言。⑬沉默可以让患者重整思路。⑭训练能够提高沟通技巧。

（六）有效沟通的障碍

不良的沟通和信息提供是投诉最常见的原因，由多种因素导致，既有来自患者的原因，也有来自医务工作者的原因（表 3-1）。了解患者的恐惧、期望、希望，并关注问题"来自哪里"，只有对于面临的问题取得共识后，才可能与患者及家属探索出一个双方认同的解决方案。

表 3-1　不良沟通的原因

分类	原因	分类	原因
医务工作者	害怕变得沮丧 / 情绪化	患者	言语障碍
	疲惫 / 虚弱		不知道该说什么
	觉得是负担 / 过于浪费时间		害怕应对强烈的情绪
	感觉过于忙碌或对此不感兴趣		了解不够深入

第二节　护患沟通的基础

一、护患沟通概述

（一）定义

护患沟通指护士与患者及家属之间的沟通，是建立良好护患关系的重要环节，也是安宁疗护护士必须具备的识别肢体语言的能力，满足患者被尊重、被关爱的心理需要的基本形式。护患沟通作为建立良好护患关系的桥梁，可以拉近双方的距离，加深护患双方的了解，增进理解和友谊，改善护患关系，提高护理服务质量。

（二）目的

（1）建立、维护良好的护患关系，使患者减少被疏远和陷于困境的孤独感。

（2）有助于患者正确地认识自己的健康状况，在困境中做自我调整，提高自我控制能力，减少对他人的依赖感。

（3）收集患者的资料进行健康评估，确定患者的健康问题。

（4）分享信息、思想和情感，对患者存在的健康问题实施护理。

（5）以患者为中心，减轻患者身心痛苦，促进患者的心理健康。

（6）促进患者主动参与治疗和护理，配合治疗，减少护患纠纷的发生。

（三）影响护患沟通的因素

影响护患沟通的因素主要包括环境因素、患者与家属因素和安宁疗护护士因素。

二、常见的沟通障碍与有效沟通

1. 常见的沟通障碍　包括提供不切合实际的健康承诺；否认对死亡的恐惧；将话题转移到愉快的话题上；试图转移生命末期患者的注意力；不合时宜地使用宿命论减轻恐惧；改变谈话方向，寻找其他替代的话题，以逃避关于死亡的问题。在沟通过程中，这些沟通障碍会严重阻碍生命末期患者谈论死亡的愿望。

生命末期患者寻求相关信息的渴望一直处于孤独的忧虑状态，大多数患者希望能被告知真实病情。医务工作者应根据患者的个性特征、家庭社会支持、文化程度、情感和压力来源来判断如何告诉患者实情。由于担心生命末期患者无法面对，医务工作者通常会避免主动开启同这类患者的谈话，潜意识中通常会逃避预后不良或告知病情进展到生命末期的谈话。这类情况会给医务工作者带来强烈的挫败感，或者增强了死亡意识，这种对死亡的过度认同会导致沟通障碍。

2. 有效沟通　要尊重患者的文化信仰，提供沟通机会，用心陪伴患者，注重家庭支持，开放式沟通。满足患者及其家庭的相关需求，关注团队力量在促进有效沟通中的重要作用。有效沟通的原则如下。

（1）准备：在告知坏消息之前建立融洽的关系，安排一个安静、私密、有支持性功能的地点进行沟通。

（2）评估：了解患者想知道什么、已经知道什么及将要提供的新信息对他们可能意味着什么。

（3）提醒：对于告知坏消息至关重要。通常需要提前通知对方，以使其在思想上做些准备。在说明诊断名称之前，先给予适当的提前"警告"，内容应当尽量简化，以便于患者更好理解；同时，言语也应当尽量委婉，如"一些异常的细胞""一些不规则的肿块"，或者是"目前的辅助检查结果提示，我们可能面临严峻的事实"，循序渐进开展谈话，帮助对方有所准备，可减少收到坏消息时的情绪打击。

（4）告知：尽可能以诚实、开放和易于理解的语言提供所有信息；给患者理解和接收信息的时间，理解接收到的信息所需要的时间必须由告知对象（通常是指医护人员）确定，患者的照顾者只需安静地陪伴，直到患者再次开始交谈。在提供信息的过程中，以温柔的语气、温和的词汇来表达，如并非"您得了癌症"，而是"检验结果提示它是一种肿瘤的类型"；并非"您只能活3个月"，而是"时间可能确实是有限的"。还应当使用充分肯定的语气，而不是否定的暗示，如并非"您已经变成一个虚弱的人"，而是"此时您的精神确实较差"；并非"情况正日渐恶化"，而是"这一周您的状况似乎不是很好。"

（5）情绪反应：是坏消息告知阶段的延伸。包括等待对方提问；面对对方的否认不要争论，可提供非语言的情感支持，如握着患者的手、将手放在他的肩膀上；不打断他们的各种情感表达，如哭泣、咒骂或踱步。

（6）重组：帮助患者关注新的希望，实事求是地讲解重组的意义，确认护理目标的重要性。

3. 有效沟通的方法

（1）建立融洽的关系：通过沟通，了解患者及家属的基本情况。护士根据患者的知识水平、理解能力、性格特征、心情处境以及不同时间和场合的具体情况，选择患者易于接受的语言形式和内容进行交流和沟通。使用清晰的语言和非语言行为，鼓励眼神交流、支持性态度、点头回应，避免表现出坐立不安。沟通的重点是提供以患者为中心的同情与关怀，以满足患者及家属的需求，建立融洽的护患关系。

（2）语言和非语言同步交流：沟通时，要注意语言与非语言行为同步，否则传达的信息不会被患者所感知。如：有一位护士在照顾生命末期患者时，她很关心患者，但她讲话时眼睛一直盯着输液袋，不看患者，也不和患者有眼神交流，不触摸患者或坐在患者身旁温和地聆听患者需求等，没有任何表达关心的非语言行为。这时，护士所传达的信息让患者感到冷淡、没有热情和温暖，患者感受不到护士发自内心的关心，体会不到被安慰、被尊重和被倾听，而患者感受的尊重与重视又是促进和支持患者维持希望和超越死亡恐惧所必需的情感。传达给患者的大部分信息是通过非语言的方式来传递的。非语言的交流具体内容包括：面部表情的表达；眼神的接触交流；姿势，包括是坐位或是站立；讲话声音的音高和音调；抚摸接触等。

（3）建立信赖感：当患者知道他是被重视的、独特的、被尊重的时候，才会信赖护士。护士可以使用很简单又可以带来积极感受的非语言行为，如在患者行动不便时递给他（她）一张纸巾、倒一杯水，或者坐下来安静地陪伴、倾听患者对死亡的恐惧和担忧，提供富有情感的沟通。只有让生命末期患者及家属感受到护士的善良和温情，才能获得信任并使其打开心扉，护患关系才有良好的链接。沟通直接影响护理质量，其中非语言行为的沟通所占比例过半，安宁疗护护士要学会有效地利用非语言沟通。

（4）尊重患者的价值取向：指在了解患者认知和价值水平的基础上进行沟通和交流，应认识到由于信息和教育经历不同所带来的认知不同，用谦逊的情怀去识别和尊重价值取向，基于个人的沟通和患者的护理需求制订符合患者认知和情感特点的护理计划。

（5）用心陪伴：至关重要。它强调运用同理心，主动倾听、理解患者的需求，运用非语言沟通技巧，并关注患者在接受治疗时的非语言行为。安宁疗护护士应从多角度理解和接纳不同的观点，提高对患者的兴趣和专注，不应凭主观判断患者的需要，同时还应培养快速适应不同沟通情境的能力。

（6）家庭参与：应告知患者家属他们的重要角色以及他们独特的沟通方法。医务工作者应评估不同家庭照顾者的需求并提供支持。个人的文化水平和心理社会状态与家庭的影响密不可分，尊重家庭在个人生活和照顾中所起的重要作用，有效地利用原生家庭的影响，可以促进和支持既定护理目标的实现。

（7）开放式讨论：在与患者的沟通过程中，护士应鼓励患者主动表达自己的内心想法，提升自尊，增强其自我价值感。护士应多倾听和认同，切忌打断患者讲话。护士需主动分享，建立信任关系，对患者及家属分享的经历表示理解。开放式讨论注重患者家属与患者互动，确定坦诚沟通信息的方法，避免关系紧张。安宁疗护护士应把握可以与患者及家属谈论病情变化和应对方法的机会，以帮助患者及家属适应生命末期可能发生病情变化，共同选择治疗方案。开放式讨论鼓励医务工作者保持警觉，不要忽略可能帮助患者成功适应的机会，这些机会通常在讨论诊断、治疗计划及疾病进展的一开始就会出现。

（8）明确相关需求：包含支持患者及家属的多方面护理需求，各需求之间可能存在冲突，需要医务工作者通过有效沟通找出其中的"共通之处"，从而形成各方面都可接受的护理愿景。医务工作者应以患者个人和家庭成员目前对疾病进程的理解和接受程度为基础，与他们一起探讨。

（9）多学科团队合作：不同领域专家的意见和建议可以为生命末期患者及家属提供个体化支持，通过沟通，让多学科团队所有成员明确共同的目标，使决策和计划保持一致，从而促进高质量安宁疗护的实践及推广。

三、安宁疗护中护患沟通的内容

（一）入院阶段的沟通

不同类型的患者，其心理活动、对病情的了解程度、治疗方案的认知程度都不尽相同。第一次与生命末期患者见面交谈时，护士应首先了解患者的近况，倾听患者及家属的叙述，了解患者对疾病知情程度、期望值、承受能力。了解医患双方对疾病存在的认知差异，从而针对不同的认知行为进行有针对性的沟通。

（二）入院后知情同意沟通

死亡的临近对患者及家属是一个重大的精神刺激，除了疾病不断进展给患者带来的痛苦外，心理上和精神上也受到严重的创伤。患者及家属会产生应激失调，表现为对疾病过度夸大，出现惊恐不安、紧张、焦虑甚至万念俱灰，丧失对生活的信心；或者表现为故意疏忽疾病，认为医师夸大疾病事实，对医师产生不信任感，甚至敌对情绪。因此，应首先及时与患者家属沟通，再根据患者的心理状况决定谈话的深度，选用贴近患者的语言，多鼓励，多解释，有目的地让患者正确认识疾病，积极配合。在此过程中应注意，重要和必要的沟通内容应及时记录在病历中。

（三）住院期间的护患沟通

在对生命末期患者的照顾中，应遵循个体化原则，根据病情为患者找到适合的护理方案，在良好护患关系的基础上，使其相信医师的建议对他来讲是最好的。这是一种生命相托的特殊关系，患者对医务工作者的信任是医患关系得以建立的前提与基础。在沟通过程中，要坚持以人为本的原则，尊重和关爱患者，保护患者的个人隐私，对诊治过程中某些重要的治疗、特殊的检查、某个护理方案的确定等，都要及时、有效地与患者进行沟通，详细说明情况，争取患者的理解和配合。同理生命末期患者的境遇与内心感受，避免使用刺激对方情绪的语气、语调、语句；避免压抑对方的情绪，刻意改变对方的观点；避免过多使用对方不易听懂的专业词汇；避免强求对方立即接受医务工作者的意见和事实。尽可能耐心、专心和关心地倾听患者的叙述，不可唐突地打断患者的谈话，并随时有所反应，如变换表情和眼神，点头，作"嗯、嗯"声，或简单地插一句"我听清楚了"，让患者能感受到关心、同情和爱护。坚持患者获益最大、痛苦最小的方式，增进患者的安宁、舒适。

四、安宁疗护中常用的护患沟通技巧

有效的沟通通过调动正向态度和综合力量提升患者的希望。创造积极的氛围有助于改善患者的心理社会问题。安宁疗护中可使用如下护患沟通技巧：①重视首因效应，树立良好的第一印象。②启发患者主动讲话，把握讲话时机。③开启对话，避免沟通阻断。④重视反馈信息，及时给予反馈。⑤成为倾听者，促进沟通顺畅。⑥有效地利用非语言沟通。⑦少使用医学术语，尽量使用通俗易懂的词语。⑧使用积极语言，提高沟通质量。

第三节　病情告知

在临床工作中，医务工作者发现对于病情告知、生前预嘱等伦理因素的决策与应对常常十分棘手。病情告知是指医务工作者完整地告知患者本人有关疾病的诊断、治疗、可能的预后等内容。我国虽有法律明确规定患者享有知情同意权，但对于癌症患者（尤其是初诊即为晚期或预后不良的患者），目前其知情同意权的全面认可与实施仍存在很大的阻碍。我国大多数（77.87%～78.23%）的医师首先向患者家属告知癌症的诊断和预后，近一半的医师仅向患者家属告知诊断[23]。我国大多数医师往往遵从于患者家属的意见。但事实上，如果不告知癌症患者真实病情，侵犯了患者的知情同意权，会让患者无意中产生虚假的治疗希望。

一、目的

（1）帮助患者及家属了解目前的病情及患者状态，以及下一步需要采取的最合适的治疗手段。

（2）在患者了解自己的病情及自身状态的基础上，做出下一步规划，减少遗憾。

（3）让患者感受到被重视和被尊重，与医务工作者形成互相信任、开放性的医患关系和护患关系，为安宁疗护工作创造良好的人际工作环境。

（4）为了更好地实施安宁疗护工作，建立在公开、坦诚的沟通基础上的良好的医患关系，有利于患者调整情绪、心态，有利于医务工作者更好地了解患者的身心需求，提供有针对性、个体化的医疗护理服务。

二、步骤

医务工作者可以应用"告知坏消息的八项原则"开启告知患者病情的谈话和进一步的

讨论：①使用简单易懂的语言。②先问问自己"这个诊断对患者意味着什么"。③保持冷静，告知消息前先了解患者和疾病情况。④等待对方提出问题。⑤面对对方的否认不要争论。⑥提出你的问题。⑦不要摧毁一切希望。⑧实事求是。

在临床实践过程中，告知坏消息已经成为安宁疗护从业人员的一项职责和必备技能。因此，建立一套能真实地、有同情心地、能给予希望地告知坏消息的方法对医务工作者会有很大帮助，对患者来说更重要。

三、注意事项

1. 在告知的同时给予患者希望　如癌症患者，病情告知的目的不是简单地宣告诊断结果和治疗措施，而是通过告知，使患者逐渐了解癌症、认识癌症，维护患者的知情权。此外，使患者知晓如何配合后续治疗、提高生命质量，这是医务工作者、患者及家属共同的目标。在告诉患者病情的同时，不仅要从专业的角度向患者讲述治疗措施和详细的治疗方案，同时也告诉了患者希望。通过为患者提供可选择的治疗方案，介绍治疗成功的案例，帮助患者缓解紧张心理、克服不良情绪。癌症患者的病情告知既是肿瘤科医务工作者面临的现实问题，也是一门沟通的艺术，是医务工作者应有的素质和修养。

2. 制订告知计划　在我国特定的文化背景下，医务工作者在进行负性生活事件癌症病情和诊断告知时，首先应该考虑患者对自身疾病信息的需求，而不是患者家属对癌症告知的意见和建议。不能将肿瘤诊断结果如同普通疾病一样简单告知，以免引发患者的负性情绪，甚至出现自杀等过激行为。因此，癌症告知要得到患者家属的同意和积极配合，讲究策略，并有计划地告知。WHO 于 1993 年提出的告知策略的第一条，即为"医师应预先有一个计划"。由此可见，"医师应预先有一个计划"已经作为国际医学界告知病情的基本原则之一。

3. 告知应个体化、循序渐进　告知病情变化的坏消息，需要经过一系列的讨论，传递所有需要的信息。对于坏消息，患者只能一点一点地接收，医务工作者应根据个人不同的接收速度和节奏提供各种信息。医务工作者还应摒弃个人的主观倾向，尊重生命末期患者及家属的价值取向，为患者实施护理。应根据患者不同性别、年龄、职业、身份、学历、性格特点、情感类型、承受能力、癌症的不同类型、病情与转归、不同的经济状况和需求等情况进行综合分析，区别对待。对于心理承受能力强、情感坚定且愿意知情者，应尽早如实告知病情，以利于患者配合治疗；对于患者愿意知情而患者家属要求隐瞒者，应尽可能地做好患者家属的说服教育工作，向他们讲清隐瞒病情的不利之处，以取得配合，及时将病情告知患者；对于患者本人一时不愿意面对现实，患者家属又要求隐瞒者，则应采取循序渐进、分段告知的方式，委婉地向患者逐渐渗透病情信息，使患者拥有一个充分的心理准备过程。从心理学角度讲，短暂多次弱信息刺激比快速强信息刺激更容易接受，可操作性强、反应积极，实际效果好。

4. 做好心理支持　当患者知道自己的真实病情时，在心理上会出现五期发展模式：否认期、愤怒期、协议期、抑郁期、接受期。告知患者坏消息后，医务工作者应多巡视、多安慰、多沟通，耐心听取患者的意见，理解患者的情绪反应，满足患者的精神需要，使患者尽快度过不良的心理反应期。患者家属不仅仅是主要的照顾者，也是患者的精神支柱与主要社会支持来源，患者家属的生活照顾和情感支持对患者非常重要。在被告知坏消息后，大部分患者希望与最亲密的人在一起。医务工作者在病情告知的过程中，应该关注患者家属的心理反应，患者家属的情绪可以直接影响患者的心理，不良的情绪变化可能给患者不好的暗示信息，对患者心理产生不良影响，影响后续治疗。

第四章　社区护理

社区护理是指一系列健康保健和服务，即在社区环境下为需要安宁疗护的患者提供其所需的医疗护理服务、社会帮助、专业治疗和必要的日常生活协助，以提高生命质量。社区护理实际上是住院护理的延续，旨在设计一系列护理活动，以确保患者在不同健康照顾场所之间转移或不同层次健康照顾机构之间转移时所接受的健康服务具有协调性和连续性，预防或减少高危患者健康状况的恶化[24]。对需要安宁疗护服务的患者而言，社区护理干预主要包括健康宣传教育、心理护理、饮食及营养指导、用药指导、疼痛控制、功能锻炼等内容。

在全科团队合作模式的指导下，社区医务工作者从心理、生理、疾病等方面对患者及家属进行整体护理，减轻临终期带来的恐惧和悲伤，提高患者的生命质量，使患者能够圆满、无痛苦、舒适地度过临终期，家属顺利度过哀伤期。我国的医疗体制实行分级诊疗制度，以优化资源配置，缓解三甲医院的床位压力，通过社区医院与三甲医院联合建立医联体、对口援助等多种方法，在社区实行六位一体的模式，更好地为生命末期患者提供身体、心理、社会、精神的全面照顾，由此可见，在社区医院开展生命末期患者的安宁疗护服务尤为重要[25]。

第一节　社区护理在安宁疗护中的作用

目前，我国的医疗资源分配尚不均衡。随着医疗改革的推进，医院与社区卫生服务中心的双诊制工作得到进一步落实，大医院的床位紧张及人手不足，而社区卫生服务中心工作量不饱和这一矛盾状况得以缓解。推行社区安宁疗护，既可以使医疗资源得到合理分配，也可以让身患绝症或濒临死亡的患者在生理和心理方面得到更好的照顾。

第二节　社区安宁疗护的主要内容

一、目的

社区安宁疗护为生命末期患者提供住院机构、门诊及居家模式相结合的安宁疗护服务。应用早期识别、积极评估、控制疼痛和治疗其他痛苦症状的适宜技术，改善生命末期患者的生命质量、维护患者尊严、缓解患者家属痛苦，让每个人在生命末期都能得到关爱和帮助，舒适、无痛苦、安详、有尊严地走完人生最后的旅程。

二、意义

1. 开展社区安宁疗护，满足民生需求　社区安宁疗护事业关乎社区的每一户家庭，其发展是一项重要的民生工程。社区作为居民群体生活的基本单位，覆盖范围广，辐射到的服务对象数量多。社区卫生服务中心能够就近为生命末期患者提供安宁疗护，满足生命末期患者的生理和心理需求，既符合中国传统"人道主义"，又满足生命末期患者"落叶归根"的期望。逐步建立并完善符合我国国情的社区安宁疗护体系，将让更多的生命末期患者身心得到最大程度的支持和安慰，达到善终目标。

2. 开展社区安宁疗护，力求便民利民　生命末期患者由于生理功能、心理状况以及生活自理能力等出现不同程度的下降，需要接受医疗护理服务。居家患者不方便就医，而社区安宁疗护能提供及时、精准、便利的安宁疗护服务，最大限度地提高社区生命末期患者的生活品质及生命质量，使其能舒适、幸福、有尊严地走完人生最后的旅程。

3. 规范社区安宁疗护，整合医疗资源　实行双向转诊，将医疗、照顾、心理等多种服务无缝对接，将医疗机构与居家模式相结合，从而使生命末期患者得到系统、规范的治疗与护理服务，不仅包括药物治疗，也涉及心理以及其他方面减轻痛苦的护理措施。社区安宁疗护在满足生命末期患者及家属服务需求的同时，还能够缓解大型医院资源紧张的压力，减少生命末期患者的医疗费用，从而减少生命末期患者家庭经济支出。

4. 推动社区安宁疗护，顺应时代需求　目前我国人口老龄化问题日趋严重，癌症患者数量不断增多。随着"421"型家庭的大量出现，养老方式开始由家庭转向社会，老年人的护理（特别是安宁疗护）已经成为一个重要的社会问题。生命末期患者属于自理能力较低下以及需要悉心照顾的群体，而特有的家庭结构以及巨大的社会压力使得家庭照顾难以顾及，因此在社区中推行安宁疗护成为顺应时代需求的必然的发展趋势。

三、病区服务模式

社区卫生服务中心开展安宁疗护服务，应当到本区县医疗机构执业登记机关办理登记手续。为生命末期患者及家属提供住院、门诊、居家基本服务，满足患者及家属在身体、心理、社会、精神方面的需求。

1. 设置标准　参照原国家卫生计生委发布的《安宁疗护中心基本标准和管理规范（试行）》（国卫医发〔2017〕7号）或《上海市社区卫生服务中心安宁疗护（临终关怀）科设置标准》（沪卫规〔2021〕23号）标准执行，具体可根据各地区情况，按照当地卫生健康管理部门要求和指引设置。

2. 工作职责

（1）制定并落实各项管理规章制度，执行国家制定公布或者认可的技术规范和操作流程，明确工作人员岗位职责，执行各项安全管理和医院感染预防与控制措施，保障医疗质量和患者安全。

（2）开展与卫生服务中心规模、诊疗水平、团队综合能力水平等对应的服务，满足本辖区居民对安宁疗护服务的需要。

（3）发挥社区卫生服务中心的优势，为安宁疗护人才的培养提供实践基地，与综合医院形成紧密联结，共同发展和壮大安宁疗护人才队伍。

（4）宣传安宁疗护理念，贯彻执行卫生行政部门制定或认可的有关安宁疗护制度与指南。

（5）与当地红十字会、民政等机构紧密联系，开展生命末期患者镇痛药自费部分减免服务，对镇痛药的用量及药费进行统计。

（6）建立转介制度，明确与综合医院和居家的转诊通道。

3. 服务方式　建立以社区为主导、门诊为依托、病区、居家（家庭病床）为核心保障的四位一体的服务体系，满足患者及家属心理、精神以及社会方面的需求。

4. 服务原则　遵循"整体护理、家庭护理、全程护理、多学科护理、社区护理"的照顾原则。

5. 服务对象　凡诊断明确且病情不断恶化，现代医学不能治愈，属不可逆转的慢性疾病终末期，预计存活期小于6个月的患者，根据当地对社区的安宁疗护准入标准执行。

6. 服务内容

（1）症状控制、舒适照顾、心理支持和人文关怀：参照《安宁疗护实践指南（试行）》相关内容执行。

（2）日间安宁疗护：社区设日间安宁疗护活动室，活动室配安宁疗护书刊、视听资料、娱乐器具（如琴、棋、书、画、艺术拼图）等资源。日间安宁疗护工作者可根据患者病情与申请有计划地安排和组织住院患者、居家患者及家属到活动室或到户外参加病友聚会、病友互助、联谊、出游、插花、园艺、健康教育讲座等娱乐社交活动，使患者在回归社会、回归家庭、回归自然的氛围中获得专业的心理辅导及患者彼此之间的情感支持；获得为生命赋予意义的生命价值体验，使患者在生命的最后阶段生活得愉快、安详。

（3）其他辅助治疗：中医缓释疗法、音乐疗法、物理治疗、语言治疗、功能治疗及营养指导。

（4）濒死症状评估：濒死期症状有呼吸系统功能进行性减退，表现为呼吸微弱，出现潮式呼吸或间断呼吸。胃肠道蠕动逐渐减弱，大小便失禁。感觉逐渐消失，听觉最后消失。

（5）死亡准备、尸体料理及丧葬准备：对濒死症状的评估能更准确地预估患者死亡时间，以利于患者及家属作死亡准备。尸体料理包括撤去一切治疗及护理用品、清洁面部、整理遗容、填塞孔道、清洁全身、包裹遗体及运送遗体等。在尸体料理过程中，尊重死者和家属的习俗，允许家属参与，满足家属的需求。协助办理丧葬手续、联系殡仪馆等，采用适合的悼念仪式让家属接受现实，与死者真正告别。

（6）病历书写：建立安宁疗护专科评估表，按照《临床护理文书书写规范》准确、规范、及时、客观地记录。

（7）教育与培训：新进安宁疗护中心团队人员与志愿者应当学习社区安宁疗护中心介绍与工作简介课程。在职或继续教育课程应包括安宁疗护理念、概念、知识、技术介绍，以及沟通能力与伦理知识等内容。安宁疗护社会工作者负责招募和培训志愿者，确保陪伴和照顾品质。安宁疗护中心团队的专业技术人员以及志愿者应制订培训计划，定期开展人员培训，在职培训应确保每一位工作人员都能参与。

（8）服务评价：同医疗机构服务评价标准。

第三节　社区护理项目

一、基础护理

社区生命末期患者一般需要进行基础治疗，以维持身体水、电解质代谢平衡，进行必要的营养支持。护理人员应与患者家属一起做好患者的生活护理，教会患者家属相应的基础护理操作。但对于社区生命末期患者而言，仅仅进行基础护理及症状控制是远远不够的，还应该对患者进行更为全面的护理，以改善其临终期生命质量。

二、环境护理

环境对生命末期患者的护理效果有明显的影响。患者的住处应保持安静，以确保患者得到良好的休息和睡眠。室内应有一定的光线，并保持适宜的温度及湿度。室内应做好清洁工作，保持空气清新。房间内的物品应摆放有序，物品的摆设应符合患者的喜好，可放置一些鲜花或患者以往喜爱的物品，使患者心情愉悦、安心地接受治疗和护理，增强对生活的信心，这进一步体现了社区安宁疗护的重要性。

三、疼痛护理

疼痛护理是近年来国外在安宁疗护方面研究较多的内容。生命末期患者多有疼痛不适、胸闷、胸痛、放化疗引起的恶心和呕吐等症状，护理人员应注意对临床症状进行处理，减轻患者的不适感。有研究报道，社区临终癌症患者和非癌症患者，其恶心、呕吐、便秘等临床症状发生率均有所不同，癌症患者显著较高，提示对不同的生命末期患者，应采取有针对性的护理措施。可采用疼痛分级评分方法对患者的疼痛范围及疼痛程度进行评估，对不同疼痛等级的患者，可使用不同的止痛策略，分别给予口服、栓剂或静脉滴注治疗，帮助患者保持舒适的体位。对生命末期疼痛患者实施疼痛教育干预项目（pain education program，PEP）的实践结果表明，PEP可以提高患者对疼痛相关知识的掌握程度，在短期内（4周）降低疼痛水平[26]。

四、心理护理

生命末期患者饱受病痛的折磨，身体功能远不如从前，一般都会存在各种不同的心理障碍。因此，心理护理是安宁疗护中十分重要的护理内容。护理人员应多与患者进行交流和沟通，理解患者的情绪表现，让患者讲出未了的心愿，与患者聊聊最感兴趣的往事，让患者不再感到孤独，放正心态，保持对生存的渴望。患者家属的陪伴对于生命末期患者十分重要，护理人员应让患者喜欢的家属多在其旁边陪护，给予患者足够的精神支持，尽可能满足患者的要求。护理人员应建议患者的子女们共同努力，做好患者的关怀，分担共同的责任和义务。

五、饮食护理

生命末期患者体质较差，很多患者无法进食，或只能进食流质食物。护理人员应指导家属为患者提供高蛋白和维生素丰富且容易消化的食物，使患者少食多餐。

第四节　社区护理效果

癌症患者预后差的主要原因之一是多数患者出院后依从性下降，得不到专业指导而导致服药不规律、康复锻炼缺失等。社区护理能解决这一问题。社区护理干预能够帮助患者更好地配合医务工作者进行康复训练，更形象地向患者家属详细指导康复锻炼、用药方法等，从而改善预后，提高患者的生命质量，减轻家庭和社会的负担。

第五章　居家安宁疗护

一、定义

居家安宁疗护（residential palliative care，home-based palliative care）也称为姑息家庭护理。我国台湾地区将居家安宁疗护称为家居舒缓或者宁养护理，其定义为"终末期疾病患者在病情稳定后，返回到自己最熟悉的家里疗养，由居家安宁医护团队（医师、安宁居家护理人员、安宁社工师、志愿者等）到家访视，与患者家属协同照顾患者，使患者能有尊严地走完人生最后的旅程[27]。目前国际上对于居家安宁疗护还没有统一的定义。根据文献，可以将居家安宁疗护定义为"多学科团队以及患者家属在居家环境中为患者提供的全方位照顾。"

二、居家安宁疗护患者的需求

（一）生理需求

生理需求是终末期癌症患者最常见的未被满足的需求，生理需求未被满足往往会加重患者的心理负担。生命末期患者生理需求主要包括控制躯体症状和做好基础护理。

1. 控制躯体症状　接受居家安宁疗护服务的患者最常见的躯体症状依次为疲乏、疼痛、食欲缺乏、呼吸困难、肠道问题、失眠和呕吐，其中疼痛和呼吸困难对患者生命质量的影响最大。有研究表明，接受居家安宁疗护服务的患者的不适症状与住院相比很少有改善，甚至可能会加重，当患者的躯体不适超过了社区卫生服务中心的管理能力时，就需要重新入院进行症状控制。在患者症状控制方面赋予基层保健机构医师以及护士更多的权力，促使医疗资源合理分配；同时将远程医疗与居家安宁疗护相结合，实现对患者身体状况的远程监控。

2. 做好基础护理　基础护理主要包括环境布置、皮肤护理、饮食护理、口腔护理、伤口护理、管道护理、基本生活照顾以及安全照顾等。居家生命末期患者由于疾病导致的各种功能障碍，自身免疫力和自理能力不断下降，需要安宁疗护团队工作者在基础护理方面给予更多的关注，护士可以通过居家探访、门诊服务、电话指导等方式为患者及家属做系统的护理指导，满足患者对于舒适生活的需求，提高生命末期患者的生命质量。

（二）心理需求

1. 缓解焦虑、抑郁等负性情绪　居家癌性疼痛患者心理痛苦主要包括焦虑、抑郁、恐惧等心理障碍，因此多学科团队要为患者提供以患者情感交流为中心的照顾，并且管理患者的负性情绪。多学科团队工作人员应鼓励患者家属和朋友常陪伴患者，向患者家属传授评估和缓解患者不良情绪的基本方法。工作人员定期上门对患者进行心理评估和辅导，如果发现患者出现极端情绪，要及时增加服务频率。

2. 避免社交疏离　由于患者家属避讳与患者讨论病情，并且居家安宁疗护患者的活动范围一般局限于家中，缺乏与外界的交流，导致患者伴有深深的孤独感。因此，安宁疗护团队工作者可以在患者病情允许的情况下协助家属将患者转移到户外，鼓励患者与他人交谈、共同参与社会活动。患者病情不允许到户外活动时，应协助家属安排患者平时的居家活动，以增进患者的心理调适，如安排其他亲友至家中与患者一起共进晚餐或陪伴叙旧等，减轻患者的社交疏离感，尽量使患者维持正常的社会联系和社会生活。

（三）情感需求

情感需求主要指欣赏、尊重、陪伴和爱，以及创造一种安全感。满足患者情感需求通常伴有患者生命质量的提高和焦虑、抑郁的改善，可以避免长期压力过大带来的负面后果。在多学科团队中，护士是沟通的桥梁，通过指导患者、照顾者、多学科团队工作人员之间建立良好的人际关系，进而满足患者的情感需求。当患者恐惧死亡和对未来的状况不可预测时，需要专业的心理咨询师和团队一起为其提供心理疏导。

（四）社会需求

1. 经济援助需求　目前，中国（除港澳台地区）未将安宁疗护纳入医疗保险范围内，患者可能由于经济压力，不会接受安宁疗护的一些服务项目，对生命质量和死亡质量有一定的负性影响，因此选择居家安宁疗护服务的生命末期患者的社会需求主要是经济援助。志愿者和社工可通过协助家庭成员申请助学金和福利、为患者申请个人和社会组织的捐赠等，满足患者及患者家庭的部分经济援助需求。宁养院可以使用社会团队或爱心人士的捐款，或者通过与社区卫生服务中心合作来为患者及家属提供基本的经济社会支持。

2. 照顾者喘息服务需求　随着患者疾病的进展，照顾者用于照顾患者的时间和精力增加，存在较严重的身心耗竭，迫切需要喘息服务。因此，社工和志愿者的社会支持必不可少，以患者为中心的居家喘息服务，主要包括3项服务内容：家务劳动服务（准备饭菜、购物、洗衣、家庭环境清洁等）、日常护理服务（协助进行日常生活护理，如口腔清洁、沐浴、穿衣、进食、如厕、运动、陪伴与监督等）、专业照顾服务（由经过专业培训并且具有一定经验的专业人士承担，主要满足患者的药物管理等治疗需求），便于患者在熟悉的家庭环境中得到优质的照顾服务。

3. 精神需求　居家生命末期患者的精神需求主要分为以下4类：①原谅自我与原谅他人；②增强对医疗或者精神的信心；③平静地面对死亡；④体验人生的意义与价值。患者的精神困扰主要是由于与"天、人、物、我"中的某个连接中断而感到生命的无助和无意义，从而经历精神上的痛苦，患者希望独立地找到自己在生活中的角色，甚至在死亡的过程中也有自主权。这就需要安宁疗护团队工作者重新帮助患者建立其与"天、人、物、我"的联系，促进患者实现精神世界的超越，平静地接受死亡。由于我国传统的生死观，人们往往避讳谈及死亡，患者在接受生命末期居家护理时并没有意识到自己的真实状况，在这种情况下，精神照顾很难在家庭环境中提供。改变我国传统的生死观是关键，工作人员首先需要知道患者喜欢什么样的精神照顾、想要由谁来提供，才能为患者提供个性化的精神照顾。同时，协助患者肯定自我价值和完成心愿，与患者家属共同探讨生命的意义，协助其获得心理安宁，增加个人的信心与希望。

（五）沟通需求

1. 医患沟通　由于缺乏固定的安宁疗护工作者定期上门提供居家护理服务，并且居家探访团队和患者及家属亲自接触的时间十分有限，在很短的时间内很难与患者建立信任关系，患者及家属不愿意公开谈论疾病和死亡，患者有需求的时候不知道向谁寻求帮助。根据此种情况，居家安宁疗护多学科团队在第一次居家探访时，应对患者的健康状况、体格检查、患者和照顾者的需求等进行评估和记录，并且签署接受居家安宁疗护的相关文件，每次完成居家探访服务后，应将本机构的联系方式、擅长的服务内容告知患者及家属。在借鉴国外以及我国台湾地区居家安宁疗护服务经验的基础上，建立地区电子档案系统，将患者的生理、心理、社会、精神评估信息录入电子档案系统，根据情况定期以入户咨询、电话咨询或门诊咨询的方式进行安宁疗护照顾指导[28]。针对某些特殊患者（如意识障碍、语言表达障碍者），通过远程医疗，将生命末期患者与安宁疗护工作者联系起来，可更容易地实现多学科团队照顾。

2. 安宁疗护团队之间的沟通　不同的卫生保健工作人员经常到患者的家里进行护理，单一的工作人员往往不了解其他工作人员所提供的服务，服务部门内部的沟通问题导致护理的连续性很差。因此，医疗专业人员和各医疗机构需要进行跨学科、跨部门的密切协调与合作，可以建立家庭 - 社区 - 医院三级联动服务平台，实现不同等级照顾机构、不同学科工作人员的有效融合，有助于为患者提供连续性照顾，促进医疗资源的高效利用。

三、居家安宁疗护的对策

（一）加强居家安宁疗护多学科团队建设

目前，中国（除港澳台地区）的居家安宁疗护还处于起步阶段，从事安宁疗护居家服务的主要是社区卫生服务中心和宁养院[29]。例如上海市社区卫生服务中心的安宁疗护团队中，医师和护士尚未达到规定的比例，并且志愿者和社会工作者来源零散，数量、质量参差不齐，尚未形成统一、规范的安宁疗护多学科团队，不能满足居家安宁疗护患者多方面的需求。加强居家安宁疗护工作者队伍建设，制定居家安宁疗护工作者资质认定与核心能力体系，同时把居家安宁疗护服务融入现有的学校医学教育课程，并且积极开展各种形式的继续教育，建立安宁疗护志愿者和社会工作者培训网络[30]，为居家安宁疗护事业的发展提供强大的人力资源支撑，促进居家安宁疗护服务队伍规范化、科学化发展。

（二）加大政策支持力度

我国居家安宁疗护的服务经费保障存在较大问题，居家服务工作人员的上门费、出诊费、陪护费等缺乏统一的收费标准，对医务工作者激励机制不足。未来，我国需要建立完善薪酬和补偿机制，寻求更多的政府资金投入，动员社会组织以及爱心人士进行捐赠，进行医疗保险制度改革，以打破居家安宁疗护医疗制度壁垒，为居家安宁疗护事业的发展提供制度保障。

（三）加强对居家照顾者的教育培训

有研究显示，超过一半的居家照顾者既往没有照顾经验且受教育程度不高，这提示照顾者缺乏必要的居家护理知识技能。可由社区医务工作者或者居家探访团队通过线上与线下相结合的方式为照顾者提供相关照顾知识培训，并且组织医学生志愿者定期进行二次上门探访，为照顾者巩固相关疾病知识（如用药知识、疾病进展相关知识）并且查漏补缺，建立照顾者关爱网络，组建社区志愿者团体等，鼓励照顾者之间分享和交流经验。

（四）建立有针对性的居家安宁疗护需求评估工具

目前尚没有专门适用于居家安宁疗护需求评估的工具，以后应按照规范的程序对文献、指南等已有资源进行评价整合，甄选出居家安宁疗护患者的具体需求，结合我国特有的文化背景，研制出本土化的居家安宁疗护需求评估工具。

（五）将远程医疗融入居家安宁疗护

远程医疗是对现有的居家探访模式的一种补充，"互联网 +"护理服务是当今远程医疗在护理领域的一种常见形式，它打破了传统安宁疗护服务模式在时间和空间上的限制，甚至可以借助互联网技术，将就诊、病情监测、风险预测、健康教育融为一体，促进医疗资源的高效利用，同时也缓解了患者多次再入院给患者及患者家庭带来的负担。从事居家安宁疗护服务的专家、学者要充分把握时代发展的脉络，紧跟互联网发展潮流，进一步开发适合居家安宁疗护患者的应用程序（App），并且将大数据分析技术融入其中，以期改善患者照顾结局、为护理科研和教学提供数据来源。

第六章 症状管理

第一节 疼 痛

一、概述

（一）定义

由于疼痛在种类、强度、性质、持续时间和定位等方面存在很大变异性，很难准确地作出令人满意定义。早在17世纪，人们就已将疼痛视为身体受到伤害的一种信号，是一种复杂的生理心理感受，包括伤害性刺激作用于机体所引起的痛感觉，以及机体对伤害性刺激的痛反应［躯体运动性反应和（或）内脏植物性反应，常伴随有强烈的情绪色彩］，但很少注意到它的非生理学表现。这种状况一直持续到20世纪，研究者们基于生理解剖学和病理学的实验研究，对疼痛的认识才逐渐深化，从而提出了制定疼痛概念或定义的建议。为此，国际疼痛学会（IASP）设立专门委员会负责制定临床医师及研究者双方均可以接受的定义。综合国内数位专家的修改意见，提出以下疼痛定义的新建议："疼痛是感觉神经系统受实在或潜在性组织伤害所引起的不快主观感觉和情感反应"。

癌性疼痛（简称癌痛）是指由肿瘤直接导致或肿瘤治疗导致的疼痛（广义的癌性疼痛指癌症患者的所有疼痛）。癌症患者对疼痛的表述受生理、心理以及社会文化背景等多种因素的影响。不同的患者对疼痛的感受差异很大，除躯体性疼痛外，还可表现为因惧怕死亡而导致的心因性疼痛；或因肿瘤疾病引起不安、抑郁等导致的精神性疼痛；人际关系及社会地位的变化导致的社会性疼痛。即总疼痛（total pain）包括躯体因素、心理因素、精神因素、社会及经济因素等对疼痛的影响。

（二）分类

1. 依据发病持续时间分类

（1）急性疼痛：指短期存在、通常为发生于伤害性刺激后的疼痛。它是一群复杂而不愉快的感受、知觉和情感上的体验，伴有自主的、心理的行为反应。一般在2～3周内即治愈，如牙痛、扭伤及手术后疼痛。

在急性疼痛初始阶段，疼痛未获得完全控制，急性疼痛有可能发展为慢性疼痛，这可能是由于疼痛传导路径发生了病理改变，从而成为疼痛产生的病因。例如，可能由于伤害性感受器的敏化或是局部神经递质的上调，也可能是脊神经元功能异常的结果。

（2）慢性疼痛：指疼痛持续3个月以上，超过急性病一般的进程；或者超过受伤愈合的合理时间；或与引起持续疼痛的慢性病理过程有关；或者经数月或数年的间隔时间疼痛复发。目前一般认为，晚期癌症引起的疼痛属于慢性疼痛。慢性疼痛又分为慢性非癌性疼痛和慢性癌性疼痛。

慢性疼痛具有以下特点：不能预测何时结束，发病时呈加重表现，往往传递消极信息，时常发展到占据患者全部注意力而使患者与周围环境隔绝。长期慢性疼痛易导致患者出现抑郁、焦虑、恐惧等负面情绪。

2. 依据病理学特征分类

（1）伤害性疼痛：可分为内脏性疼痛、躯体性疼痛。内脏性疼痛是由于空腔器官平滑肌痉挛、空腔器官膨胀、缺血、炎症或化学刺激等，导致肠系膜受到牵拉、压迫或扭转所致的疼痛。其特点为定位模糊，大多数感受到的疼痛面积明显比原有病变的内脏面积大，而且当疼痛更加剧烈时，感受到疼痛的躯体面积也更大。躯体性疼痛是由体表或深部组织的痛觉感受器受到各种伤害性刺激所引起的，往往表现为钝痛或锐痛，常伴有骨骼肌收缩和痉挛，可持续较长时间，也可伴有自主神经反射的表现，如心动过速、血压升高、出汗。另外，内脏性疼痛根据脏器不同，可表现为不同区域的牵涉痛。

（2）神经病理性疼痛或混合性疼痛：由周围神经系统或中枢神经系统的功能障碍或损伤所致，也可能与交感神经系统的过度活动有关。神经病理性疼痛伴有皮肤感觉障碍，可以表现为烧灼样痛、电击样痛、枪击样痛、刀切样痛，也可表现为麻木样痛、酸胀感或痛觉敏感（轻轻抚摸性疼痛）等。

二、评估

在晚期癌症患者中，疼痛大多数由综合性因素所致。疼痛评估是疼痛治疗的关键因素之一，评估疼痛是进行疼痛治疗方案确定和实施的第一步。医务工作者必须对患者的疼痛进行全面、仔细评估，包括发生疼痛的病理过程（疼痛性质评估、牵涉性痛现象、引起疼痛的原因和疼痛的强度），同时需要评估患者的心理状态，以及是否需要临床心理医师的帮助。开始治疗后，医务工作者必须对镇痛治疗的效果再次确认或修正，对镇痛药的不良反应进行评估，评估与再评估是提高镇痛治疗效果的前提。

1. 评估癌性疼痛的原则　接受及相信患者的主诉。疼痛是患者的一种主观感受，诊断患者是否有疼痛及疼痛严重程度的主要依据是患者关于疼痛的主诉。医务工作者应该主动询问癌症患者的疼痛病史，仔细倾听患者的主诉，相信患者关于疼痛感受的叙述。

2. 正确评估肿瘤病史及其分期　了解患者的肿瘤发病和诊断过程，包括肿瘤类型、病变范围、治疗方法、治疗经过，了解目前肿瘤病变是否被控制、患者对治疗的期望及目标、肿瘤治疗所致的问题及不良反应等。

3. 进行准确和详细的疼痛评估　包括了解肿瘤及疼痛病史、疼痛性质、疼痛程度、疼痛对生活的影响、镇痛治疗史、体格检查及相关检查。

4. 评估三个不同层面（生理、心理、社会）的疼痛　患者（尤其晚期癌症患者）的疼痛是由综合性因素所致的，患者对疼痛感受的描述受自身意志力等多方面因素影响，医务工作者应鼓励患者充分讲述疼痛的情况。

5. 选择简明、易用的疼痛评估工具 疼痛是患者的主观感受，正确使用疼痛程度评估方法有助于医务工作者判断患者的疼痛程度。目前建议采用数字评估法评估疼痛强度，并鼓励患者理解并学会自我评估疼痛强度。

6. 持续地评估、记录疼痛控制的疗效 在疼痛治疗过程中，需要持续评估疼痛的发作、治疗效果及转归，并及时、准确地记录疼痛评估的结果。患者的病情、镇痛治疗效果及不良反应存在较大的个体差异，持续动态评估有利于监测疼痛强度变化、镇痛治疗疗效及不良反应，有利于镇痛药的滴定和调整，以获得理想的镇痛效果。

7. 疼痛治疗评估的内容

（1）疼痛治疗前评估：①肿瘤发病经过，诊断及治疗过程，肿瘤的病理类型、病变范围（分期）、治疗方法、疗效及不良反应。②体格检查。③相关实验室检查、影像学检查。④疼痛部位与范围。⑤疼痛发生时间。⑥疼痛发作频率。⑦疼痛性质。⑧影响疼痛强度加重或缓解的因素。

（2）社会心理评估：除生理变化引起的疼痛外，导致患者疼痛的心理、精神和社会因素很多，如焦虑、愤怒、恐惧、抑郁和不接受现实。

（3）治疗过程中动态评估：①定时重复三个层面（生理、心理、社会）的疼痛评估。②疼痛控制疗效评估。③镇痛药治疗过程中不良反应评估。

（4）疼痛强度评估方法：由于疼痛是患者的主观感受和体验，没有特殊仪器能够评价患者疼痛的强度。在临床实践中，很大程度上是依赖于患者、医师和护士之间的沟通，因此，实际上我们并不能要求患者把自己的疼痛按轻、中、重来分级。如果患者主诉疼痛，并要求镇痛治疗，医务工作者就应该设法了解患者曾经使用过的药物治疗情况，然后基于患者的整体情况提出新的治疗方案。当然，在研究项目中，为了更好地收集临床资料，为更多疼痛治疗提供客观的研究数据，临床上会应用各种量表帮助评估疼痛强度。目前常用的评分量表（评估方法）主要有以下几种。

1）语言分级评分法（verbal rating scale，VRS）：即主诉疼痛的程度分级法，它是应用最广泛的四分强度表，即无、轻、中、重。此量表不够灵敏。例如，一种镇痛药减轻患者疼痛从"比较严重更重"到"不够严重但比中度要重"，疼痛强度表述不够精确，所以目前更多地使用五分强度表，即无、轻、中、重和剧烈。

无疼痛：也可称为 0 级。

轻度疼痛（Ⅰ级）：有疼痛，但是可以忍受，生活正常，睡眠无干扰。

中度疼痛（Ⅱ级）：疼痛明显，不能忍受，要求服用镇痛药，睡眠轻度受干扰。

重度疼痛（Ⅲ级）：疼痛剧烈，不能忍受，必须使用镇痛药治疗，睡眠严重受干扰。

剧烈疼痛（Ⅳ级）：疼痛剧烈，不能忍受，必须使用镇痛药治疗，不能入睡，伴有自主神经紊乱或被动体位。

2）数字分级评分法（numerical rating scale，NRS）[31]：用 0～10 代表不同程度的疼痛强度，每个数字间标尺的间隔是相等的，随着数字增大，表示疼痛加重。0 为无痛，10 表示剧烈疼痛。让患者自己圈出一个最能代表自身疼痛程度的数字（附录 1）。

3）视觉模拟评分法（visual analogue scale，VAS）：1920 年在美国研究开发，它的特点是易于被患者掌握。VAS 没有直接的定量名词，评价者可以按照患者的愿望精细区分，增加敏感度。VAS的进化在于两个端点，相当于经受的最小和最大的极端，而中间没有记号，中间各点都是无语言解释的，以便减少被患者给予不同解释的机会，避免了在分类量表上使用间隔平均的潜在难点。

4）修订版Wong-Baker面部表情疼痛评估法（Wong-Baker faces pain scale revision，FPS-R）：见附录2。疼痛影响面部表情，Wong-Baker面部表情量表法用图画的形式将面部表情由高兴到极痛苦分为6个等级[32]。这6个等级分别代表：0非常愉快，无疼痛；2有一点疼痛；4轻微疼痛；6疼痛较明显；8疼痛较严重；10剧烈疼痛，而且哭泣。此法患者只需看到图谱，指出自己目前疼痛所代表的面部表情即可，适用于任何年龄，没有特定的文化背景或性别要求，容易掌握，无需任何附加设备，特别适用于表达困难的患者，如儿童、老年人以及存在语言或文化差异或其他交流障碍的患者。

对主观陈述症状的判定，除了简明外，还应该有理、有据且灵敏。然而所有主诉症状经过量表评估后，虽然可以定量，但也只能反映主观体验，都有发生偏差的可能。为了减少这类偏差，可以采用多种评估量表同时进行评估，临床上经常使用语言分级评分法和数字分级评分法同时进行评估，从而获得相对客观的结果。

在测量疼痛强度的同时，有时还需要测试疼痛对心理、情绪、睡眠等的影响。可以根据需要采用多维度疼痛量表，如简式McGill疼痛问卷（SF-MPQ）（附录3）、简明疼痛量表（BPI）（附录4）、整体疼痛评估量表（GPS）（附录5）考察范围更全面，但使用起来却更为繁复。

三、治疗

癌性疼痛的治疗方法较多，包括WHO三阶梯治疗、放疗、化疗、手术治疗、热疗、射频消融治疗、介入治疗、细胞移植、基因治疗、中医中药治疗、心理干预等。国内外临床经验认为，药物治疗仍然是癌性疼痛治疗的主要、基本和首选方法。

（一）WHO三阶梯治疗

癌性疼痛的治疗方法中，目前被广泛接受的是WHO倡导的三阶梯疼痛治疗方案。WHO三阶梯治疗原则：①首选无创给药途径，包括口服给药、芬太尼透皮贴剂和直肠栓剂以及输液泵连续注射等；②按时给药，指有规律地按规定时间给予镇痛药，而不是患者疼痛时才给予；③按阶梯给药，指应根据疼痛程度，由轻到重选择不同强度的镇痛药；④个体化给药，选用阿片类药物应因人而异，从小剂量开始，逐渐增加剂量直至疼痛缓解又无明显不良反应的用药剂量；⑤注意具体细节，对使用镇痛药的患者，应密切观察，减少不良反应，提高止痛效果。对于轻度疼痛患者，首选非甾体抗炎药，常用的包括阿司匹林、吲哚美辛、布洛芬缓释胶囊、双氯芬酸钠缓释片等。非甾体抗炎药治疗轻度癌性疼痛具有一定的效果，且无耐药性和成瘾性，为第一阶梯用药。对于中度疼痛患者，可选择阿片类药物，以吗啡为代表，可与非甾体抗炎药联合使用，为第二阶梯用药。对于剧烈疼痛患者，可选择强阿片类药物，以芬太尼为代表，可与非甾体抗炎药联合使用，为第三阶梯用药。阿片类药物不仅具有镇痛效果，还具有镇静及解除焦虑和恐惧等作用。临床中常用的阿片类药物包括双氢可待因、布桂嗪、可待因、吗啡、羟考酮、哌替啶、芬太尼等，其主要特点为镇痛效果好且镇痛彻底，主要适用于中重度疼痛患者。

（二）放疗、化疗和手术治疗

放疗是应用射线照射肿瘤，破坏或杀死肿瘤细胞，从而达到治疗肿瘤和止痛的目的。放疗可分为内照射和外照射，适用于局部原发性和转移性肿瘤引起的疼痛。

化疗是应用抗肿瘤药物进行治疗，使肿瘤缩小或消失，可从病因上治疗癌性疼痛，该方法对化疗敏感的恶性肿瘤引起的疼痛效果较好。

手术治疗的目的是缓解疼痛，改善患者的生命质量。

（三）热疗和射频消融治疗

肿瘤组织对高温特别敏感，热疗可使肿瘤组织坏死，减轻患者疼痛。射频消融治疗是使肿瘤组织局部坏死，体积缩小，减轻对神经和组织的压迫，从而缓解疼痛。

（四）介入治疗

1. 神经阻滞术　神经阻滞在治疗癌性疼痛方面具有显著的疗效和无法替代的作用。近年来，国内外神经阻滞切断术治疗癌性疼痛迅速发展，为患者带来较大的获益。根据循证医学证据，上腹部癌性疼痛可应用腹腔神经丛或内脏神经阻滞术治疗；骨盆肿瘤引起的内脏痛可应用上腹部神经丛阻滞术治疗；胸壁癌性疼痛可应用肋间神经阻滞术治疗；骨盆肿瘤所致会阴部癌性疼痛可应用奇神经节及鞍区阻滞术治疗。

2. 经皮椎体成形术和放射性粒子植入术　经皮椎体成形术可治疗肿瘤引起的椎体疼痛，已广泛应用于骨质疏松、多发性骨髓瘤、转移性肿瘤和血管瘤导致的疼痛性椎体压缩骨折的治疗。对于脊柱肿瘤引起的癌性疼痛，在药物治疗无法缓解且无法进行手术治疗时，经皮椎体成形术和放射性粒子植入术是有效的姑息性镇痛治疗方法。

3. 止痛泵治疗　常用的止痛泵治疗有椎管内植入式药物输注系统，即吗啡泵，国内也有一定的应用，其止痛效果明显。

（五）细胞移植和基因治疗

1. 细胞移植　是将体外培养的自体细胞或细胞系移植到体内，这些移植细胞不断分泌镇痛蛋白、镇痛蛋白调节因子、酶和信号转导因子，从而实现镇痛作用。然而，目前大多数细胞移植治疗都处于实验阶段，需要进一步研究。

2. 基因治疗　目的是通过改变人体内的基因表达缓解疼痛，目前仍处于研究阶段。

（六）其他治疗

除上述方法外，心理干预、双膦酸盐、中医中药治疗在癌性疼痛的控制中也发挥一定的作用。

1. 心理干预　癌性疼痛是导致恶性肿瘤患者自杀的重要原因之一。对癌性疼痛患者进行心理干预是必要的。有效的心理干预能有效地改善恶性肿瘤患者的焦虑、抑郁症状，提高其生命质量。

2. 双膦酸盐　对原发性或继发性骨肿瘤引起的疼痛具有显著的效果。

3. 中医中药治疗　在癌性疼痛的治疗中与西医治疗互补，具有良好的疗效，相对于西药而言，具有经济、简便且不良反应少等优点，现已广泛应用于临床实践中，在癌性疼痛的治疗中具有一定的辅助作用。中医治疗癌性疼痛主要包括内治、外治、针灸治疗和热疗等方法。

四、护理

（一）护理措施

（1）由于部分患者缺乏相关知识，不能确切地表达疼痛，因此护理人员应鼓励患者描述疼痛的部位和强度、性质、规律、持续时间、加重和缓解因素。评估患者对疼痛的反应，使用镇痛药的效果、副作用，造成疼痛增强或减轻的影响因素，以便制订减轻疼痛的有效计划。

（2）注意观察患者由于疼痛所致生命体征的改变，如心率改变、血压升高，患者的面容、体位、行动方式、注意力、对外界刺激的反应和对日常生活的影响，心理及性格的改变（焦虑、恐惧、愤怒、悲哀、倦怠、孤独、绝望），社会地位的丧失及社会活动的影响。

（3）使用镇痛药的同时可配合使用一些干预技术，采用音乐疗法、转移或分散注意力、心理支持、针灸、冷疗、热疗、皮肤刺激等物理疗法。护理人员要鼓励患者家属参与，教会其一些护理和配合的方法，注意与他们进行沟通与交流，建立起可信赖的关系，树立疼痛可控制的信心。

（4）使用药物时，要采用最佳的用药途径，如口服、直肠、皮肤黏膜给药。给药前，应测量生命体征、双侧瞳孔大小，特别是呼吸次数，应了解药物的作用，以及可能与其他药物之间发生的拮抗反应。为了提高给药效果，应该对用药后的反应进行观察，要求患者对用药前后的情况进行比较，指出疼痛加强的时间，做好服药时间和镇痛效果记录。

（5）协助患者家属对患者的疼痛做出积极反应，纠正一些错误的概念，如对疼痛表示怀疑，怕成瘾而不给药。在采取一些止痛措施时，应尽可能取得家属的合作，同时对家属的关心与参与进行鼓励和赞扬。

（6）在疼痛解除后，鼓励患者总结经验，不管患者表现如何，对他能忍受疼痛加以肯定和赞扬，同时进行有关的健康教育。

（7）若患者必须卧床，应尽可能布置环境，如鼓励患者家属将居室用植物和画进行布置，鼓励其穿着喜欢和舒适的衣服，给患者提供音乐和合适的娱乐节目，当疼痛处于最低水平时，协助患者做出每日的活动计划，鼓励患者每日进行一项活动，最好是户外活动。

（二）健康教育

（1）指导患者正确认识疼痛，教给患者及家属有关疼痛和止痛的知识。

（2）让患者及家属正确认识保证营养的重要性、饮食营养的原则。

（3）教会患者及家属放松疗法，如音乐疗法、转移和分散患者的注意力等。

（4）指导患者家属进行冷敷或按摩、触摸等松弛技术和翻身方法。

（5）向患者进行疼痛管理宣教，使其学会如何评估疼痛，了解药物的不良反应，了解治疗疼痛的方式，鼓励患者说出内心的忧虑和痛苦，针对其问题进行心理安慰、鼓励，减轻患者的心理压力，使患者做出每日的活动计划，鼓励患者每日进行一项活动，最好是户外活动。

第二节　呼吸困难

一、概述

（一）定义

目前，国际上被广泛接受的是美国胸科协会对呼吸困难的定义，即"患者主观上感觉到的不同强度、不同性质的呼吸不适，该症状是由生理、心理、社会和环境等多种因素共同作用的结果，也可能引起进一步的生理和行为改变"。临床上常见的三种不同性质的呼吸困难表现为呼吸费力、胸闷和吸气不足。

（二）分类

多种原因可导致晚期癌症患者出现呼吸困难，按照病因主要分为以下 5 种类型。

1. **肺源性呼吸困难**　是最常见的呼吸困难类型，包括所有由上呼吸道、气管、支气管、肺、胸膜、纵隔病变，以及胸廓运动及呼吸肌功能障碍等所致的呼吸困难。临床上分为三类。①吸气性呼吸困难：由于喉、气管和大支气管受压或阻塞所致，可见于胸部疼痛和气管肿瘤、食管癌或纵隔肿瘤致气管受压等患者。②呼气性呼吸困难：由于肺组织病变，如弹性减弱及小支气管痉挛、狭窄所致，可见于合并慢性阻塞性肺疾病、支气管哮喘患者。③混合性呼吸困难：由于肺呼吸面积减少或胸廓运动受限所致，可见于并发严重肺部感染、大量胸腔积液、肺栓塞等的癌症患者。

2. **心源性呼吸困难**　见于心力衰竭、心包积液的癌症患者，根据严重程度，可进一步分为劳力性呼吸困难、夜间阵发性呼吸困难和端坐呼吸。

3. **中毒性呼吸困难**　见于酸中毒的癌症患者。

4. **血源性呼吸困难**　见于重症贫血、大出血或休克的癌症患者。

5. **神经性呼吸困难**　见于紧张、焦虑的癌症患者。

二、评估

呼吸困难作为患者的主观感受，其评估原则应以患者本人的主诉为依据。若患者存在认知障碍、处于镇静或无意识状态而无法描述呼吸困难的程度时，则其家属或主要照顾者代为叙述。评估内容包括呼吸困难的病因以及呼吸困难的强度、性质、持续时间、发生频率、诱因、缓解因素和对日常活动或生命质量的影响等。

（一）呼吸困难评估工具及分级

呼吸困难的评估工具多是单一维度的量表，具有适用人群广泛、形式简单、回答容易等优点，易于在临床护理工作中推广和应用。

1. **视觉模拟评分法**　可作为测评呼吸困难、疼痛等多种症状强度的评估工具，除了评估症状强度外，还可评估症状的困扰程度。例如测量呼吸困难强度，其形式是用一条10 cm 的横线，不作任何划分，仅在横线的两端分别注明"没有呼吸困难"和"极度呼吸困难"或"能够想象的最严重的呼吸困难"，请患者根据自己的实际感受在横线上标记呼吸困难的严重程度，然后由护士测量标记距离横线最左端的长度。

2. 数字评分法（NRS） 该方法是用数字来表示呼吸困难强度或困扰程度。将一条线等分成 10 段，按 0 ~ 10 分次序表示呼吸困难的严重程度或困扰程度。0 分表示"没有呼吸困难或困扰"，10 分表示"极度呼吸困难或困扰"，患者选择其中的一个数字代表自己呼吸困难的强度或困扰程度。

3. 文字描述评分法（verbal descriptor scale，VDS） 是采用 4 级评分法，使用文字描述呼吸困难的强度，即没有呼吸困难、轻度呼吸困难、中度呼吸困难和重度呼吸困难，Nicholas 等对比了 VDS 和 NRS，证实 0 表示没有呼吸困难，1 ~ 4 表示轻度呼吸困难，5 ~ 8 表示中度呼吸困难，9 ~ 10 表示重度呼吸困难时，VDS 与 NRS 呈高度相关。

4. Borg 评分法 见附录 6。修订的 Borg 评分法（modified Borg scale，MBS）可用于评估休息和活动两种状态下呼吸困难的强度，包含数字评分和文字描述评分两种形式。其中数字评分以 12 点计分，即 0、0.5、1 ~ 10，分数越高，说明患者呼吸困难越严重；文字描述评分将呼吸困难的强度分为"无、非常非常轻微、非常轻微、轻微、中等程度、有点严重、严重、非常严重、非常非常严重、能够想象的最严重"。患者可以选择数字评分和文字描述评分两种形式的任何一种，标记出符合自己状况的呼吸困难的强度。

5. 呼吸困难对患者日常活动或生命质量影响的评估

（1）呼吸道症状问卷呼吸困难亚量表：于 1959 年由英国医学研究委员会的弗莱彻（Fletcher）等制定，用于评估呼吸困难对患者日常活动的影响。该量表是询问患者感知到的呼吸困难的程度，并分成 5 个级别：第 1 级指"仅在剧烈活动时有呼吸困难"；第 2 级指"当快走或上缓坡时有气短"；第 3 级指"由于呼吸困难，在平地上步行比同龄人慢，或者以自己的速度在平地上行走 1 英里（1609 m）或 15 分钟时需要停下来呼吸"；第 4 级指"在平地上步行 100 m 或几分钟后需要停下来呼吸"；第 5 级指"因为明显的呼吸困难而不能离开房屋或者当穿脱衣服时有气短"。其中第 2 ~ 5 级呼吸困难可对患者日常活动造成不同程度的影响。该工具一般作为初级评估工具，可由患者自评，也可由评估者根据患者的情况做出选择，目前在英国的医院中应用较广泛。

（2）癌症呼吸困难量表（cancer dyspnea scale，CDS）：是由日本学者 Tanaka 等于 2000 年发表的用于癌症患者呼吸困难的自评工具。该工具由 12 个条目组成，包含 3 个因子，即费力感（sense of effort）、焦虑感（sense of anxiety）和不适感（sense of discomfort），每个条目均采用 likert5 级评分，"1= 无，2= 有点，3= 稍微，4= 相当，5= 非常"。得分越高，说明患者呼吸困难越严重。目前该量表被译为瑞典语、英语等并经验证具有良好的信度及效度。

（3）慢性呼吸系统疾病问卷（chronic respiratory disease questionnaire，CRQ）：是 1987 年由古亚（Guyat）等发展的用于慢性呼吸系统疾病患者的评估工具，该问卷包含 20 个条目，分为呼吸困难、情感功能、疲乏和控制感 4 个维度。对于呼吸困难这一维度的评估，患者首先从一系列日常活动中选择出受呼吸困难影响的 5 个最重要的活动，然后询问患者"在过去的 2 周内，进行每一项日常活动时的呼吸困难强度"，其中强度分为 7 级：1 级为"极度气短"；2 级为"非常气短"；3 级为"相当气短"；4 级为"中等程度气短"；5 级为"有些气短"；6 级为"有点气短"；7 级为"没有气短"。目前，该问卷在慢性阻塞性肺疾病（COPD）患者中应用较广泛，仍有待于在癌症患者中验证和推广。

（4）欧洲癌症研究与治疗组织晚期癌症患者生命质量问卷（European organization for Research and treament of cancer quality-of-life questionnaire core 15 palliative care，EORTc C15. pAL）开发的一系列生命质量测评工具，包括生命质量核心问卷 QLQ-C30（附录 7）和多种特异性模块，是目前国际上测评癌症患者生命质量最常用的工具。考虑到 QLQ-C30 中的部分条目不适用于生命末期患者，格罗恩沃尔德（Groenvold）等于 2008 年将 30 个条目的核心问卷缩减为 15 个条目，形成用于评估生命末期患者的生命质量核心问卷，即浓缩版 QLQ-C30 问卷（EORTC QLQ-C15-PAL）。该问卷包括 2 个功能维度（躯体功能和情感功能）、2 个条目的症状维度（疲乏和疼痛）、5 个单一条目的症状维度（恶性及呕吐、呼吸困难、失眠、食欲减退和便秘）和 1 个总体生命质量条目，除 1 个总体生命质量条目采用 7 级数字评分（1= 非常差，7= 非常好）外，其他条目均采用 likert4 级评分，即"1= 没有，2= 有点，3= 相当，4= 非常"。按照 QLQ 计分方法将各维度得分标准化后，各维度得分范围为 0 ~ 100 分，分数越高，说明功能越好或症状越严重。目前问卷被译成阿拉伯语、日语、西班牙语、汉语等并验证具有良好的信度和效度，可作为测评生命末期患者生命质量的有效工具。

在呼吸困难相关的临床实践和研究中，建议将测评呼吸困难强度的单一维度量表与测评呼吸困难对日常活动或生命质量影响的多维度量表结合使用，以全面了解患者的呼吸困难状况，为进一步采取治疗及护理措施提供依据，同时，正如呼吸困难的定义中提到的"该症状是由生理、心理、社会和环境等多种因素共同作用的结果"，有学者以根据"总疼痛（total pain）"提出"总呼吸困难（total dyspnea）"的概念，即除疾病因素之外，其他心理、社会和环境等因素都可能会引起或加重患者的呼吸困难症状，因此也应作为医务工作者重要的评估内容。

（二）病史采集

1. 询问病史　详细询问患者的病史以全面收集临床资料是查找呼吸困难原因的基础。

（1）基础疾病：询问患者有无心血管疾病、肺病、糖尿病等病史，有无特殊治疗经历等，例如糖尿病患者库斯莫尔（Kussmaul）呼吸考虑酸中毒，肺癌患者经历放疗后可能出现放射性肺炎，化疗后免疫功能低下者可能发生肺部感染。

（2）呼吸困难的性质：不同病因可能引起不同性质的呼吸困难，如呼吸费力多因呼吸加深、加快，呼吸肌活动受限或无力引起；胸闷多因气管、支气管痉挛或狭窄等所致；吸气不足多因机体本身存在气道阻塞，加之出现低氧血症、高碳酸血症、酸中毒等而表现明显。

（3）起病缓急：起病缓者见于心血管疾病，如肺部肿瘤、心功能不全；起病急者见于肺炎、大量胸腔积液、急性酸中毒及肺栓塞等。

（4）体位与劳力：一侧大量胸腔积液者宜取患侧卧位，一侧大量气胸者宜取健侧卧位，心包积液患者宜取前倾坐位，充血性心力衰竭患者宜取端坐位，活动或劳力性呼吸困难多于慢性心肺疾病等。

（5）伴发症状：呼吸困难伴咳嗽、发热时考虑肺部感染；咳大量粉红色泡沫样痰时考虑肺水肿；伴神经系统症状考虑脑、脑膜疾患或转移性肿瘤；伴上腔静脉阻塞综合征考虑纵隔肿瘤；伴锁骨上淋巴结肿大考虑肺癌转移。

（6）心理状态：患者有无烦躁不安、紧张、焦虑、恐惧等不良情绪。

2. **体格检查** 包括呼吸频率、节律、深度，血氧饱和度，呼吸肌运动，有无鼻翼扇动、胸部异常体征等。

3. 辅助检查

（1）血液检查：包括血常规、电解质、血气分析、血糖及血酮体等。

（2）胸部 X 线和 CT 检查：是呼吸困难病因诊断的主要方法。

（3）支气管镜及胸腔镜检查：是诊断肺部肿瘤最重要的方法。

（4）超声检查：对心源性呼吸困难有重要的诊断价值，同时对胸腔积液的诊断和穿刺定位也是必不可少的。

（5）其他：肺功能检查可用于慢性阻塞性肺疾病和支气管哮喘的诊断，心电图可用于心源性呼吸困难（如肺心病、心律失常）的诊断，肺动脉造影 CT 检查可用于肺动脉栓塞的诊断。

三、治疗

（一）病因治疗

治疗呼吸困难首要的就是针对可逆性病因的治疗，如对大量胸腔积液患者给予胸腔置管引流、胸腔灌注化疗；肿瘤致气道阻塞或肿瘤广泛肺转移的患者给予姑息性化疗、局部姑息性放疗、支架植入等；贫血患者给予输血或促红细胞生成素；肺部感染患者给予抗感染药物治疗；哮喘患者给予糖皮质激素、沙丁胺醇、茶碱类等支气管解痉药物；咯血患者给予止血药物或介入治疗；心力衰竭患者应用强心、利尿和扩血管药物；心包积液患者给予心包穿刺；胸部疼痛患者给予药物止痛等。

（二）针对呼吸困难症状的措施

1. 药物治疗

（1）阿片类药物：目前认为，如果患者病情允许，即患者不存在呼吸抑制、氧合作用受损和 CO_2 浓度升高等情况，使用阿片类药物可有效地缓解呼吸困难的症状，相关的药物包括吗啡、可待因、芬太尼、羟考酮等，给药途径可为口服、直肠和皮下，雾化吸入途径用于缓解呼吸困难的效果尚存在争论。因阿片类药物过量可引起呼吸抑制，因此用于缓解呼吸困难症状时，应比用于缓解疼痛时更加严格地进行滴定。对于未使用阿片类药物止痛的患者，推荐起始剂量为口服 2.5～5 mg/4 h 或皮下 1.0～2.5 mg/4 h；而对于需要同时使用阿片类药物止痛的患者，建议在原来阿片类药物常规剂量的基础上增加每日剂量的 1/6，以缓解呼吸困难，其常见的副作用包括恶心、呕吐、便秘和嗜睡等。

（2）抗焦虑药物：苯二氮䓬类药物（如劳拉西泮、咪达唑仑）因抗焦虑作用和可减轻呼吸困难所致的不适感而用于呼吸困难患者，既可以单独应用，也可以联合阿片类药物应用，但因该类药物具有肌肉松弛作用，所以可能会加重呼吸困难的严重程度，大剂量用药可导致木僵和呼吸抑制，后者可通过插管或辅助通气处理，特别是在癌症恶病质和肌肉减少症的患者中应谨慎应用。

（3）其他药物：类固醇类药物可用于癌性淋巴管炎、放射性肺炎、上腔静脉综合征、癌因性气道阻塞等引起的呼吸困难；精神安定药、抗抑郁药等可减轻呼吸困难患者的焦虑及抑郁情绪，进而缓解其呼吸困难症状。

2. 非药物治疗　除应用以上药物缓解呼吸困难的症状外，多种非药物治疗方法可应用于临床。

（1）氧气吸入：可缓解因低氧血症、肺水肿、肺心病、肺动脉高压所致的呼吸困难。对于其他原因所致的呼吸困难，氧气吸入并未被证实有效。对低氧血症患者，可加大氧流量或采用面罩吸氧，但若伴有二氧化碳潴留，则应持续低流量吸氧，以维持低氧对呼吸中枢的兴奋性。

（2）使用助行器和呼吸功能锻炼：作为非药物措施在缓解呼吸困难症状及提高患者生命质量方面是有效的。

（3）其他方法：神经肌肉电刺激、胸壁震动等。

此外，在临床护理实践中，护士也可教会患者及家属采用调整体位、节省体力、开窗通风、手摇风扇、冷水洗面、针灸、听音乐、转移注意力、放松疗法、正念疗法等多种简单的非药物方法，以提高患者及家属对呼吸困难的适应能力和应对能力。

四、护理

（一）一般护理

保持病室环境安静、清洁、舒适，空气流通，温度及湿度适宜。合并哮喘的患者，避免室内湿度过高和可能的过敏源（如尘螨、刺激性气体、花粉）。协助患者选择舒适的卧位，如对于胸腔积液、心包积液、慢性心肺疾病患者，可抬高床头，取端坐卧位或半卧于舒适的椅子上，使用枕头、靠背架或床边桌等支撑物，避免穿紧身衣服或盖厚被子，增加患者的舒适感。

（二）气道护理

通常采用低流量（1～2 L/min）持续吸氧，注意加强气道湿化，告知患者及家属用氧期间不要随意调节氧流量，做好"防火、防震、防油、防热"，保证用氧安全。如患者伴有咳嗽、咳痰，遵医嘱给予雾化治疗，协助叩背，指导患者采用深呼吸、有效咳痰的方法，必要时给予机械吸痰。针对呼吸困难发生的病因，积极配合医师给予相应的处理措施，如胸腔置管引流、胸腔注药、全身化疗。动态观察患者呼吸困难的强度，患者的心理社会反应、药物治疗效果和不良反应等，有异常时及时通知医师。

（三）心理护理

呼吸困难可引起患者烦躁不安、焦虑、恐惧等负性情绪，而负性情绪又可进一步加重患者呼吸困难的程度。因此护士应给予如下照护措施。

（1）适时陪伴和安慰患者，积极与患者及家属分析发生呼吸困难的原因，向患者及家属详细讲解各种治疗方案的过程和护理要点，如胸腔穿刺抽液、放疗、化疗、手术等，减轻患者的焦虑和恐慌情绪。

（2）教会患者及家属采用非药物治疗措施，如手摇风扇、使用助行器、放松疗法、音乐疗法，帮助患者及家属积极应对呼吸困难的症状。

（3）鼓励患者适时表达自己的内心感受，随时表达身体的不适和痛苦。

（4）如患者存在心理问题，请心理科或康复科医师给予心理辅导。

（四）健康教育

1. 健康教育的形式和时机　可采取面对面谈话、多媒体、电话等多种形式，受众群体包括患者及其照顾者。健康教育的时机则为患者入院时、住院期间、出院随访等，从环境、饮食、呼吸功能锻炼、用药以及心理多方面进行宣传教育。

2. 加强疾病知识宣教　向患者及家属讲解呼吸困难的病因、特点、治疗及护理要点、药物和不良反应、并发症等，鼓励患者及家属积极配合治疗。

3. 告知患者及家属正确的呼吸方法　呼吸困难时，降低室温和湿度，开窗通风，取合适体位，轻轻按摩患者头部、前胸部、腹部、背部、双上肢，放松肌肉。

4. 告知患者及家属日常生活注意事项　在病情允许的情况下，为患者提供拐杖、助步器，协助患者在床边适量走动，提高耐力；将日常用品放置在患者触手可及的地方；进食高营养、高蛋白质、清淡、易消化的饮食，少食多餐，避免便秘。

第三节　咳嗽、咳痰

一、概述

（一）定义

咳嗽（cough）是因咳嗽感受器受刺激引起的一种呈突然、暴发性的呼气运动，以清除呼吸道分泌物。咳嗽时，咽喉部、气管及大支气管内过多的分泌物或异物随之排出体外，咳嗽本质上是一种保护性反射活动。

咳痰（expectoration）是借助支气管黏膜上皮的纤毛运动、支气管平滑肌的收缩及咳嗽反射，将呼吸道分泌物经口腔排出体外的动作。

（二）病因

引起咳嗽和咳痰的病因有很多，常见的致病因素如下。

1. 感染因素　如上呼吸道感染、支气管炎、支气管扩张、肺炎及肺结核等。

2. 理化因素　肺癌正常压迫支气管；误吸；各种刺激性气体、粉尘的刺激。

3. 过敏因素　过敏体质者吸入致敏物，如过敏性鼻炎、支气管哮喘。

4. 其他　如胃食管反流病导致咳嗽，服用 β 受体阻断药或血管紧张素转化酶抑制药（angiotensin converting enzyme inhibitor，ACEI）后咳嗽，习惯性咳嗽及心因性咳嗽等。

二、评估

（一）鉴别诊断

区别急性、亚急性和慢性咳嗽很重要。急性咳嗽指 3 周以内发生的咳嗽，一般常见的原因是呼吸道感染、感冒等；亚急性咳嗽即持续了 3~8 周的咳嗽；慢性咳嗽即持续发生了 8 周以上还未治愈，并且经过各种检查后原因依旧不明的咳嗽。姑息性治疗中，亚急性或慢性咳嗽的鉴别诊断包括心血管疾病（如左心衰竭所致肺淤血、肺水肿）、胸膜疾病、中枢神经因素、伴鼻后滴漏的变态反应性鼻炎、反应性气道疾病、胃食管反流病

（gastroesophageal reflux disease，GERD）、感染后慢性咳嗽和慢性支气管炎等。急性咳嗽通常由感染（肺炎和急性支气管炎）引起。

（二）病史采集

1. 既往史　既往检查、治疗经过、用药情况，如血管紧张素转化酶抑制药可能引起咳嗽、一些化疗药物可引起肺毒性，可能表现为咳嗽。

2. 咳嗽　类型（有痰/无痰）、诱发因素以及咳嗽对生命质量的影响、咳嗽时间（日间/夜间）、咳嗽开始的时间，自癌症诊断后咳嗽发生任何变化或新发咳嗽，提示可能与肿瘤浸润相关。另外，慢性咳嗽可能与基础呼吸系统疾病相关，如 COPD 或慢性心力衰竭加重。

3. 咳痰　评估咳痰的难易程度，以及痰液的颜色、性状、量、气味和有无肉眼可见的异物等。

4. 心理社会反应　评估精神、心理因素、社会关系及职业状况等。

（三）体格检查

体格检查项目包括生命体征、意识形态、胸部情况及营养状况等。

（四）辅助检查

辅助检查项目包括痰液检查、外周血常规、胸部 X 线检查、CT 检查、肺功能测定等。有慢性或持续性急性咳嗽的所有姑息性治疗患者，不需要都进行胸部 X 线检查的诊断性评估。是否继续进行诊断性检查，必须个体化评估。姑息性治疗患者的一般原则是，只有在能够找出影响治疗的信息时才进行诊断性检查。

三、治疗

（一）病因治疗

1. 可能被逆转的病因治疗　在姑息性治疗的情况下，很多基础病因将不能被逆转。然而，有一些咳嗽病因是可以逆转的，甚至是在非常晚期的疾病患者中（如暴露于吸入性刺激物、鼻后滴漏、感染和使用新的药物）。如抗组胺药治疗变态反应性鼻炎、抗胆碱能药物能减少黏液分泌，糖皮质激素治疗炎症，应用预防性抗菌药物可以减少 COPD 患者急性发作和慢性排痰性咳嗽，对于终末期患者，鉴于难以预测其死亡的时间，也可采用氧疗、间歇正压通气和机械通气。

2. 疾病导向性治疗　对于存在中央气道梗阻的癌症患者，如果姑息性化疗、姑息性放疗、支气管内激光切除术或支架置入符合姑息性治疗目标，这些治疗也可能改善症状。然而，姑息性治疗可能需要数周时间才能改善咳嗽症状，糖浆可能对轻度咳嗽有效。

3. 症状导向性治疗　当不能确定具体病因，或针对病因的治疗不能进行或不能快速起效时，则适合对咳嗽进行经验性治疗。

（二）药物治疗

安宁疗护中药物治疗的目的是缓解症状，首要目的是减轻患者的痛苦，药物应用时程相对较短。对于咳嗽、咳痰的症状，处理用药可参照 WHO 和国际姑息治疗及临终关怀协会（IAHPC）的用药目录，常见药物如下：

1. 镇咳药　包括中枢性镇咳药和外周性镇咳药。咳嗽具有排痰和清洁气道的重要作用，对有大量排痰的咳嗽，一般不要镇咳。只有因胸膜、心包膜等受刺激而引起的咳嗽，或痰液不多而频繁发作的刺激性干咳，才短期使用。对于癌症相关咳嗽的患者，推荐给予具有抑制延髓咳嗽中枢及咳嗽反射作用的阿片类药物治疗。对于从未使用过阿片类药物的患者，可待因每 4 小时口服 15 mg、氢可酮每 4 小时给予 5 mg 或吗啡每 4 小时给予 5 mg，都是合理的起始剂量。对于已经接受阿片类药物镇痛的患者，可能尝试增加 25%～50% 的剂量，以抑制咳嗽。阿片类药物治疗无效的患者，可尝试阿片类药物联合苯佐那酯。外周性镇咳药包括麻醉药和黏膜保护药，如那可丁、苯丙哌林。对于不明原因的慢性咳嗽患者，如果因为有禁忌证或者其他原因应避免使用阿片类药物时，可使用加巴喷丁或普瑞巴林替代阿片类药物。

2. 祛痰药 适用于痰液黏稠且患者能够咳出液化的黏液。临床上常用的药物有乙酰半胱氨酸，用于降低痰液黏度；盐酸氨溴索，用于稀释痰液；桃金娘油，用于增加呼吸道黏膜纤毛的摆动等。

3. 其他 对于有支气管收缩因素的咳嗽，使用支气管扩张药；对于存在炎症因素的咳嗽，使用糖皮质激素；对于咳嗽伴痰多者，使用镇咳祛痰药（如可愈糖浆、复方甘草合剂），有利于痰液咳出。

（三）非药物治疗

常见的非药物治疗方法有饮食指导、有效排痰、机械吸痰、体位引流、运动干预与心理教育等。对于肺癌晚期患者，咳嗽无力又伴有大量痰液，容易发生痰阻窒息，可以采用机械吸痰的方式吸出痰液，保持气道通畅，促进患者舒适。

四、护理

（一）药物护理

根据病情、咳嗽性质正确选择药物，注意用药的时间、剂量、方法、用药效果和不良反应的观察和护理。

（二）非药物护理

1. 病情观察 密切观察咳嗽、咳痰的情况，详细记录痰液的颜色、性状、量，正确留取痰标本并送检。

2. 环境与休息 为患者提供安静、舒适的环境。

3. 体位护理 采取舒适体位，坐位或半坐位有助于改善呼吸和咳嗽排痰。

4. 饮食护理 给予高蛋白质饮食，多吃水果、蔬菜，适当增加维生素的摄入，尤其是维生素 C 和维生素 E，避免油腻、辛辣、刺激性强和产气多的食物。如无心脏、肺、肾功能受限，需补充足够的水分（>1500 ml/d）。

5. 促进有效咳嗽和排痰

（1）有效咳嗽：适用于神志清楚、一般状况良好、能够主动配合的患者。方法：患者尽可能取坐位，先深而慢的腹式呼吸 5～6 次，然后吸气到膈肌完全下降，屏气 3～5 秒，继而缩唇，缓慢地经口将肺内气体呼出，再深吸一口气，屏气 3～5 秒，身体前倾，从胸腔进行 2～3 次短促有力的咳嗽，咳嗽时，同时收缩腹肌，或用手按压上腹部，帮助痰液咳出。

（2）气道湿化：包括湿化治疗和雾化治疗两种方法，主要适用于痰液黏稠者。目前，临床最常用的为小容量雾化器，如射流雾化器、超声雾化器及振动筛孔雾化器。射流雾化器适用于呼吸道病变或感染、气道分泌物多，尤其是有低氧血症严重气促者；超声雾化器不适用于哮喘等喘息性疾病；振动筛孔雾化器雾化效率高且残量少，患儿应优先选择密闭式面罩雾化。针对生命末期患者，雾化吸入能帮助患者将痰液咳出，提高其舒适感，但由于药物不同的不良反应，患者可能会出现口腔干燥、味觉障碍等，应加强口腔护理，及时洗脸，防止药液残留，及时翻身叩背，有助于附着在气管和支气管上的痰液脱落，保持呼吸道通畅。

（3）胸部叩击：该法适用于长期卧床、排痰无力者，禁用于咯血、低血压、肺水肿及肺栓塞等患者。方法：患者取侧卧位或坐位，叩击者两手手指弯曲、并拢，使掌呈杯状，以腕部力量从肺底部自下而上、由外向内，迅速而有节律地叩击胸壁。每一肺叶叩击1~3分钟，每分钟叩击120~180次。

（4）体位引流：适用于肺脓肿、支气管扩张等大量痰液排出不畅时，禁用于呼吸困难和发绀者、近1~2周内有大量咯血史、年老体弱不耐受者和心血管疾病患者。引流原则：抬高患肺，使引流支气管开口向下，同时辅以叩背，借助重力作用使痰排出。

（5）机械吸痰：适用于痰液黏稠无力咳出、意识不清或建立人工气道者。吸痰是一项比较痛苦的侵入性操作，可根据情况与患者及家属沟通后进行。注意事项：每次吸痰时间<15秒，两次间隔时间>3分钟，在吸痰前后提高吸氧浓度。

（6）气道分泌物的护理：很多生命终末期患者晚期可出现气道分泌物。唾液及口咽分泌物的积聚可能导致患者在每次呼吸时发出咕噜声、噼啪声或咔嚓声，称为"死前喘鸣"。停用非必需的静脉内补液或肠内营养有助于分泌物排出气道。

6. 心理护理　与患者主动交谈，倾听患者的诉说，主动、耐心地劝导和开解患者。

（三）健康教育

1. 环境　指导患者外出戴口罩，保持室内空气新鲜、流通，温度及湿度适宜，避免尘埃和烟雾等刺激，注意保暖，避免受凉。

2. 休息与体位　指导患者保持舒适的体位。咳嗽剧烈时，应取半卧位，痰多时经常更换体位，有利于痰液咳出。

3. 饮食指导　指导患者少食多餐，高蛋白质饮食，多吃水果和蔬菜，适当增加维生素摄入；避免进食油腻、辛辣、刺激性强和产气多的食物，可服用川贝炖梨、百合银耳羹。

4. 促进咳痰　指导并教会患者有效咳痰的方法，指导患者家属有效的胸部叩击方法。

5. 用药指导　向患者强调用药的重要性，指导患者及家属按时服药并指导患者及家属关注药物的疗效和不良反应。

6. 心理指导　对于生命末期患者，给予心理疏导，减少其因咳嗽、咳痰带来的心理压力。

第四节　咯　　血

一、概述

（一）定义

咯血（hemoptysis）指喉及喉以下呼吸道及肺组织的血管破裂导致的出血，并经咳嗽动作从口腔排出。根据咯血量，临床上将咯血分为小量（<30 ml/d）、中等量（30~400 ml/d）、大量（>400 ml/d）。

（二）病因

生命末期患者咯血的原因为原发性或继发性肺癌、晚期血液系统恶性肿瘤、肺部感染或脓肿、支气管扩张、肺栓塞、囊性纤维化、出血性疾病、抗凝血药使用、肉芽肿性多血管炎，以及其他不太常见的情况，其中肺癌是常见病因之一。据统计，7%~10%的患者起病时便有咯血，约20%患者在病程中期出现咯血。虽然咯血在肺癌患者中很常见，但晚期大量咯血（如肿瘤侵蚀入血管）较为罕见，仅3%的患者出现大量咯血症状。大量咯血是安宁疗护中一种非常紧急的情况，患者预后极差，死亡率很高（在使用支气管动脉栓塞之前高达70%）。

（三）鉴别诊断

发生咯血时，应首先确定出血部位。小量咯血者需要与口腔、咽喉、鼻腔出血鉴别。此外，咯血还须与呕血（上消化道出血）相鉴别。

（1）咯血患者常有肺结核、支气管扩张、肺癌、心脏病等病史，咯血前有咳嗽、喉部痒感、胸闷感，咯出血液为鲜红色，混有泡沫样痰，一般无柏油便；咯出物的pH呈碱性、泡沫样和（或）存在脓液。

（2）呕血患者常见于消化性溃疡、肝硬化、胆道出血等，呕血前常伴有上腹部不适、恶心、呕吐，呕出的血液为暗红色，混有食物残渣，一般可伴柏油便。

二、评估

评估必不可少的初始步骤是确定患者是否为大量咯血。大量咯血指可能危及患者生命的咯血，咯血量>400 ml/d。

（一）病史采集

1. 既往史　既往检查、治疗经过、用药情况。

2. 症状　咯血的量、颜色、性状、气味和有无混杂物等。

3. 病史采集　在进行病史采集时，可针对患者提出以下问题：①过去的24~48小时内咯出了多少血；②血中是否混有白色痰或脓痰；③咯血的频率；④症状是新发还是复发；⑤有无呼吸困难；⑥有无提示感染的其他症状（如发热、寒战或盗汗）；⑦有无提示全身性疾病的症状（如皮疹、血尿、关节疼痛或肿胀）；⑧评估患者的精神、心理因素、社会关系等。

（二）体格检查

1. 评估　生命体征、意识形态、营养状况等，咯血初始评估。

2. 定向体格检查　①评估是否存在呼吸窘迫，是否有呼吸急促、心动过速、辅助呼吸肌使用、发绀、乏力或出汗；②肺部听诊是否有局部哮鸣音或弥漫性湿啰音；③心脏听诊是否有二尖瓣狭窄或二尖瓣关闭不全的杂音；④皮肤是否存在可能提示凝血病的瘀斑、遗传性出血性毛细血管扩张［奥斯勒 - 韦伯 - 朗迪病（Osler-Weber-Rendu disease）］、毛细血管扩张可触性紫癜或其他提示血液系统疾病；⑤四肢有无外周性水肿、关节积液或关节周围温度升高。

（三）实验室检查

血红蛋白和血细胞比容（评估出血的程度和长期性）、白细胞计数及分类计数（寻找感染的证据）、尿液分析和肾功能（用于筛查诸如肺出血肾炎综合征或肉芽肿性多血管炎等肺肾综合征）、肝功能检查及凝血功能检查（以排除血小板减少或其他凝血病）。由临床表现和胸部 X 线检查结果决定的其他实验室检查，可能包括痰培养（包括分枝杆菌）和针对抗核抗体、抗中性粒细胞胞质抗体、抗肾小球基底膜抗体和（或）抗心磷脂抗体的血清学检查。

（四）其他特殊检查

1. 胸部 X 线检查　除病史及体格检查外，胸部 X 线检查是所有咯血患者最重要的初始检查项目，可发现肺内块状影、肺门影增大、肺不张、阻塞性肺炎、癌性空洞及胸腔积液等征象，有时 X 射线体层摄影可帮助诊断。

2. CT 检查　有助于发现微小的出血病灶。

三、治疗

（一）治疗原则

1. 小量、中等量咯血　以对症治疗为主，咯血时保持呼吸道通畅，取合适卧位，头偏向一侧，鼓励患者轻轻将血液咯出，防止窒息发生。

2. 大量咯血　急诊处理原则首先是明确出血部位、及时控制出血，防止窒息，结合病因对症治疗。对于内科药物治疗无效者，考虑介入栓塞或手术治疗。必要时输血、输液。

（二）治疗方法

1. 病因治疗　明确诊断，针对引起咯血的病因，如肺癌、支气管扩张、肺结核，积极给予药物治疗、放疗、化疗、外科介入、个体化免疫治疗等。止血治疗是基础，病因治疗是关键。

2. 药物治疗　止血药物应根据病情和药物特点合理选择。常用的治疗药物有扩血管药、缩血管药、作用于血小板的药物及作用于凝血机制的药物。

3. 非药物治疗

（1）支气管镜治疗：发生大量咯血时，支气管镜检查不仅可以检查、评估，而且可以通过多种内镜技术确定出血源，进行局部止血。使用该技术时，保持气道通畅是关键。

（2）微创血管内治疗：支气管动脉栓塞术（bronchial artery embolization，BAE）是复

发性大量咯血的首选治疗方案。目的是降低受累部位支气管动脉的全身动脉灌注压力,以止血[33]。支气管动脉栓塞只能治疗症状,故有时需反复栓塞。有严重心肺功能不全的患者禁用。而对于安宁疗护患者而言,则应考虑患者的耐受情况、经济因素、生存期、患者及家属的意愿,然后决定是否进行该项治疗,其目的是减轻患者的痛苦。常见并发症是暂时性胸痛和吞咽困难。最严重的并发症是脊柱动脉栓塞后脊髓缺血引起的横向脊髓炎。躯体感觉诱发电位(somatosensory evoked potential,SSEP)监测具有早期发现脊柱栓塞的优势。

4. 手术治疗　应该是经过多学科止血治疗、确定出血原因和确定切除的必要范围后的一种选择性程序,切除出血源意味着手术切除是一种疗效确切的治疗方法,复发率仅为2.2%~3.4%,具有良好的长期效果。对于安宁疗护患者,应进行多学科讨论及家庭会议评估后考虑是否进行手术治疗。

四、护理

(一)一般护理

1. 观察　密切观察患者咯血的量、颜色、性状及出血的速度。发生大量咯血时,要做好补血、补液的准备,记录24小时液体出入量,以便纠正电解质代谢紊乱;咯血时,应轻轻叩击健侧背部,嘱患者不要屏气,以免诱发喉部痉挛,使血液引流不畅形成血块,导致窒息。

2. 及时发现早期征象　如患者咯血突然停止,并伴有明显缺氧症状(胸闷、气促、呼吸困难、发绀)、面色苍白、大汗淋漓、烦躁不安、神志不清、牙关紧闭等窒息征象,应及时抢救。

3. 观察生命体征　严密观察患者的体温、脉搏、呼吸、血压及咯血先兆,保持呼吸道通畅。观察有无肺部感染及休克等并发症的表现。

4. 心理护理　安排专人护理并安慰患者,根据患者的情绪状态,进行有针对性的心理疏导,调整患者的心理状态。对精神极度紧张的患者,可给予小剂量镇静药,避免因精神过度紧张导致血压升高而加重病情。

5. 口腔护理　保持口腔清洁,防止因口咽部异物刺激引起剧烈咳嗽而诱发咯血。

6. 休息与卧位　小量咯血患者以静卧休息为主,大量咯血患者应绝对卧床休息,尽量避免搬动患者。取患侧卧位,可减少患侧胸部的活动度,既防止病灶向健侧扩散,又有利于健侧肺的通气功能。

7. 饮食护理　大量咯血患者应禁食;小量咯血患者宜进食少量温凉流质饮食,食物过冷或过热均易诱发或加重咯血。多饮水,多食富含纤维素的食物,以保持排便通畅,避免排便时腹压增加再度引起咯血,必要时用轻泻药辅助通便。

8. 环境　保持室内湿度50%~60%,温度18~22℃,确保空气流通,保持室内安静。

9. 用药护理

(1)垂体后叶素:可收缩小动脉、减少肺血流量,同时也能引起子宫、肠道平滑肌收缩和冠状动脉收缩,故冠心病、高血压患者及孕妇禁用。静脉滴注时,应注意滴注速度不要过快,以免引起恶心、心悸等不良反应。使用药物期间,应密切关注血压的变化。

（2）镇静药和镇咳药：年老体弱、肺功能不全者在应用后，应注意观察呼吸中枢和咳嗽反射受抑制的情况，以早期发现因呼吸抑制导致的呼吸衰竭和不能咯出血块而发生的呼吸困难。

（3）靶向药物：对于癌症治疗药物（如贝伐珠单抗）引起的咯血，应遵医嘱立即减少药量或停止用药。

（二）终末期大量咯血患者的抢救护理

大量咯血是一种危及生命的紧急情况，若不进行干预，死亡率高达 50%～85%。对于大量咯血尤其是出现窒息症状的患者，需要做到以下几点。

1. 保持呼吸道通畅　安宁疗护护士应熟练掌握抢救技能，协助患者取头低足高俯卧位，及时将患者咽部、口腔以及气管内的血块以及积血吸出。

2. 鼻导管给氧　使用鼻导管给氧恢复患者气道有效通气，如果患者出现窒息症状，根据情况进行气管内插管或紧急气管切开，有效清除患者气管内的积血，酌情考虑使用呼吸机，如家属已签订知情同意书放弃抢救，则不予考虑。

3. 病情观察　床旁监测血压、心电图以及血氧饱和度，确保患者血氧饱和度 >95%。

4. 药物治疗护理　遵医嘱合理选择止血药（如氨甲环酸、垂体后叶素）对患者进行治疗。此外，当出现大量咯血时，需要暂时禁食。

5. 抗感染治疗　患者由于咯血导致肺水肿、肺不张、肺部感染以及肺功能不全时，及时清除患者气管内积血，合理选择抗生素。

6. 再次评估　发生咯血 1～2 日之内，需要再次评估咯血者的病情变化，根据需要酌情采用支持生命的措施，如输血。

（三）健康教育

1. 加强疾病知识宣教　向患者及家属讲解咯血的病因、特点、治疗及护理要点，药物的作用和不良反应，治疗的并发症等，鼓励患者及家属积极配合治疗。

2. 日常生活注意事项　告知患者及家属咯血期间注意保持室内环境通风良好、空气清新，以免加重感染；注意进食软质食物，不要吃坚果、鱼肉等硬质带刺的食物；便秘时不要过于用力排便，可用开塞露通便。

3. 教会家属观察咯血先兆　以便患者咯血时及时通知医务工作者。

4. 指导患者及家属记录咯血的时间、频次和咯血量　以便医师根据病情调整治疗方案。

第五节　恶心、呕吐

一、概述

（一）定义

恶心（nausea）、呕吐（vomiting）是临床常见的消化道症状，恶心为上腹部不适和紧迫欲吐的感觉，可见迷走神经兴奋的症状，如皮肤苍白、出汗、流涎、血压降低及心动过缓，常为呕吐的前奏。恶心后，随之呕吐，但也可仅有恶心而无呕吐，或仅有呕吐而无恶心。呕吐是通过胃的强烈收缩，迫使胃或部分小肠内容物经食管、口腔而排出体外的现象，两者均为复杂的反射动作，可由多种原因引起。

（二）病因

引起恶心与呕吐的病因很多，按发病机制可归纳为以下几类。

1. 反射性呕吐　见于咽部受刺激、消化道疾病、腹膜及肠系膜疾病等。

2. 中枢性呕吐　见于神经系统疾病，如颅内转移瘤、脑血管疾病、颅脑损伤、癫痫；全身性疾病，如尿毒症、糖尿病酮症酸中毒、甲状腺危象、甲状旁腺危象、肾上腺皮质功能不全、低血糖、低钠血症；药物、中毒和精神因素。

3. 前庭障碍性呕吐　见于迷路炎、梅尼埃病、晕动病。

（三）分级标准

1. WHO对恶心、呕吐的分级标准　0级：无恶心、呕吐。Ⅰ级：只有恶心，能够吃适合的食物。Ⅱ级：一过性呕吐伴恶心，进食量明显减少，但能够吃东西。Ⅲ级：呕吐需要治疗。Ⅳ级：顽固性呕吐，难以控制。

2. 视觉模拟评分法（visual analogue scale，VAS）　在均匀标记有1~10数字的横线上（每1 cm代表1分），"0"表示毫无食欲，"10"表示食欲完全无法控制。利用视觉模拟方法，让受试者根据自我感觉选择出最能代表其食欲的数字位置，医生评分并做好记录（取整数值）。

3. 食欲评估　0级：食欲不下降，正常进食；Ⅰ级：食欲稍下降，进半流质饮食；Ⅱ级：食欲明显下降，只能进流质饮食；Ⅲ级：食欲完全丧失，一点不能进食。

二、评估

（一）病史采集

（1）恶心、呕吐的风险因素，包括患者现有病情，有无腹膜刺激征、腹部体征、呕吐等情况，既往晕车史、饮酒史、化疗史。

（2）恶心及呕吐发生、持续的时间，呕吐物的性状、颜色、量及气味。

（3）患者对恶心和痛苦之间可能存在关联的感知。

（4）患者感知恶心对生活、角色、责任和情绪的影响。

（二）体格检查

1. 全身状况　生命体征、神志、营养状况等。

2. 脱水症状　如软弱无力，口渴，皮肤及黏膜干燥、弹性减低，尿量减少。

3. 评估腹部体征　如胃肠蠕动波，腹部压痛、反跳痛、肌紧张，腹部包块，肠鸣音。

（三）实验室检查

血清电解质、酸碱平衡失调、肝肾功能、液体出入量、尿比重、体重，必要时作呕吐物毒物分析或细菌培养。

三、治疗

针对恶心、呕吐的治疗，越早干预，效果越好。应采用综合治疗的原则，包括病因治疗、药物和非药物治疗等手段，给予患者个体化的干预。

（一）病因治疗

明确诱发恶心、呕吐的原因，去除病因，纠正恶心、呕吐引发的病理生理紊乱。

（二）对症治疗

1. 纠正水、电解质代谢紊乱　持续多日或严重的呕吐可导致患者水、电解质代谢紊乱，包括低钾、低钠、低氯和低血容量等，需要监测 24 小时液体出入量，并根据生化指标适当补充液体及电解质，必要时进行肠外或肠内营养。

2. 肠梗阻　肠梗阻所致恶心、呕吐，通过药物较难控制，需给予禁食、胃肠减压、灌肠等处理，同时需要给予充足的补液治疗。

3. 颅内疾病　颅脑病变诱发的恶心、呕吐，应给予降颅内压、脱水等治疗，如使用甘露醇。

4. 镇吐药

（1）具有特殊受体作用的药物：多巴胺受体拮抗药直接作用于胃肠壁，增强胃蠕动，促进胃排空，抑制恶心、呕吐。但多巴胺受体拮抗药可引起锥体外系反应，使用时必须严密观察，必要时可肌内注射地西泮对症处理。

1）甲氧氯普胺（胃复安）：每次 10 mg，每日 3 次，餐前 30 分钟口服，或每次 10 mg，必要时肌内注射。

2）氟哌啶醇：是最强效的多巴胺受体拮抗药。每次 0.5 ~ 2 mg，口服或皮下注射，每日 2 次，或每日 5 ~ 15 mg，持续静脉或皮下注射。

3）多潘立酮（吗丁啉）：每次 10 ~ 20 mg，每日 3 次，餐前口服。该药不易通过血 - 脑脊液屏障，无锥体外系等神经、精神系统不良反应，但少数患者可出现溢乳现象。乳腺癌患者及胃肠道出血患者禁用。

（2）抗组胺药及抗胆碱药：作用于前庭及呕吐中枢，从而达到治疗和预防呕吐的作用。

1）抗组胺药：苯海拉明，口服，每次 25 ~ 50 mg，每 4 ~ 6 小时一次；或异丙嗪（非那根），每次 6.25 ~ 12.5 mg，口服或肌内注射，每 8 小时一次。

2）抗胆碱药：丁溴东莨菪碱，口服，每次 10 ~ 20 mg，每 4 小时一次。

（3）5- 羟色胺（5-hydroxytryptamine）受体拮抗药：昂丹司琼或格拉司琼等，口服，每次 4 ~ 8 mg，每日 3 次，餐前 1 小时服用；严重呕吐者可 8 mg，静脉注射，每日 2 次或每 8 小时一次。或长效药物如盐酸托烷司琼注射液（欧必亭）口服，每次 5 mg，每日 1 次，静脉注射或静脉滴注，每次 5 mg，每日 1 次。

（4）其他具有止吐作用的药物

1）糖皮质激素：地塞米松，每日 3 ~ 6 mg，分 1 ~ 3 次口服。甲泼尼龙，开始时每日 16 ~ 24 mg，分 2 次服，维持量每日 4 ~ 8 mg。注意糖皮质激素最好不在睡前服用，因其可引起精神症状而出现失眠。长期或大量使用本类药物可能影响脂肪代谢、机体免疫功能下降，甚至远期出现股骨头坏死，临床用药需要注意。但生命末期患者为提高生命质量，可在患者及家属知情同意下短期使用。

2）苯二氮䓬类：无止吐作用，但可减轻呕吐的前驱症状，如地西泮（安定）：每次 2.5 ~ 5 mg，每日 3 次，口服。

5. 联合止吐治疗　所使用的药物必须是单一用药有效，但作用机制不同，可以减少单药剂量，增加疗效，并减轻药物的副作用。此法多用于顽固性呕吐的挽救治疗和延迟性呕吐。①甲氧氯普胺与异丙嗪联合使用，对大多数麻醉药品引起的恶心、呕吐有效。②甲氧氯普胺与氯丙嗪、地塞米松或地西泮联合使用，适用于单一用药效果不佳者。③5-羟色胺受体拮抗药联合地塞米松，静脉注射或静脉滴注，治疗顽固性呕吐有效。

6. 中医药治疗　中医药的优势在于辨证施治、个体化治疗，可从扶正、解毒、和胃、健脾和降逆顺气等方面着手。临床上常常采用中西医药物综合治疗，多应用 5-羟色胺受体拮抗药与中药联合，可以提高急性呕吐的控制率，并且大大提高延迟性呕吐的控制率。

四、护理

（一）一般护理

1. 环境与饮食　注意保持病房通风良好、无异味、温度及湿度适宜。根据患者需求，营造轻松、愉悦的环境，鼓励患者阅读、看电视或从事感兴趣的活动等，可以转移患者的注意力，有助于稳定患者情绪，减轻恶心、呕吐症状。对于呕吐不止者，需暂禁食，及时处理呕吐物及保持床单位整洁。呕吐停止后，可给予热饮料，以补充水分。必要时根据医嘱补液。

2. 口腔护理　患者发生呕吐后，协助给予口鼻清洁。对于清醒患者，给予温开水或生理盐水漱口；对于婴幼儿、昏迷患者，应做好口腔护理，可选择海绵棒清洁口腔，增加患者的舒适度。

3. 保持呼吸道通畅　窒息是呕吐最严重的并发症，因此保持呼吸道通畅至关重要。发生呕吐时，应保持头偏向一侧，防止呕吐物呛入气管。当少量呕吐物呛入气管时，应轻拍患者背部，可促使异物咳出；同时评估窒息风险及后果，与患者及家属充分沟通，尊重患者的意愿选择是否用吸引器吸出，避免发生窒息。

4. 观察与记录　患者发生呕吐时，应了解呕吐前的饮食、用药情况、不适症状以及呕吐的时间、呕吐方式，了解呕吐物的性状、量、颜色、气味，以便判断发病原因。根据需要保留呕吐物送检。呕吐物须根据医院感染要求进行处理，同时做好记录。

5. 心理护理　生命末期患者易产生悲观、失望的情绪，对生活失去信心，因此做好心理护理十分重要。对于呕吐患者，应给予热诚的关怀，安慰患者，缓解其紧张情绪，维护其自尊。对于精神性呕吐患者，应尽量消除不良刺激，同时通过家属及朋友等，给予患者精神支持，从而降低迷走神经兴奋性，抑制大脑中枢敏感性，减轻负性情绪，必要时可用暗示、冥想等心理治疗方法干预。

6. 其他　穴位针灸、芳香疗法等可以改善患者恶心、呕吐的症状，其中芳香疗法通过自然吸入、熏蒸、穴位贴敷及沐浴等趋于自然的吸收方式，运用触摸等非语言沟通方法，能够对患者产生积极的心理影响。美国肿瘤护理学会（Oncology Nursing Society，ONS）在管理恶心、呕吐的循证实践中提供了药物治疗方法和非药物治疗方法相结合的措施，推荐将芳香疗法和按摩作为恶心、呕吐管理的非药物治疗方法，并建议使用佛手柑、薄荷及生姜减轻患者的恶心、呕吐反应，同时可以帮助患者解除痉挛，达到放松肌肉的目的[34]。芳香疗法需经专业人员或通过系统培训合格的医务工作者实施。

（二）药物不良反应的护理

1. 便秘　是 5-羟色胺受体拮抗药最常见的不良反应。镇吐药导致肠分泌及蠕动功能受损是临床上引起便秘最常见的原因，处理方法如下。

（1）饮食活动指导：多饮水，多吃蔬菜、水果及富含纤维素的食物。鼓励患者多活动，促进肠蠕动，预防便秘。

（2）按摩：在患者腹部依结肠走行方向作环形按摩。深呼吸，锻炼肌肉，增加排便动力。

（3）针灸：针刺天枢、足三里、委阳、三阴交等穴位，或艾灸上巨虚、内庭、足三里等穴位。

（4）药物防治：使用轻泻药达到润滑肠道的目的，如蜂蜜、香油或液状石蜡；中药，如麻仁丸、六味地黄丸和四磨汤；或使用开塞露、甘油栓以及肥皂条塞肛。

（5）药物治疗无效时，可直接经肛门将直肠内的粪块掏出，或用温盐水低压灌肠，但颅内压增高者应慎用。

2. 腹胀　是应用镇吐药的不良反应之一。处理方法如下。

（1）轻度腹胀，无须特殊处理。明显腹胀，应行保守治疗，禁食、胃肠减压、肛管排气及应用解痉药。

（2）中医药：中药保留灌肠，按摩，针刺或艾灸中脘、足三里等穴位。

（3）腹胀严重导致肠麻痹时间较长，可应用全肠外营养，使用生长抑素减少消化液的丢失，也可进行高压氧治疗，置换肠腔内的氮气，减轻症状。

3. 头痛　是 5-羟色胺受体拮抗药的常见不良反应。处理方法如下。

（1）对于发作不频繁、强度也不很剧烈的头痛，可用热敷。

（2）按摩：抚摸前额，揉太阳穴，做干洗脸动作。

（3）针灸：针刺太阳、百会、风府、风池等穴位；或使用灸法作用于气海、足三里、三阴交等穴位。

（4）药物治疗：在头痛发作时给予解热镇痛药；重症者可用麦角胺、咖啡因。

4. 锥体外系症状　主要见于甲氧氯普胺，发生率约为1%。处理方法如下。

（1）立即停药。

（2）急性肌张力障碍者，可肌内注射东莨菪碱、山莨菪碱、阿托品、苯海拉明或地西泮。

（3）对症治疗：少数有急性心肌损害者可静脉滴注能量合剂和复方丹参等，有助于改善症状。

（三）健康教育

（1）对于长时间禁食患者、长期控制饮食者或近期有恶心、呕吐，以及胃肠引流者，建议遵医嘱及时补充肠外营养及电解质。

（2）进食清淡、易消化、稍干的食物，少量多餐，饭前和饭后尽量少饮水。切忌食用过热、过甜、辛辣食物。

（3）呕吐时采取侧卧位，防止误吸。胸腹部有伤口者，呕吐时应按压伤口，以减轻疼痛及避免伤口撕裂。呕吐后漱口。观察呕吐物的性状、颜色及量。如有异常，及时告知医护人员，留标本送检。

（4）告知患者向医护人员报告病情变化的重要性，包括恶心和呕吐的程度、症状和体征、脱水情况，或其他病理状态的症状。

（5）保持病室整洁、安静，避免和减少引发呕吐的刺激。

（6）建立出院、门诊患者随访制度，定期对恶心及呕吐患者进行随访，出院 2 日内进行第一次随访，根据随访结果预定下一次随访时间。如恶心、呕吐缓解，则 1～2 周随访 1 次；若患者恶心、呕吐次数增加，呕吐物性状改变，或出现伴随症状（如心悸、腹痛），应及时来院就诊，做好随访记录。

第六节　呕血与便血

一、概述

（一）定义

呕血是上消化道疾病或全身性疾病所致的急性上消化道出血，血液经口腔呕出，需与咯血加以区别。便血是指消化道出血，血液由肛门排出。便血的颜色可为鲜红色、暗红色或黑色，少量出血可不造成粪便颜色的改变，须经隐血试验才能确定者，称为隐血。

（二）病因和发病机制

1. 呕血

（1）消化系统疾病

1）食管疾病：食管静脉曲张破裂、反流性食管炎、食管异物、食管贲门黏膜撕裂等。

2）胃及十二指肠疾病：最常见为消化性溃疡（胃及十二指肠溃疡），其次为慢性胃炎及服用非甾体抗炎药（如阿司匹林、吲哚美辛）和应激所引起的急性胃、十二指肠黏膜病变，胃黏膜脱垂症等也可引起呕血。

3）肝、胆道疾病：肝硬化合并门静脉高压可引起食管和胃底静脉曲张破裂出血。

4）胰腺疾病：急、慢性胰腺炎合并脓肿或囊肿破裂出血。

（2）全身性疾病

1）血液疾病：血友病、遗传性毛细血管扩张症、弥散性血管内凝血及其他凝血机制障碍（如应用抗凝血药过量）等。

2）感染性疾病：急性重型肝炎、败血症等。

3）结缔组织病：系统性红斑狼疮、皮肌炎、结节性多动脉炎累及上消化道。

4）其他：尿毒症、肺源性心脏病、呼吸衰竭等。

（3）与恶性肿瘤相关的病因

1）上消化道恶性肿瘤：食管、胃、十二指肠、上段空肠癌，或平滑肌肉瘤、脂肪肉瘤、类癌、胃泌素瘤等均可引起呕血，以胃癌最为多见。

2）上消化道邻近器官的恶性肿瘤：肝癌、胆囊癌、胆管癌及壶腹癌、胰腺癌也可引起呕血。

3）血液系统肿瘤：白血病、非霍奇金淋巴瘤等。

2. 便血

（1）下消化道疾病

1）小肠疾病：肠结核、急性出血性坏死性肠炎、小肠血管瘤等。

2）结肠疾病：结肠息肉、缺血性结肠炎等。

3）直肠肛管疾病：痔、肛裂等。

4）肠道血管畸形：先天性血管畸形、血管退行性变、遗传性毛细血管扩张症。

（2）上消化道疾病：出血量与出血速度不同，血液向下流过十二指肠，即可表现为便血或黑便。

（3）全身性疾病：白血病、血小板减少性紫癜、血友病、遗传性毛细血管扩张症、维生素 C 及维生素 K 缺乏症、肝病、尿毒症、流行性出血热及败血症等。

（4）与恶性肿瘤相关的病因：主要以消化道肿瘤，尤其是下消化道肿瘤最为常见，如小肠肿瘤、结肠癌、直肠癌、平滑肌肉瘤及类癌。非霍奇金淋巴瘤可累及胃肠道等多部位，以胃最常见，临床上可因大出血行急诊手术确诊。

二、临床表现及伴随症状

（一）呕血

1. 临床表现

（1）呕血与黑便：呕血前常有上腹部不适和恶心，随后呕吐出血性胃内容物。出血量的多少及血液在胃内停留时间的长短以及出血的部位，决定呕血颜色的不同。出血量大，在胃内停留时间短，呕出血的颜色呈鲜红色；出血量较小或出血速度较慢时，则因血红蛋白与胃酸作用形成酸化正铁血红蛋白，呕吐物可呈棕褐色。呕血的同时，因部分血液经肠道排出体外，可致便血。

（2）失血性周围循环衰竭：当上消化道出血的出血量占循环血容量的10%~15%时，除头晕、畏寒外，多无血压、脉搏等变化；当出血量达到循环血容量的20%以上时，则有出冷汗、四肢厥冷、心悸、脉搏增快等急性失血症状；若出血量达循环血容量的30%以上，则有急性周围循环衰竭的表现，表现为脉搏频数、微弱，血压下降，呼吸急促及休克等。

（3）血液学改变：最初可不明显，随后由于组织液的渗出及输液等情况，血液被稀释，血红蛋白及血细胞比容逐渐降低。

（4）其他：大量呕血可出现氮质血症、发热等表现。

2. 伴随症状　了解伴随的症状，对估计失血量及确定病因很有帮助。常见的伴随症状如下。

（1）上腹痛：慢性反复发作的上腹痛，具有一定的周期性与节律性，多为消化性溃疡。中老年人出现慢性上腹疼痛，但无明显规律，并伴有厌食、消瘦或贫血者，应警惕胃癌出血。

（2）肝大及脾大：脾大、蜘蛛痣、肝掌、腹壁静脉怒张或有腹水，提示肝硬化门静脉高压；肝区疼痛、肝大、质地坚硬、表面凹凸不平或有结节，甲胎蛋白（alpha-fetoprotein，AFP）阳性者多为肝癌。

（3）黄疸：黄疸、寒战、发热伴右上腹绞痛而呕血者，可能由肝胆疾病所引起。

（4）皮肤及黏膜出血：常与血液系统疾病及凝血功能障碍有关。

（5）其他：近期有服用非甾体抗炎药史、大面积烧伤、颅脑手术、脑血管疾病者和严重外伤伴呕血者，应考虑急性胃黏膜应激性病变。在剧烈呕吐后继而呕血，应注意食管贲门黏膜撕裂。

（6）头晕、黑蒙、出冷汗：提示血容量不足，早期伴随体位变动而发生。

（二）便血

1. 临床表现　便血的颜色可因出血部位不同、出血量，以及血液在肠腔内停留时间的长短而异。下消化道出血，如出血量多，则呈鲜红色，若停留时间较长，则可为暗红色。血色鲜红，不与粪便混合，仅黏附于粪便表面或于排便后有鲜血滴出或喷射而出，提示为肛门或肛管疾病出血，如痔、肛裂或直肠肿瘤；上消化道或小肠出血，并在肠内停留时间较长，因红细胞破坏后，血红蛋白在肠道内与硫化物结合形成硫化亚铁，使粪便呈黑色，更由于附有黏液而发亮，类似柏油，故又称柏油便。少量的消化道出血，每日出血量5 ml 以下，无肉眼可见的粪便颜色改变者，称为粪便隐血，粪便隐血须用隐血试验才能确定。使用抗人血红蛋白单克隆抗体的免疫学检测，可以避免其假阳性。

2. 伴随症状　引起便血的疾病很多，为进一步明确诊断，必须结合其他症状综合诊断。

（1）腹痛：慢性反复上腹痛，呈周期性与节律性，出血后疼痛减轻，见于消化性溃疡。腹痛伴便血，可见于急性出血性坏死性肠炎、肠套叠、肠系膜血栓栓塞等。上腹绞痛或有黄疸伴便血，应考虑肝、胆道出血。

（2）里急后重：即肛门坠胀感，常自觉排便未净，排便频繁，但每次排便量甚少，且排便后未见轻松，提示为肛门、直肠疾病，见于直肠炎及直肠癌。

（3）发热：便血伴发热，常见于部分恶性肿瘤，如肠道淋巴瘤、白血病。

（4）全身出血倾向：便血伴皮肤及黏膜出血，可见于急性传染性疾病及血液系统疾病，如重型肝炎、流行性出血热、白血病、血友病。

（5）皮肤改变：皮肤有蜘蛛痣及肝掌者，便血可能与肝硬化门静脉高压有关。

（6）腹部肿块：便血伴腹部肿块者，应考虑肠道恶性淋巴瘤、结肠癌等。

三、治疗

1. 一般处理　卧床休息，观察血压、脉搏、出血量等变化。呕血患者应保持呼吸道通畅，避免窒息，呕血量大时应暂禁食。

2. 补充血容量　及时补充液体，以避免低血容量性休克。失血性休克时，补充血容量和组织间液很重要，且在未充分补充晶体液之前，不宜补充胶体液，输全血将会增加患者的代谢负担。晶体液与胶体液的比例为2∶1 或3∶1，补液开始宜快，尽早补足血容量，但最好监测中心静脉压（central venous pressure，CVP）以调节输液量及输液速度，尤其是老年人、恶病质或心肺功能受损的患者，在治疗中应注意。

3. 药物止血　对于肿瘤引发的呕血，其出血部位不太具体和明确时，可应用止血药，如凝血酶、降纤酶、垂体后叶素，有时也能收到一定的效果。

4. 抑制胃酸分泌的药物　可有效地抑制胃酸分泌，提高胃内 pH，对胃、食管出血可能有一定的治疗作用。质子泵抑制药对组胺、五肽胃泌素及刺激迷走神经引起的胃酸分泌有明显的抑制作用，效果优于 H_2 受体拮抗药，一般建议静脉给药。

5. 局部止血处理　如果明确为食管、胃出血，可通过胃管以 10～14℃冷水反复灌洗胃腔，而使胃降温，使血管收缩，血流减少，达到止血目的；或在胃镜观察下，当有较明显的小血管出血时，可局部喷洒止血药（凝血酶、肾上腺素等），使出血面周围血管收缩，达到止血目的。气囊压迫可以暂时性控制出血，对于胃癌引发的呕血，其呕血部位明确者也可应用。但对晚期癌症患者一般不主张使用上述方法。

6. 病因治疗　结肠肿瘤（包括结肠癌、腺瘤、淋巴瘤、平滑肌瘤、平滑肌肉瘤等）导致急性下消化道出血的发生率为 2%～26%，若患者一般状况尚好，可考虑姑息性抗肿瘤治疗，缓解症状。门静脉高压导致的食管 - 胃底静脉曲张破裂出血，可采取内镜治疗，常用方法有向曲张的静脉内注射硬化剂、食管静脉曲张套扎术、胃静脉曲张闭塞治疗（静脉腔内注射组织黏合剂）等，必要时可考虑外科治疗。

四、护理

各种病因引起的消化道出血，在护理上有其共性，也各有特殊性。以下主要列出上消化道出血基本的、共同的护理措施。

（一）体位与保持呼吸道通畅

大出血时，患者取平卧位并将下肢略抬高，以保证脑部供血。呕吐时，头偏向一侧，防止窒息或误吸，必要时使用负压吸引器清除气道内的分泌物、血液或呕吐物，保持呼吸道通畅。给予吸氧。

（二）饮食护理

急性大出血伴恶心、呕吐者应禁食。少量出血无呕吐者，可进温凉、清淡流质饮食，这对消化性溃疡患者尤为重要，因进食可减少胃收缩运动，并可中和胃酸，促进溃疡愈合。出血停止后，改为营养丰富、易消化、无刺激性的半流质饮食和软食，少量多餐，逐步过渡到正常饮食。

（三）病情监测

1. 监测指标　①生命体征：有无心率加快、心律失常、脉搏细弱、血压降低、脉压变小、呼吸困难、体温不升（低体温）或发热，必要时进行心电监护。②精神和意识状态：有无精神疲倦、烦躁不安、嗜睡、表情淡漠、意识不清，甚至昏迷。③观察皮肤和甲床的色泽，肢体温暖或是湿冷，周围静脉（特别是颈静脉）的充盈情况。④准确记录液体出入量，疑有休克时留置导尿，测每小时尿量，应保持尿量＞30 ml/h。⑤观察呕吐物和粪便的性状、颜色及量。⑥定期复查血红蛋白浓度、红细胞计数、血细胞比容、网织红细胞计数、血尿素氮、粪便隐血，以了解贫血程度、出血是否停止。⑦监测血清电解质和血气分析的变化：急性大出血时，经由呕吐物、鼻胃管抽吸和腹泻，可丢失大量水分和电解质，应注意维持水、电解质、酸碱平衡。

2. 周围循环状况的观察　周围循环衰竭的临床表现对估计出血量有重要价值，关键是动态观察患者的心率、血压。可采用改变体位测量心率、血压并观察症状和体征来估计出血量：先测平卧时的心率与血压，然后测由平卧位改为半卧位时的心率与血压，如改为半卧位即出现心率增快 10 次 / 分以上、血压下降幅度 15 ~ 20 mmHg 或以上、头晕、出汗甚至晕厥，则表示出血量大，血容量已明显不足。如患者烦躁不安、面色苍白、四肢湿冷，提示微循环血液灌注不足，而皮肤逐渐转暖、出汗停止，则提示血液灌注好转。

3. 出血量的估计　详细询问呕血和（或）黑便的发生时间、血量和出血速度。①粪便隐血试验阳性提示出血量>5 ml/d；②出现黑便，出血量在 50 ~ 100 ml/d，一次出血后黑便持续时间取决于患者排便次数，如每日排便 1 次，粪便色泽约在 3 日后恢复正常；③胃内积血量达 250 ~ 300 ml 时可引起呕血；④一次出血量在 400 ml 以下时，可因组织液与脾贮血补充血容量而不出现全身症状；⑤一次出血量 400 ~ 500 ml 或以上，可出现头晕、心悸、乏力等症状；⑥一次出血量超过 1000 ml，临床即出现急性周围循环衰竭的表现，严重者引起失血性休克。

呕血与黑便的频度与数量虽有助于估计出血量，但因呕血与黑便分别混有胃内容物及粪便，且出血停止后仍有部分血液贮留在胃肠道内，故不能据此准确判断出血量。

4. 继续出血或再次出血的判断　观察中如出现下列迹象，提示有活动性出血或再次出血：①反复呕血，甚至呕吐物由咖啡色转为鲜红色；②黑便次数增多且粪质稀薄，色泽转为暗红色，伴肠鸣音亢进；③周围循环衰竭的表现经充分补液、输血而改善不明显，或好转后又恶化，血压波动，中心静脉压不稳定；④血红蛋白浓度、红细胞计数、血细胞比容持续下降，网织红细胞计数持续增高；⑤在补液足够、尿量正常的情况下，血尿素氮持续或再次增高；⑥门静脉高压患者原有脾大，出血后常暂时缩小，如不见脾恢复肿大，亦提示出血未止。

5. 原发病的病情观察　肝硬化并发上消化道大出血的患者，应注意观察有无并发感染、黄疸加重、肝性脑病等。

（四）心理护理

观察患者有无紧张、恐惧、悲观、沮丧等心理反应，特别是因慢性病或全身性疾病致反复出血者，有无对治疗失去信心，不合作。解释安静休息有利于止血，关心、安慰患者。抢救工作应迅速而不忙乱，以减轻患者的紧张情绪。经常巡视，大出血时陪伴患者，使其有安全感。呕血或解黑便后及时清除血迹、污物，以减少对患者的不良刺激。解释各项检查、治疗措施，听取并解答患者或家属的提问，以减轻他们的疑虑。

（五）健康教育

（1）呕血、便血期间绝对禁止饮食，严格卧床休息。

（2）避免胃镜、血管造影等有创检查及有创治疗。

（3）告知引起呕血、便血的常见原因。

（4）向患者及家属进行解释、安抚，指导其关于急性上消化道出血时的应急处理措施。

（5）嘱患者出院后保持乐观情绪，定时、定量服药，定期检查。

第七节 腹 胀

一、概述

（一）定义

腹胀是指由于各种原因导致的腹内压增加，可表现为胃肠胀气、嗳气、肠鸣音亢进，伴或不伴腹围增大。腹胀既是一种症状，又是一个体征，可以表现为部分或全腹部胀满；同时，腹胀既可以为生理性，又可以为病理性；既可以是消化系统本身疾病，又可以是全身性疾病在胃肠道的表现。轻者仅表现为腹部稍饱胀感，重者全腹膨胀，影响呼吸，甚至影响工作和生活，是消化系统常见的症状之一。

（二）病因

导致腹胀的原因有很多，具体如下：消化器官（包括胃、肠、肝、胆、胰等）病变引起的胃肠道胀气。①腹水过多；②腹腔内肿块或脏器包膜牵张；③食物或药物代谢过程中产生过多的气体；④应激（包括心理、感染等）；⑤其他系统疾病（心脏、肾、内分泌、神经、血液等）引致的胸腔积液、腹水等。

（三）分类

1. 按照病因分类　器质性腹胀和功能性腹胀。
2. 按照腹胀部位分类　上腹部腹胀和下腹部腹胀。
3. 按照临床表现及程度分类　①无症状。②轻度腹胀：感觉不舒服，但可以忍受。③中度腹胀：非常不舒服，但不影响日常活动。④重度腹胀：极不舒服，难以忍受，并影响日常活动。

二、评估

评估患者腹胀的部位、程度、持续时间、伴随症状、腹胀的原因、排便及排气情况、治疗情况、心理反应、既往史及个人史，了解患者相关检查结果。

1. 体格检查　通过视、触、叩、听，查看是否存在肠梗阻、腹水、腹部包块等情况。
2. 实验室检查　根据血常规、生化等检查初步判断腹胀的原因。
3. 影像学检查　根据 X 线、彩超、CT、MRI 等进一步确定腹胀的原因。

三、治疗

治疗原则：寻找可能的病因、诱因及可实施的干预措施，如调整肠内营养种类、温度、可疑药物。必要时调整营养支持方式，予以胃肠减压、通便及灌肠处理。

（一）病因治疗

去除病因，明确诱发腹胀的因素，给予积极对症处理。如因肠梗阻导致，则解除梗阻的原因；如因消化系统炎症导致，则抗感染及对症支持治疗。

（二）一般治疗

限制产气食物的摄入，保持排便通畅。

（三）对症治疗

1. 针对肠梗阻导致的腹胀　实行胃肠减压、禁食、灌肠、营养支持等对症治疗。

2. 针对便秘导致的腹胀　二甲硅油可以促进泡沫层破裂和液体流动；促动力药，如多潘立酮、莫沙必利可以促进胃肠蠕动。

3. 针对腹水导致的腹胀　在积极治疗原发病的基础上，可行腹腔穿刺引流术改善腹胀症状。

4. 适当给予益生菌、益生元　可改善肠道微生态环境，减少产气，减轻腹胀症状。

（四）其他

对于严重腹胀者，可采用肛管排气、胃肠减压、适当吸氧等，也可热敷腹部、脐部涂松节油等，适当进行心理疏导、舒缓情绪等心理治疗，改善症状。

四、护理

（一）一般护理

1. 病情观察　密切观察腹胀的程度、伴随症状等。

2. 环境与休息　为患者提供安静、舒适的病室环境。根据病情协助患者采取舒适体位，若无禁忌，取半坐位，有助于改善因腹胀导致的呼吸困难。

3. 饮食护理　鼓励患者少食多餐，多食用蔬菜、富含纤维素食物，限制食用易产气的食物和引起便秘的食物，如碳酸饮料、豆类、牛奶、坚果、干果。有腹水的患者应摄入高蛋白质、高热量、富含维生素、低钠饮食。腹水患者一般无须限制饮水量，而当血钠低于 130 mmol/L 时，应限制饮水量（约 1500 ml/d）。

（二）减轻腹胀的护理

1. 减少肠腔内容物　采用肛管排气、应用灌肠或软便剂导泻，以减少肠腔内容物，从而缓解腹胀症状。

2. 腹水引流　当患者有大量腹水时，可行腹腔穿刺放腹水。穿刺前，应向患者说明注意事项，排空膀胱，以免误伤；穿刺中及术后监测生命体征，观察有无不良反应；术后用无菌敷料覆盖穿刺部位，如有渗液，要及时更换敷料，保持局部清洁、干燥，必要时可加压包扎；记录腹水的量、性状和颜色，标本及时送检。若置管引流，要做好引流管的护理，保持引流通畅，预防感染、管道脱落、堵塞，每日准确记录引流液的量、性状和颜色，每次放腹水的量不宜过多，每次约 1000 ml。大量放腹水后患者应卧床休息 8～12 小时。

3. 腹部精油按摩及腹部热敷　评估腹腔内有无肿瘤，有肿瘤者禁止按摩，以免造成肿瘤破裂，引起生命危险。实施腹部按摩能够通过改变腹腔内的压力，使胃肠道副交感神经兴奋性增强，并对肠道形成一个机械和反射性的影响，从而促进肠道内气体排出。腹部按摩会加快肠蠕动，促进肠道排空。可用手掌或大鱼际、小鱼际紧贴体表，手法柔和，轻重均匀，以患者可耐受为度，自右下腹部开始，两手一前一后顺时针沿升结肠、横结肠、降结肠和乙状结肠方向做单向旋转按摩，可以促使气体移向肛门，利于气体排出。在精油按摩 15 分钟后再进行腹部热敷，腹部热敷可改善血液循环，升高皮肤及内脏温度，从而加快肠蠕动，促进排便、排气。热敷最多不超过 30 分钟，否则会造成相反后果。

4. 中医护理 用艾条灸脐部，上下左右移动灸 10～15 分钟；指压足三里、天枢或穴位注射新斯的明促进排气，减轻腹胀。

（三）用药护理

1. 合理安排给药时间 腹胀患者常用药物为利尿药和轻泻药，应根据药物的起效时间选择给药时机，避免影响患者休息或增加其他安全风险，如跌倒、坠床。

2. 观察药物不良反应 使用利尿药，应特别注意维持水、电解质和酸碱平衡，以每日体重减轻不超过 0.5 kg 为宜；对有高血压、心脏病、糖尿病、肾功能不全合并便秘的生命末期患者，应选用安全的轻泻药，如聚乙二醇 4000；肠梗阻患者禁忌使用胃肠促动药。

（四）心理护理

医院陌生的环境、人际关系生疏、孤独感都会对患者的情绪带来不利影响。因此护士在患者入院后应主动介绍病房环境、患者的主管医师和护士，介绍同室病友，减轻患者的陌生感，增加安全感，耐心向患者解释病情，缓解患者心理紧张和顾虑。安宁疗护护士要全面了解患者的思想动态、心情状态、工作情况、家庭经济情况、家庭关系、社会关系等，找出影响患者情绪的根本原因，深入病房，主动与患者谈心，特别注意语言要亲切、通俗、感人，对患者要有同理心，建立良好的护患关系。同时，应与患者家属充分沟通，取得其理解、支持和帮助。为更好地评估腹胀患者的心理情绪，可采用焦虑自评量表（SAS）（附录 8）进行评估，以及时发现患者的负性情绪。

（五）健康教育

对于腹胀患者，轻者应限制活动，重者应绝对卧床休息，期间应加强患者的床上活动；长期卧床者应预防发生压力性损伤，失代偿期的重症患者大多身体虚弱，需长期卧床，加之腹水的生成或下肢水肿，客观上限制了床上活动，患者易发生压力性损伤。预防措施：①增加床垫的柔软度，有条件者可使用调节压力褥垫，上铺柔软的棉布织物；②保持皮肤清洁，防止汗液、尿液、消毒液等对皮肤的刺激；③协助患者翻身，按时、按序、按规范变换体位，改善局部受压状况，并检查局部皮肤；④对于皮肤瘙痒的患者，指导患者不要抓挠，嘱患者勤洗澡，穿棉制内衣，用炉甘石洗剂等涂抹；⑤发生压力性损伤后，按照压力性损伤护理常规进行护理，同时注意观察患者的生命体征；⑥预防并发症发生；⑦准确记录液体出入量，观察尿量及体重的变化；⑧定期随访。

第八节 水　肿

一、概述

（一）定义

水肿（edema）是指过多的液体积聚在组织间隙致使全身或局部皮肤紧张、发亮，原有皮肤皱纹变浅或消失，甚至有液体渗出的现象。全身性水肿（anasarca）是指液体弥漫性分布在组织间隙内；局限性水肿（localized edema）是指液体在局部组织间隙内积聚。

生命末期患者所发生的水肿大致可分为淋巴水肿（lymphedema）、非淋巴水肿（nonlymphatic edema）及混合性水肿（mixed edema），其中淋巴水肿是指机体某些部位淋巴液回流受阻而引起的水肿，常为继发性；非淋巴水肿是指由于毛细血管壁通透性及血管与组织间静水压梯度等异常所导致的水肿；混合性水肿常发生于长期慢性水肿波及淋巴系统时，是生命末期患者最常见的水肿类型。

（二）病因

水肿通常是多种临床因素共同或相继作用的结果。对于生命末期患者而言，其发生水肿的原因可以概括为以下两个方面。

1. 全身性原因

（1）药物因素，如水钠潴留类药物（非甾体抗炎药、糖皮质激素等）、血管扩张药（硝苯地平等）、化疗药物（紫杉烷类等）、机制不明类药物（如加巴喷丁、普瑞巴林）。

（2）低蛋白血症。

（3）恶性腹水。

（4）贫血。

（5）慢性心力衰竭。

（6）终末期肾衰竭。

2. 局部性原因

（1）静脉功能不全。

（2）静脉梗阻（癌肿压迫浅静脉、深静脉血栓形成、下腔静脉梗阻、上腔静脉梗阻等）。

（3）淋巴管静脉淤滞（制动与依赖、瘫痪等）。

（4）淋巴管闭塞/梗阻（原发性/先天性因素、继发性因素）。

（三）水肿的分类及临床表现

1. 淋巴水肿　可发生在躯体的任何部位，通常以一侧肢体及相连接的躯干部位好发。

（1）伴皮肤紧绷感、肢体沉重感、爆裂感以及疼痛感等症状。

（2）淋巴管扩张、组织充盈增加、皮肤褶痕加深、肢体持续性肿胀。由于间质纤维化的作用结果，部分或全部肢体呈持续性非凹陷性肿胀，且并不会通过抬高患肢而减轻。

（3）水肿严重时，可出现斯坦默氏征（Stemmer's sign），不能提起第二足趾的基底部（皮肤皱褶）、肢端畸形、皮肤过度角化（表皮角蛋白增加，呈现鳞屑皮肤）、乳头状瘤病（扩张的皮肤淋巴管被包裹所引起的鹅卵石样病变）、蜂窝织炎，甚至出现液体漏出。

（4）当躯干也受累时，触诊时可发现皮下脂肪增厚；从躯干两侧同时捏起皮肤皱褶时，受累侧难以提起；受累侧常出现明显的内衣压痕；单侧下肢淋巴水肿患者行站立位检查时，其患肢同侧的臀部直径常大于对侧；女性患者淋巴外溢有时可出现外阴部潮湿。

2. 非淋巴水肿　水肿常为对称性。下肢为水肿最常见的部位，表现为下肢无力或沉重感、局部不适或显著疼痛、液体渗出、皮肤损伤和感染。多数情况下足及足踝周围水肿，直径变大。引起水肿的病因不同，呈现不同的临床表现。

（1）心源性水肿（cardiac edema）：主要见于右心衰竭。其特点为水肿首先出现于身体低垂部位（立位或坐位时，足踝为水肿首发部位；仰卧位时，骶部为水肿首发部位），伴颈静脉怒张、肝大等体循环淤血表现，重症者可发生全身性水肿合并胸腔积液和腹水。

（2）肾性水肿（renal edema）：见于各型肾炎和肾病。其特点是以晨起时眼睑与颜面组织疏松部位水肿为首要症状，而后发展为全身性水肿。肾性水肿的性质是软而易移动，常呈现凹陷性水肿（指压可出现局部皮肤凹陷）。肾病综合征患者常伴中度或重度水肿，可伴胸腔积液和腹水。

（3）肝源性水肿（hepatic edema）：见于失代偿期肝硬化。其特点是以腹水为主要表现，也可以出现踝部水肿，逐渐向上发展，但头面部及上肢多无水肿。

（4）营养不良性水肿（nutritional edema）：是由于慢性消耗性疾病、长期营养缺乏、蛋白质丢失过多等导致低蛋白血症而产生的水肿。其特点为水肿多自组织疏松处开始，然后扩展至全身，以低垂部位显著。水肿发生前常伴消瘦和体重减轻。

（5）药物性水肿：常见于肾上腺糖皮质激素、雄激素、雌激素、胰岛素和扩血管等药物应用过程中，与水钠潴留有关。

3. 混合性水肿　同时具有淋巴水肿和非淋巴水肿的临床表现。

二、评估

（一）病史评估

1. 评估水肿的临床病史、性质及特征　询问水肿发生的初始部位、时间、诱因或原因及进展情况，根据临床表现确定水肿类型（淋巴水肿、非淋巴水肿、混合性水肿）。

2. 评估伴随症状及对患者的影响　有无尿量减少、头晕、乏力、呼吸困难、心率增快、腹胀等症状。

3. 评估诊断、治疗与护理经过　详细了解水肿相应的治疗情况，所用药物的种类、剂量、用法、疗程及其效果。重点监测每日饮食、饮水、钠盐摄入量、输液量及尿量等。

4. 评估心理-社会状态　患者有无精神紧张、焦虑、抑郁等不良情绪。

（二）体格检查

1. 评估患者一般状态　如精神状况、生命体征、体重变化及体位。

2. 评估水肿发生的程度、范围及皮肤完整性　临床上按照指压恢复程度及水肿发生范围的分级标准确定水肿的程度，分为轻、中、重三度。

（1）轻度水肿：水肿仅发生于眼睑、眶下软组织、胫骨前及踝部皮下组织，指压后可出现组织轻度凹陷，平复较快。

（2）中度水肿：全身疏松结缔组织均有可见性水肿，指压后可出现明显的或较深的组织凹陷，平复缓慢。

（3）重度水肿：全身组织严重水肿，身体低垂部位皮肤紧张、发亮，甚至可有液体渗出，有时可伴胸腔、腹腔、鞘膜腔积液。

（三）辅助检查

1. 血液学检查　如全血计数、血浆蛋白、血浆电解质和肌酐、血浆脑钠肽（以排除充血性心力衰竭或慢性心力衰竭）。

2. 影像学检查　胸部 X 线检查可排除其他疾病，如充血性心力衰竭、上腔静脉栓塞或上腔静脉梗阻。超声检查可确认静脉功能。CT 或 MRI 检查可确认疾病状态，查明是否存在淋巴结病。

三、治疗

对于疾病终末期水肿患者而言，多数水肿与原发病进展有关，为不可逆性，治疗非常困难。治疗的目的主要是全面改善患者状况，使患者感到舒适。

（一）对因治疗

对于生命末期患者，治疗原发病通常不是首要的考虑，当治疗原发病是以缓解症状和提高生活质量为主要目的时，可以根据患者的整体情况进行综合评估，在病情、患者的身体状况、患者意愿等条件符合的情况下可以治疗原发病，减少或控制引起患者水肿的各种病因。

（二）对症治疗

1. 物理治疗　对于水肿局限于四肢者，可抬高四肢，配合使用弹性绷带或弹力袜进行适当的压迫治疗，做好皮肤护理，注意弹力袜末端肢体肿胀情况，减少形成淤滞和压迫性溃疡的风险。抬高患肢时，可适当配合手法按摩，但重度水肿或癌症累及皮损区域等特殊情况除外。

2. 药物治疗　优先选择物理治疗，在姑息性治疗中，尚无临床数据证实利尿药治疗水肿的疗效，但其仍是目前临床治疗的主要药物。通常，医师建议使用小剂量噻嗪类利尿药或呋塞米。需定期监测血清电解质，根据具体情况补钾或加用小剂量保钾利尿药（如螺内酯），同时密切关注电解质和液体消耗的风险。对于可坐起或能走动的患者，密切监测血压，一旦出现低血压，应立即停用利尿药；对于继发性低蛋白血症水肿患者，可输注白蛋白，结合利尿疗法；对于利尿药治疗无效且症状严重的顽固性水肿患者，输注少量高渗盐水加大剂量呋塞米，可显著改善其下肢无力症状和沉重感。虽然这些治疗方法可能有效，但不宜常规使用，仅限于无选择的、有严重症状的难治性水肿患者。

四、护理

（一）皮肤护理

1. 保护皮肤　保持床褥清洁、柔软、平整、干燥，做好全身皮肤清洁及护理，预防压疮。水肿较严重者应注意衣着柔软、宽松，必要时使用气垫床；对于卧床时间较长者，定时协助或指导患者变换体位，膝部及踝部、足跟处可垫软枕，以减轻局部压力，预防压疮；必要时，协助翻身或用软垫支撑受压部位。水肿部位皮肤菲薄，易发生破损，清洗时勿过分用力，避免损伤。使用便盆时，动作宜轻巧，勿强行推、拉，防止擦伤皮肤。用热水袋保暖时，水温不宜过高，防止烫伤。低蛋白水肿时，身体皮肤弹性降低，营养供给不足，骶尾部皮肤较易发生压疮，应预防性使用减压敷料，如泡沫敷料、水胶体敷料，保护局部皮肤。避免接触锐器，避免强光长时间照射。做好会阴部护理，减少粪便及尿液的刺激，保持会阴部皮肤清洁和舒适。及时处理破损皮肤，防止感染。避免医源性损伤，避免水肿部位的穿刺、注射和输液等操作及水肿肢体测血压、体温等。

2. 观察皮肤　观察皮肤有无颜色变化，有无红肿、破损和化脓等情况发生。水肿患者的皮肤弹性差，容易发生破损，护士应指导照顾者定时协助患者变换体位，并且保持床褥的清洁、平整、干燥。同时指导照顾者要每 2～3 小时为患者受压、骨隆凸处进行轻柔按摩，在骨隆凸处（如骶尾部）按摩后，再贴薄型泡沫敷贴，以缓解局部压力、剪切力和摩擦力，促进患者的局部血液循环，防止压力性损伤的发生。

（二）体位护理

（1）水肿局限于下肢且无明显呼吸困难时，可抬高双下肢，以增加静脉回流、减轻水肿。抬高肢体时，可应用绵软的枕头或特制的泡沫橡胶；上肢抬举的高度应高于心脏水平，下肢抬举的高度应以舒适为准，同时可配合使用抗栓（弹力）袜，注意弹力袜末端肢体肿胀情况，做好受压部位、骨隆凸处皮肤护理，减少形成淤滞和压迫性溃疡的风险，密切关注患者体位舒适与安全。当患者出现明显的呼吸困难或胸腔积液、腹水加重时，可协助患者取高枕卧位或半卧位。

（2）由于长期肢体水肿，可导致患肢感觉障碍，因此在进行体位护理时要加用床档，防止坠床。嘱患者起床下地适当活动，防止下肢感觉障碍，避免劳累。

（三）饮食护理

1. 限制钠盐摄入　给予低盐或少盐饮食。限制钠摄入量，以 2～3 g/d 为宜。告诉患者及家属低盐饮食的重要性，并监督执行；告知限制含钠量高的食物，如腌制或熏制品、香肠、罐头、海产品、苏打饼干；告知患者家属注意烹饪技巧，可用糖、代糖、醋等调味品，以增进食欲。

2. 控制液体入量　液体入量包括各种途径的液体输入，如饮食、饮水、服药、输液等以各种形式或途径进入体内的水分。液体入量视水肿程度及尿量而定，结合患者的病情，遵医嘱进行液体管理。对于临床上严重的心力衰竭患者，液体入量应限制在 1.5～2.0 L/d，有利于减轻症状及充血；肾性水肿患者，若尿量达 1000 ml/d 或以上，一般无须严格限水，但不可过多饮水；若尿量少于 500 ml/d 或有严重水肿，需限制水的摄入，重者应量出为入，每日液体入量不要超过前一日 24 小时尿量加上不显性失水量（约 500 ml）。

3. 补充足够热量、各种微量元素和维生素　足够的热量可以避免引起负氮平衡，摄入的热量不应低于 126 kJ/（kg·d）。根据患者病情提供高热量、高蛋白质、富含维生素的食物。临床营养师应每日查房，拟定适合患者的营养餐食谱，同时积极引导患者少量多次进食，尽可能经口进食，保持胃肠道的消化功能，尽量不选择静脉营养液输入，同时为患者及照顾者进行心理支持，提供烹饪建议，以增进患者食欲，增加蛋白质、热量的摄入，减轻照顾者的负担和焦虑。

（四）用药护理

1. 输注白蛋白　对于继发于低蛋白血症的水肿患者，应输注白蛋白结合利尿治疗。临床上常见到对利尿药治疗无效且症状严重的顽固性水肿患者，可以输注少量高渗盐水加大剂量呋塞米，可显著改善患者的下肢无力症状和沉重感。

2. 遵医嘱正确使用利尿药　遵医嘱在晨间或日间应用利尿药，以避免夜间排尿过频影响患者休息。当应用利尿药时，应密切监测患者血清电解质及酸碱平衡情况，观察有无低钾血症、低钠血症、低氯性碱中毒。低钾血症可表现为肌无力、腹胀、肠鸣音减弱、恶心、呕吐及心律失常；低钠血症可表现为无力、恶心、肌痛性痉挛、嗜睡及意识淡漠；低氯性碱中毒可表现为呼吸浅慢、手足抽搐、肌痉挛、烦躁和谵妄；利尿过快、过猛可导致有效血容量不足，出现恶心、直立性低血压、口干、心悸等症状。

3. 注意观察药物的疗效及不良反应 噻嗪类利尿药的不良反应有胃部不适、呕吐、腹泻、高血糖、高尿酸血症等。氨苯蝶啶的不良反应有胃肠道反应、嗜睡、乏力、皮疹，长期用药可出现高钾血症，尤其是伴肾功能减退时，少尿或无尿者慎用。螺内酯的不良反应有嗜睡、运动失调、面部多毛等，肾功能不全及高钾血症者禁用。此外，呋塞米等强效利尿药具有耳毒性，可引起耳鸣、眩晕及听力丧失，应避免与链霉素等具有相同不良反应的氨基糖苷类抗生素同时使用。责任护士要详细了解其所用药物的不良反应，便于观察病情进展情况。

（五）活动指导

1. 制订活动计划 依据患者身体情况指导运动训练，鼓励患者在床上、地下进行适量的体力活动（心力衰竭或肾衰竭症状急性加重期或怀疑心肌炎患者除外），督促坚持动静结合，循序渐进增加活动量，也可以根据心功能分级安排活动量。当患者心功能测评为Ⅳ级时，Ⅳb级患者应卧床休息，日常生活由他人照顾，卧床期间应进行被动或主动运动，如四肢的屈伸运动、翻身、踝泵运动，每日使用温水泡足，促进血液循环，防止长期卧床引起静脉血栓形成，甚至肺栓塞；Ⅳa级患者可下床站立或在室内缓步行走，在他人协助下生活自理，以不引起症状加重为度。当患者心功能测评为Ⅲ级时，应严格限制一般体力活动，鼓励患者日常生活自理，每日下床行走。当患者心功能测评为Ⅱ级时，适当限制体力活动，增加午睡时间，不影响轻体力劳动或家务劳动，鼓励适当运动。当患者心功能测评为Ⅰ级时，不限制一般体力活动，建议参加体育锻炼，避免剧烈运动。

2. 肢体锻炼 生命末期患者进行肢体锻炼的原则为维护肢体功能，而非改善肢体功能。可适当进行肿胀肢体的功能锻炼，以增加肌肉的收缩，从而促进潴留液体的回流或吸收。所制订的锻炼计划应根据患者的能力及全身状况随时调整。鼓励患者在卧床期间进行主动及被动肢体活动，避免剧烈活动，以免损伤浅表微细血管或皮肤。肢体锻炼时，可配合打哈欠、伸懒腰和腹式呼吸，以改变胸腔内压力，有助于排空胸部和腹部内潴留的液体。散步和其他肢体运动有助于改善外周水肿情况。各种形式的关节活动度运动可以维持患者的关节功能。活动时，应借助适当的辅助设备或器械，如助行器、辅助穿戴设备。严重水肿者应至少进行每日2次被动锻炼，切忌患者单独活动，一定要有他人陪伴。

（六）病情观察

1. 准确记录24小时液体出入量 密切监测患者的尿量变化，若患者尿量少于30 ml/h，应报告医师；密切观察与记录尿液的颜色、性状等。

2. 密切监测生命体征及症状 监测患者的生命体征，尤其是血压；观察有无胸腔积液、腹水和心包积液；观察有无急性左心衰竭及高血压脑病的表现等。查房时，采用观察法和按压水肿部位法，对患者的水肿情况进行密切监测。

3. 密切监测实验室检查结果 如尿常规、肾小球滤过率、血尿素氮、血肌酐、血浆蛋白及血清电解质。

4. 定期测量体重 每日晨起排尿后或早餐前测量体重。在患者体力和精力允许的情况下，每日在同一时间、着同类服装、用相同体重计测量体重，对其水肿情况进行监测。此外，由于患者存在腹水，应每日测量腹围。

（七）健康教育

（1）告知患者出现水肿的原因，水肿与水钠潴留的关系。

（2）指导患者根据病情合理安排每日食物的含盐量和饮水量。

（3）指导患者避免进食腌制食品、罐头食品、啤酒、汽水、味精、面包、豆腐干等含钠丰富的食物，使用醋和柠檬、新鲜果汁等增进食欲。

（4）告知患者通过正确测量每日液体出入量、体重等评估水肿的变化情况。

（5）向患者详细介绍有关药物的名称、用法、剂量、作用和不良反应，并告诉患者及家属不可擅自加量、减量和停药。

第九节 发 热

一、概述

（一）定义

发热（fever）是指机体在致热原或非致热原的作用下，引起的体温调节中枢功能紊乱，致使产热增加，散热减少，体温超过正常范围。一般而言，腋下温度超过37℃，口腔温度超过37.3℃，一昼夜体温波动超过1℃，可称为发热。

（二）病因

1. 感染性发热　主要由于各种病原体，如病毒、细菌、支原体、立克次体、螺旋体、真菌、寄生虫引起的急性或慢性、局部性或全身性的感染而出现的体温升高。

2. 非感染性发热

（1）无菌性坏死物质吸收：包括机械性、物理性或化学性因素所致的组织损伤，如大面积烧伤、内出血或大手术，血管栓塞或血栓形成所致的心脏、肺、脾等内脏梗死或肢体坏死，恶性肿瘤、溶血反应所致的组织坏死与细胞破坏等。

（2）抗原 - 抗体反应：如血清病、药物热、结缔组织病。

（3）内分泌与代谢障碍：如甲状腺功能亢进、严重脱水。

（4）皮肤散热障碍：见于广泛性皮炎及慢性心力衰竭等，多为低热。

（5）体温调节中枢功能障碍：常见于脑出血、颅脑外伤、催眠药中毒等。其产生与体温调节中枢直接受损有关，以高热无汗为临床表现。

（三）分类

1. 根据发热期长短分类

（1）急性发热：发热病程少于2周，常见于急性感染。

（2）长期发热：发热持续2周以上，常见于淋巴瘤、结缔组织病等。

2. 根据发热程度分类

（1）低热：体温在 37.3 ~ 38.0℃。

（2）中热：体温在 38.1～39.0℃。

（3）高热：体温在 39.1～41.0℃。

（4）超高热：体温在 41℃以上。

3. 根据发热的热型分类 热型可分为稽留热、弛张热、间歇热、回归热、波状热和不规则热。对于生命末期患者，发热的热型常为不规则热和弛张热，少数呈稽留热。

（1）稽留热（continued fever）：指体温明显升高，达 39～40℃或以上，持续数日或数周，24 小时内体温波动相差不超过 1℃。

（2）弛张热（remittent fever）：指体温在 39℃或以上，24 小时内体温波动相差超过 2℃，但最低点未达正常水平。

（3）间歇热（intermittent fever）：体温骤然升高达高峰，持续数小时，又迅速降至正常水平，无热期可持续 1 日至数日。

（4）回归热（relapsing fever）：指高热持续数日后自行消退，但数日后再出现高热。

（5）波状热（undulant fever）：体温逐渐上升达 39℃或以上，数日后逐渐下降至正常水平，持续数日后又逐渐升高，如此反复多次。

（6）不规则热（irregular fever）：发热的体温曲线无一定规律。

（四）临床分期

1. 体温上升期 特点为产热大于散热，体温上升。主要临床表现为皮肤苍白、无汗或寒战，继而体温升高。体温升高形式有骤升或缓升。

（1）骤升：是指体温在数小时内达 39～40℃或以上，常伴寒战、惊厥等，常见于大叶性肺炎、急性肾盂肾炎、败血症、输液或药物反应等。

（2）缓升：是指体温逐渐上升，数日内达到高峰，多不伴寒战，常见于结核病、伤寒等。

2. 高热期 特点为产热与散热在较高水平上保持相对平衡，一般体温上升至高峰后持续一段时间。主要临床表现为皮肤潮红、灼热、呼吸深快、寒战消失、出汗逐渐增多。发热维持时间长短因病因而异。高热可引起胃肠道功能紊乱，出现食欲下降、恶心、呕吐等症状。持续高热使机体物质消耗增加，若营养物质摄入不足，可致营养不良、体重下降、高热，还可致谵妄、幻觉等意识改变。

3. 体温下降期 特点为散热大于产热，体温随病因消除而降至正常水平。主要临床表现为多汗、皮肤潮湿。体温下降形式有骤降或缓降。

（1）骤降：是指体温在数小时内迅速降至正常，常见于急性肾盂肾炎、疟疾、输液或药物反应、大叶性肺炎等。

（2）缓降：是指体温在数日内降至正常，常见于风湿热、伤寒等。

高热患者体温骤降时常伴有大量出汗，造成体液大量丢失，年老体弱及心血管疾病患者极易出现血压下降、脉搏细速、四肢冰冷等虚脱或休克表现。

二、评估

1. 发热的临床表现特点 评估患者起病缓急、持续时间、发热程度及诱因、热型、伴随症状等，评估患者的意识状态、生命体征的变化。

2. 辅助检查结果　了解患者的尿常规、血常规、X线检查有无异常；血培养加药物敏感试验的结果有无异常；相应感染部位分泌物、渗出物、排泄物试验结果有无异常等。

3. 发热相关的疾病史或诱发因素　既往有无结核病、疟疾、结缔组织病等可引起发热的病史；有无传染病接触史及药物过敏史；有无感染的诱因，如过度疲劳、受凉、皮肤及黏膜损伤、肛裂；有无相关感染灶的临床表现，如咽部不适或咽痛、咳嗽（咳痰）及痰液的性质、胸痛、呼吸困难、尿路刺激征、腹痛、腹泻、局部皮肤红肿与疼痛。

4. 发热对患者的影响　有无食欲低下、恶心、呕吐；持续发热者有无体重下降；高热者有无谵妄、幻觉等意识改变；体温下降期大量出汗者有无脱水等。

5. 诊断、治疗与护理过程　用药情况、药物种类、用药剂量及疗效；有无采取降温措施，所采取的具体措施及效果。

三、治疗及预防

（一）病因治疗

积极治疗原发病，由于感染引起的发热，可根据病原菌类型和药敏试验结果选择合适的抗生素。由于肿瘤等其他因素引起的非感染性发热，抗肿瘤治疗可能有效。

（二）对症治疗

以物理降温为主，生命末期患者应谨慎使用退热药物。

1. 物理降温　体温过高者使用物理降温，用温水（温度32～34℃）或25%～30%乙醇溶液（温度32～34℃）擦浴，擦浴时间约为20分钟。年老体弱患者慎用酒精擦浴，高热、寒战或伴出汗的小儿一般不宜用酒精擦浴；用冰袋降温时，用毛巾包裹冰袋后放在额部、腋窝、腹股沟及颈动脉处；冰毯、冰帽、冰枕、静脉低温液体输注等也可用于降温；根据患者情况，谨慎使用液体灌肠和肛塞剂降温。

2. 药物降温　非甾体抗炎药代表药物有吲哚美辛、布洛芬、双氯芬酸、阿司匹林等；糖皮质激素代表药物主要有泼尼松、地塞米松等；抗过敏药物代表药物有异丙嗪及其他抗组胺类药物。

（三）预防措施

患者需卧床休息，多饮水，给予清淡、易消化饮食。

四、护理

（一）一般护理

1. 休息与活动　指导患者卧床休息，避免劳累，减少机体消耗，有利于机体康复。环境噪声白天控制在40～45 dB、夜晚不高于35 dB，营造适宜的休息环境。高热者需卧床休息，并加用床档；中、低热者酌情增加活动量，活动时注意安全，适当休息。

2. 口腔护理　长期发热者，唾液分泌减少，口腔黏膜干燥，食物残渣易于发酵而促进病原体生长和繁殖，同时由于机体抵抗力低下及维生素缺乏，较易引起口腔溃疡。应加强患者的口腔护理，保持口腔清洁，减少并发症的发生。使用软质牙刷每日刷牙3～4次，分别在晨起、三餐前后、睡前。漱口液可根据患者情况选用，主要为2%～4%碳酸氢钠、复方氯己定漱口液，每 4 小时 1 次，每次 20 ~ 30 ml，要求患者头稍后仰，可使漱口液接触到口腔黏膜的各个部位，停留 3 ~ 5 分钟后吐出。对于乏力明显不能配合者，可用棉球擦拭法行口腔护理，时间及次数同前。首先核对患者，向患者解释口腔护理的目的、配合要点、注意事项，观察患者口唇、口腔黏膜、牙龈、舌苔有无异常，口腔有无异味，牙齿有无松动，有无活动性义齿。协助患者取舒适体位，颌下垫治疗巾，放置弯盘至靠近硬腭的位置。擦洗牙齿表面、颊部、舌面，用温水漱口。对于昏迷或意识模糊的患者，棉球不能过湿，禁止漱口，操作中注意避免棉球遗留在口腔内。

3. 皮肤护理 高热患者由于新陈代谢加快，消耗大，进食少，体质虚弱，应卧床休息，减少活动。在退热过程中，患者往往大量出汗，应协助患者及时擦干汗液并更衣以防感冒。加强皮肤护理，保持皮肤清洁、干燥，保持患者衣着和床铺清洁、干燥。协助患者活动、翻身，受压骨隆凸处贴压力缓冲贴等，预防皮肤发生压疮、破损。

4. 房间环境管理 温度及湿度适宜，室温维持在 20 ~ 24℃，湿度 55% ~ 60%。保持空气清新，光线适宜。室内物体表面清洁，地面不湿滑，安全标识醒目。

（二）降低体温

1. 物理降温

（1）温水擦浴：水温（32 ~ 34℃）应略低于患者皮肤温度。使用温湿毛巾擦拭颈部、腋下、后背、腹股沟处，并应避开心前区、腹部。擦至腋窝、腹股沟等血管丰富处停留时间可稍长，以助散热，四肢及背部各擦拭 3 ~ 5 分钟，擦浴时间约为 20 分钟。擦拭时用力要均匀，可用按摩手法刺激血管被动扩张，促进热量发散。温水擦浴后，体表毛细血管扩张，提前发挥解热药的作用，以达到出汗散热的目的。皮肤接受冷刺激后，毛细血管收缩，继而又扩张，达到降温效果。温水擦浴后，需用柔软的大毛巾将身体包好，并要特别注意足部保暖，取舒适卧位，30 分钟后复测患者体温，并做好记录。

（2）酒精擦浴：将 75% 乙醇溶液（医用酒精）兑温开水（32 ~ 34℃），至浓度为 25% ~ 30% 乙醇溶液进行擦浴降温。以离心方向擦拭四肢及背部。擦拭上肢时，患者取仰卧位，顺序为颈外侧、上肢外侧、手背、侧胸、腋窝、上肢内侧、手掌；同法擦拭另一侧上肢。擦拭腰背部时，患者取侧卧位，顺序为颈下、肩部、臀部。擦拭下肢时，患者取仰卧位，顺序为外侧（髂骨、下肢外侧、足背）、内侧（腹股沟、下肢内侧、内踝）、后侧（臀部、腘窝、足跟）；同法擦拭另一侧。每侧肢体擦拭 3 分钟，全身擦浴时间不宜超过 20 分钟。注意腋窝、肘窝、手心、腹股沟、腘窝处等血管丰富处，应稍用力并延长擦拭时间，以促进散热。禁擦拭心前区（可引起心率减慢或心律失常）、腹部（可引起腹泻）、后颈部、足心（可引起一过性冠状动脉收缩），以免引起不良反应。

（3）冰袋和水囊降温：可在颈部、腋下、肘窝、腹股沟等处放置冰袋，但前胸、腹部、耳郭部位禁用。用柔软的薄毛巾包裹冰袋，避免冰袋直接接触皮肤，每次放置时间不超过 20 分钟，取下冰袋后 30 ~ 60 分钟复测体温。冰袋可通过传导作用吸收机体热量，导致体温下降，同时由于冰袋重量轻、不易破裂、易操作等优点，易被患者及家属接受。

（4）医用冰毯降温：当患者体温升到 39.0℃ 以上时，其他降温措施效果差，可使用医用冰毯全身降温仪，降温效果稳定、安全、可靠，生命末期患者容易耐受，可避免不良事件的发生。

2. 药物降温 ①遵医嘱给予患者降温药物，指导患者正确使用降温药物。②观察用药后患者的体温变化，并记录。③观察用药后主要不良反应，根据患者情况对症处理。

3. 降温注意事项

（1）高热、寒战或伴出汗者，一般不宜采用酒精擦浴。因寒战时皮肤毛细血管处于收缩状态，散热少，如再用冷酒精刺激，会使血管更加收缩，皮肤血流量减少，从而妨碍体内热量的散发。

（2）高热、无寒战、又无出汗者，采用酒精擦浴降温，能收到一定的效果。但应注意：擦洗部位不能全部一次裸露，在擦浴过程中，由于皮肤冷却较快，可引起周围血管收缩及血流淤滞，必须按摩患者四肢及躯干，以促进血液循环，加快散热。

（3）一般不宜在胸腹部进行酒精擦浴，防止内脏器官充血引起不适和并发其他疾病，因为酒精蒸发很快，会快速带走大量热量，比如擦拭前胸以后，如果患者局部温度降低过快，会引起心脏的搏动缓慢，或者是出现心律失常。如果腹部突然受凉，会引起胃肠道症状，甚至是腹泻，足底也要避免擦浴。

（4）采取降温措施30分钟后测量体温（最好测直肠温度，如测腋下温度，测量前需停止物理降温半小时）。同时应密切观察患者的血压、脉搏、呼吸及神志变化。

（5）使用冰块降温的患者应经常更换部位，防止冻伤。降温后，腋下温度的测量不宜在50分钟内进行。

（6）应用医用冰毯降温的患者，体温探头应放在直肠内，或腋中线与腋后线中间。

（7）物理降温与药物降温不能同时实施，原因是在药物降温过程中，皮肤毛细血管扩张、出汗，通过汗液蒸发带走许多热量。物理降温是冷刺激，可使皮肤毛细血管收缩。有文献报道，如果药物降温和物理降温同时进行，会影响药物降温的效果。

（三）补充营养和水分

患者发热时，一方面，由于迷走神经兴奋性降低，胃肠蠕动减弱，消化液分泌减少，消化酶活性降低，胃肠活动及消化吸收功能降低；另一方面，发热使人体内各种营养素的分解代谢增强，营养物质和氧气大量消耗，体温每升高1℃，基础代谢率增高13%，这样极易引起发热患者消瘦、衰弱和营养不良。

1. 饮食指导 给予高热量、高蛋白质、富含维生素和无机盐以及口味清淡、易于消化的饮食，根据病情给予流质、半流质饮食或软食。发热期间选用营养丰富且易消化的流食，如牛奶、豆浆、蛋花汤、米汤、绿豆汤、藕粉、鲜果汁、去油鸡汤。当体温下降、病情好转时，可改为半流质饮食，如大米粥、菜末粥、面片汤、碎面条、豆腐脑、银耳羹，可配以高蛋白质、高热量菜肴，如豆制品、鱼类、蛋黄以及各种新鲜蔬菜。发热后的恢复期可改为普通饮食，如馒头、面包、软米饭、包子、瓜茄类、嫩菜叶和水果。食欲较好者可适当食用鸡肉、鸭肉、鱼肉、牛肉、蛋制品、牛奶和豆类等。嘱患者少食多餐，流质饮食每日进食6~7次，半流质饮食每日进食5~6次，普通饮食每日进食3~4次。少食多餐既可以补充营养物质，又可以减轻胃肠负担，有利于疾病恢复。

2. 及时补充水分 高热可使机体丧失大量水分，应鼓励患者多饮水，必要时由静脉补充液体、营养物质和电解质等。供给充足液体，有利于体内毒素的稀释和排出，还可以补充由于体温增高丧失的水分，可饮开水、鲜果汁、菜汁、米汤和其他汤类等。

（四）病情监测和记录

做好病情监测和记录：①观察生命体征，定时测量体温变化，一般每天测量 4 次，高热时每 4 小时测量一次，待体温恢复正常 3 日后，改为每日测量 1～2 次。降温措施实施 30 分钟后，要监测降温效果，做好记录。注意观察发热的类型、程度及经过，密切注意呼吸、脉搏和血压的变化。②观察是否出现寒战、淋巴结肿大、出血、肝大、脾大、结膜充血、单纯疱疹、关节肿痛及意识障碍等伴随症状。③观察发热的原因及诱因是否消除。④观察治疗效果，比较治疗前、后全身症状及实验室检查结果。⑤观察饮水量、饮食量、尿量及体重变化。⑥做好护理记录和体温单绘制。

（五）心理护理

发热期的生命末期患者常有心理恐惧、紧张、不安、烦躁等情绪，高热还会出现谵妄，应加强心理护理。①做好充分的解释工作，让患者了解病情。②在保障安全的情况下，尽量满足患者的需要。③及时解除患者的不适，如患者感到口干、口渴，应提供糖盐水，并鼓励患者多饮水，补足大量水与电解质，防止虚脱，并可解除患者的烦渴。④常去看望患者，随时排除患者的不适因素，增加患者的舒适度。⑤对于躁动、幻觉患者，应全程陪护，防止发生意外，并使患者有安全感。

（六）健康教育

对患者及家属进行健康教育：①认识体温监测的重要性，学会正确测量体温、监测体温的方法，能进行动态观察。②避免影响测量体温准确性的因素。③提供体温过高的护理指导，增强患者的自我护理能力。

第十节　恶　病　质

一、概述

（一）定义

欧洲姑息治疗研究协会（European Palliative Care Research Collaborative，EPCRC）将恶病质（cachexia）定义为：是一种多因素作用的综合征，为进行性发展的骨骼肌量减少（伴或不伴脂肪量减少），经常规营养支持治疗无法完全逆转，并出现进行性功能障碍。恶病质可见于多种疾病，包括肿瘤、获得性免疫缺陷综合征（AIDS）、严重创伤、手术后、吸收不良及严重的败血症等，其中以肿瘤伴发的恶病质最为常见，称为肿瘤恶病质。其病理生理特点为因食物摄入减少和异常高代谢导致的负氮平衡及负能量平衡。

（二）发病机制

恶病质的发病机制仍不清楚，一般认为是由肿瘤因素、机体因素、疾病与机体的相互作用等多因素共同作用的结果。目前认为恶病质与以下因素相关：①个体免疫系统和神经内分泌发生异常，导致机体代谢紊乱引起的肌肉消耗、脂肪消耗及体重下降，从而引起恶病质。②机体肿瘤的生长，在蛋白水解诱导因子（proteolysis inducing factor，PIF）和脂质动员因子（lipid mobilizing factor，LMF）及炎症细胞因子作用下引起代谢异常，从而导致机体的肌肉消耗、脂肪消耗和体重下降，最终发生恶病质。

（三）分期及分级

1. 分期　恶病质在临床上分为连续的三期：恶病质前期、恶病质期和难治性恶病质期。

（1）恶病质前期：体重下降<5%，伴有厌食症、代谢改变。

（2）恶病质期：6个月内体重下降>5%，或体重指数（body mass index，BMI）<20 kg/m²者出现体重下降>2%，或四肢骨骼肌指数与少肌症相符者（男性<7.26 kg/m²，女性<5.45 kg/m²）出现体重下降>2%，开始进入恶病质期，常有摄食减少或系统性炎症。

（3）难治性恶病质期：疾病持续进展，对治疗无反应，分解代谢活跃，体重持续丢失无法纠正，低体能状态评分，预计生存期少于3个月。

2. 分级　即恶病质的严重性。患者被明确诊断为恶病质后，还需进一步评估以下3个方面。

（1）体重丢失及蛋白质消耗的速率：对于同样的BMI和体重丢失程度，存在肌肉减少的患者预后更差。对于此类患者，早期发现、早期干预是延缓恶病质进展的最主要的手段。

（2）能量储备量及摄入量：监测患者摄入量能够预测能量及营养素的摄入不足对营养状况及恶病质发展的情况，也能够直接反映恶病质的严重情况，另外，可以作为疗效指标进行评估。

（3）炎症情况：营养干预如有效，则可能改变患者的炎症状态、厌食等症状，提高患者的生命质量。

二、评估

（一）客观评估

恶病质的客观评估主要包括详细的病史、体格检查以及实验室检查3个方面。

1. 详细的病史

（1）身体症状因素：是否存在没有控制或控制不佳的疼痛、呼吸困难、恶心、呕吐、腹泻、嗅觉丧失、味觉改变及疲劳等其他不适。

（2）机械因素：是否存在口腔卫生状况差，或咀嚼困难、胃排空延迟或肠梗阻等。

（3）精神因素：是否存在抑郁症、精神病、痴呆或谵妄等。

（4）心理-社会因素：是否存在贫困或缺乏照顾者。

2. 体格检查

（1）体重检查：与之前的体重比较，监测体重的变化情况。

（2）人体测量：评估肌肉萎缩和皮下脂肪消耗的程度。

（3）肌肉力量和四肢活动能力。

（4）外周组织的消耗。

（5）口腔和牙齿的检查：是否存在口腔疾病。

（6）腹部检查：是否存在肠梗阻、肝大、脾大等潜在影响因素。

3. 实验室检查　身体成分测量、生物电阻抗（bio-electrical impedance，BEI）、全血计数（complete blood count，CBC）、电解质、尿素、肌酐、促甲状腺激素、白蛋白、睾酮、皮质醇、炎症标志物（C 反应蛋白和红细胞沉降率）和间接测量测定。

（二）主观评估量表

1. 癌症患者生命质量测定量表（FACT-G） 是美国测评生命质量的主要量表（附录 9），其信度、效度、反应度及可行性也可作为我国恶性肿瘤患者生命质量的测评工具。

2. 厌食症 / 恶病质治疗的功能性评估表 由 FACT-G 和 12 个针对食欲缺乏恶病质的特异条目构成，专门用于食欲缺乏癌症 - 恶病质综合征（cancer anorexia-cachexia syndrome，CACS）患者的生命质量测定。

3. 患者整体营养状况主观评估量表（Patient Generated Subjective Global Assessment，PG-SGA） 是美国肠外肠内营养学会推荐的肿瘤患者营养筛查首选工具，是 Ottery 于 1994 年提出专门为癌症患者设计的营养状况评估方法，同时也是中国抗癌协会肿瘤营养与支持治疗专业委员会作为 I 类证据推荐为恶性肿瘤患者营养筛查的理想方法。

4. 住院患者营养风险筛查 见附录 10。NRS-2002 评估表是 2003 年欧洲肠外肠内营养学会推荐的营养风险初筛工具，2005 年中华医学会肠外肠内营养学分会将其引入我国，推荐使用并作为首选工具。

三、诊断

埃文斯（Evans）等[35] 提出恶病质具体的诊断标准：在 12 个月内体重下降至少 5% 或者 BMI<20 kg/m²，同时有以下任意 3 项：肌肉无力、疲劳、厌食、低骨骼肌指数和（或）生物学标志物异常（炎症标志物增加、贫血、低血清白蛋白）。癌症恶病质的国际共识中将恶病质描述为一个连续的过程，可通过严重程度分为 3 个阶段：恶病质前期、恶病质期和难治性恶病质期，并非所有患者都会经历整个过程。在恶病质前期，患者会出现体内代谢改变（如厌食和糖耐量异常）和无症状的体重下降（≤5%），但没有严重的并发症。在恶病质期，患者必须符合下列一项标准：在过去 6 个月内体重下降≥5%；BMI<20 kg/m² 且体重持续下降>2%；有肌少症且体重持续下降>2%[36]。难治性恶病质被定义为分解代谢和不良身体性能状态的恶病质。在该阶段，疾病对治疗不再有反应，一般患者预期寿命<3 个月。

四、治疗

进食量减少普遍存在于恶病质患者中，疾病本身和治疗方式都有可能影响进食的质量。虽然肠内营养和肠外营养可以增加热量的摄取，甚至可以增加患者的体重，但是却只有少数患者能够真正因此而改善生命质量及整体治疗效果。因此生命末期患者营养治疗的目的应为改善或维持患者的生命质量，并避免延长死亡时间。

（一）药物治疗

1. 醋酸甲地孕酮 是一种合成的孕激素，其主要作用机制是直接作用于下丘脑，抑制细胞因子的释放，增加食欲。最佳剂量是 480 ~ 800 mg/d，由于剂量<480 mg 无明显作用，且存在显著剂量依赖性的不良反应，如高血压、高血糖以及肾上腺抑制，建议开始剂量为 160 mg/d，根据患者耐受性增加剂量。

2. 皮质激素 通常应用于恶性肿瘤晚期患者，主要作用机制是通过抑制肿瘤坏死因子及肿瘤本身代谢产物的释放，也可通过止吐和镇痛作用间接改善食欲。推荐剂量为地塞米松 4~8 mg/d，泼尼松 20~40 mg/d。该药物作为食欲刺激剂，对生命末期患者有一定的疗效，但其效果缺乏持久性，考虑此类药物的毒性（易发生口腔念珠菌病、水肿、类库欣综合征、消化不良等），仅限用于寿命较短（通常少于 6 周）的患者。

3. 甲氧氯普胺 可增加食管下端括约肌压力和加快胃排空的速度，缓解消化不良引起的症状，如腹胀、嗳气、恶心。临床用法：三餐前及睡前服用，每次 10 mg。

4. 美雄诺龙 是促蛋白合成激素，可增加体重，在数项研究中被证明可增加肌肉含量，同时在功能状态上也有改善。

5. 非甾体抗炎药 大部分参与恶病质发病机制的异常与炎性介质有关，布洛芬、阿司匹林是最常见的该类药物，可抑制前列腺素所致的炎症反应。

6. 褪黑素 可降低肿瘤坏死因子（tumor necrosis factor，TNF）的浓度，抑制细胞因子活性，数项研究表明，每晚 20 mg 的剂量给药，可减轻患者的恶病质和乏力症状。

7. 沙利度胺 是一种肿瘤坏死因子抑制剂，具有免疫调节作用及抗炎症因子作用，可抑制促炎因子及肿瘤血管新生。

（二）非药物治疗

1. 评估可治疗的病因 口腔是否存在口腔炎、溃疡或可能严重妨碍食物摄入的病损，如果有感染，给予局部外用抗生素、麻醉剂、口腔护理等。有慢性恶心或胃肠道症状的患者应积极治疗。

2. 改变饮食习惯 应遵循中国抗癌协会肿瘤营养与支持治疗专业委员会提供的营养不良"五阶梯"治疗原则。第一阶梯为饮食＋营养教育；第二阶梯为饮食＋口服营养补充；第三阶梯为全肠内营养；第四阶梯为部分肠内营养＋部分肠外营养；第五阶梯为全肠外营养。当下一阶梯治疗无法满足患者 60% 的目标需要量 3~5 天时，应选择上一阶梯来治疗。根据患者可进食的状态选择合适的喂养方式。

五、护理

（一）营养相关的健康指导

1. 经口进食 对于可自行经口进食的患者，应鼓励患者经口进食。应用小盘上餐的方式给予患者心理暗示，即能吃完饭的成就感，允许患者想吃什么就吃什么，想何时吃就何时吃，取消饮食限制（如低盐）。根据患者的实际消化能力调整饮食，保证营养供应。

2. 肠内营养

（1）鼻饲进食：对于不能自己进食的生命末期患者，可以给予鼻饲等肠内营养护理干预，帮助改善患者的营养不良状况。可给予患者鼻饲豆浆、牛奶、蔗糖营养液、鸡蛋等高热量食物，帮助维护患者胃肠的正常防御功能以及纠正负氮平衡。当输注鼻饲液时，患者应取半卧位，首先确认胃管在胃内且通畅，输注前后注以 30~50 ml 温开水冲管，每次鼻饲量不超 200 ml，间隔＞2 小时，温度以 38~40℃为宜，输注完毕后，应嘱患者维持原卧位 20~30 分钟，注意防止食物反流和胃管脱落。

（2）胃肠造瘘管进食：根据患者的病理生理特点，应注意营养液的温度、输注速度，避免因营养液的温度或输注速度过快导致呕吐、恶心、腹胀等情况发生。建议营养液温度控制在38～40℃，输注速度应遵循先慢后适当加快，并控制输入量在30～120 ml。每次输注前、后应用30～50 ml温开水冲洗营养管，以保持管道通畅。输注后，应观察患者是否存在感染、漏液等情况，同时应保持造口附近皮肤和造口清洁，管饲过程中应注意无菌操作。妥善固定营养管，防止滑脱、移动、扭曲。对于烦躁不安的患者，应适当约束，以防患者自行拔管。在翻身活动时，用手轻扶肠内营养管，防止脱落。管饲过程中和管饲后30～60分钟协助患者采取半坐卧位，防止胃内容物反流而致误吸。若出现粪便干结、便秘，则可适当增加纤维素的摄入，服用乳果糖等药物辅助治疗。

3. 肠外营养　临床上常用的营养支持成分包括能量（糖类、脂肪乳剂）、氮源（蛋白质、氨基酸）、维生素、矿物质等。肠内营养液应现配现用，室温中24小时内输注完毕，24小时更换输液器和输液装置，操作过程中应严格遵守无菌操作原则，妥善处理血管通路的导管接头处，观察局部皮肤，穿刺点有无红肿、破溃和脓性分泌物等。在输液过程中，应加强巡视，注意输液速度，开始时宜缓慢，逐渐增加滴速，保持输液速度均匀，一般首日输液速度为60 ml/h，次日80 ml/h，第3日100 ml/h，输液的速度及营养液浓度可根据患者的年龄及耐受情况加以调节。观察肠外营养输注过程中有无不良反应，及时处理并发症并记录。

（二）适量运动

告知恶病质患者运动对改善血液循环和预防压疮的重要性，并与患者及家属共同制定运动方案。有氧训练每周2次。抗阻训练：第1周床上过头推举、卧推、双下肢抬腿训练，每日3次，每次10～15分钟，每周3天；第2周及以后进行床上或床下锻炼，如双上肢和双下肢抗阻训练（单臂和双臂间断1 kg重物弯举），每次20分钟，每日3次，每周3天。对于极度消瘦、水肿、疲乏、肌力减退甚至丧失的患者，应注意防止压疮的发生。可使用气垫床分散身体与支撑面之间的压力，增加患者的舒适感。侧卧位时，背部放一个软枕或一个45°斜坡物品，起到支撑和固定作用。建立翻身巡视卡，掌握好翻身时间，一般同一体位不得超过2小时。按摩受压部位，两腿之间用棉垫或毛巾隔开，以防两膝之间相互压迫皮肤；对出汗多、尿失禁拒绝留置导尿的患者，及时以温水擦洗被汗液、尿液浸湿的皮肤，及时更换床单、尿垫、尿裤、内衣等，保持床铺及衣物干燥、舒适；对腹泻、大便失禁的患者，以温盐水擦洗局部，待干后，喷赛肤润以保护肛周、会阴部皮肤及黏膜。

（三）心理护理

与患者沟通、交流时应保持足够的耐心，运用通俗易懂的语言和亲切的态度与其交流，获得患者的信任，让患者感受到来自医护人员的关爱。及时解答患者提出的相关问题，从而满足患者的心理需求。多花时间陪伴患者，让患者无痛苦、无遗憾、有尊严地走完人生最后的路程。同时，还需要安宁疗护护士转变护理观念，积极与患者沟通、交流，耐心聆听患者的诉求，为患者提供科学、合理的正念指导。因终末期心理护理属于较为特殊的一环，从而要求安宁疗护护士以友善、真诚、热情的态度看待每一位患者，尊重患者的隐私和权利，积极鼓励患者说出心里的愿望，并与患者家属有效配合，促使其愿望达成，同时辅以音乐疗法、放松疗法等，以转移患者的注意力，消除不良心理因素的困扰，保持情绪稳定，最大限度地使患者的心理处于舒适状态。

（四）舒适护理

1. 维持良好、舒适的体位　建立翻身卡，定时翻身，避免局部长期受压，促进血液循环，防止压疮发生。

2. 加强皮肤护理　对于大小便失禁患者，注意会阴、肛门周围的皮肤清洁，保持干燥，必要时留置导尿。当大量出汗时，应及时擦洗干净，勤换衣裤，并保持床单位清洁、干燥、平整、无渣屑。

3. 加强口腔护理　晨起、餐后和睡前协助患者漱口，保持口腔清洁、卫生；口唇干裂者可涂液状石蜡；有溃疡或真菌感染者酌情涂药；口唇干燥者可适量喂水，也可用湿棉签湿润口唇或使用湿纱布覆盖口唇。对口腔卫生状况较差且又感觉明显疼痛的患者，可用稀释的利多卡因和氯己定含漱剂清洗口腔。

4. 保暖　当患者四肢冰冷不适时，应加强保暖，必要时使用热水袋，水温应低于50℃，防止烫伤。

第十一节　口　干

一、概述

（一）定义

口干（dryness of mouth）是生活中常见的一种主观感觉，短暂并可通过自我调节。当口腔中唾液分泌量减少或消耗量增加时，口腔中就会出现唾液分泌和消耗的负平衡，发生口干。

口干燥症（xerostomia）是唾液分泌减少或成分变化引起的口腔干燥状态，为口腔科最常见的临床症状之一。当口腔中唾液丧失的刺激达到一定阈值后，引起了主观口腔干燥、口腔烧灼感觉。产生口干感觉的阈值因人而异。口干燥症不是一个独立性疾病，而是一种自觉躯体症状。

当口腔内唾液的黏膜吸收速率和蒸发速率之和大于分泌速率时，患者会感觉到口干。日常生活中因天气炎热、液体摄入不足、讲话过多、剧烈运动后出现，但通过饮水等措施能迅速缓解的一过性口干，不能称为口干燥症。口干燥症是持续、顽固及难以缓解的主观口干感觉，可对口腔内各器官造成明显的影响。有学者认为，只要患者以口干为主诉就诊，就可以诊断为口干燥症，并由临床医师通过客观的临床唾液流速检查以辨别真性口干和假性口干。

口干燥症影响世界上数百万人，而且随着年龄的增长及药物使用的增加而增加。它的发生率取决于监测人群，文献报道为12%～30%，但特殊人群（如更年期女性及老年人）发生率更高。此外，糖尿病、肾衰竭、心力衰竭、肝病终末期、晚期癌症患者也会出现口干燥症。

据报道，超过75%的晚期癌症患者唾液生成量减少，出现口干，常常影响味觉、咀嚼、吞咽、发音言语、义齿佩戴、口腔舒适感和生命质量。埃普斯坦（Epstein）发现头颈部癌症患者在放疗后有高达90%会长期遭受口干燥症的困扰。口干燥症的严重程度与放射治疗的照射范围及照射剂量有关，放射治疗时适当保留部分唾液腺可明显地减轻口干症状。

（二）口干燥症的临床表现

口干燥症患者由于唾液分泌量减少或丧失，导致口腔缺乏润滑。常见的临床表现为口腔黏膜烧灼感、咀嚼和吞咽干性食物困难而需要依靠汤水和饮料、味觉功能减退或味觉改变、口腔黏膜受损、口腔疼痛、龋齿、口臭、厌食，严重口干者可发生噎堵，甚至吸入性肺炎、言语困难、营养问题及睡眠障碍等，影响心理状况和生命质量。如果口干长期持续存在，可发生牙齿腐蚀、空洞、变黑和片状脱落。

临床口腔检查可见以下体征：口唇干裂、口腔黏膜充血、舌乳头萎缩、舌面干裂，甚至出现沟裂纹、口腔溃疡，多数患者口腔有食物残渣、唾液腺肿大等。挤压腮腺和颌下腺，可见分泌物减少或缺失，甚至出现脓性分泌物。因唾液分泌量减少，黏膜抵抗力下降，口腔内菌群失调，患者常伴有多种黏膜继发性感染，如白念珠菌感染。长期佩戴义齿的口干患者，由于口腔黏膜和牙齿功能不良以及舌体活动障碍，常致言语交流受影响，并可发生猖獗龋、重型牙周炎。

（三）口干燥症的分类

根据唾液量，可分为有唾液量减少的真性口干和无唾液量改变的假性口干。前者是由于唾液腺功能减退或者分泌受阻所致的唾液量显著减少和口腔干燥感，如涉及唾液腺的头颈部肿瘤、头颈部放射治疗、上呼吸道疾病、干燥综合征（Sjögren syndrome）；后者可能由于唾液成分改变引起口腔干燥感，但唾液分泌量并无明显改变。

根据身体状况，可分为生理性口干和病理性口干。前者是由于年龄增长和人体衰老，唾液腺结构发生改变，唾液腺腺细胞逐渐萎缩，腺导管变性，腺体功能衰退，从而导致唾液分泌量减少及唾液成分改变所致；后者是由于某些疾病导致的唾液腺腺体受损所致，如唾液腺腺体外伤、唾液腺炎症、口腔疾病、头颈部肿瘤放疗及化疗后、呼吸系统疾病、内分泌疾病和自身免疫病。

（四）口干燥症的病因

口干燥症的病因比较复杂。引起口干燥症的相关因素包括生理、病理、心理、神经、药物以及肿瘤患者接受放射治疗后等。发病机制包括唾液分泌量减少、局部或全身脱水等因素导致口腔中唾液分泌和消耗的负平衡，造成客观的口干。

1. **造成唾液分泌的外界刺激减少或传递障碍** 如天气、温度、声音、光线、食物（尤其柠檬、橘子、李子、白醋等酸性食物）带来的视觉或想象刺激；老年人往往生活比较安静、闲适，社会活动和外界环境的刺激减少，唾液分泌中枢的冲动减弱，限制了唾液腺的分泌能力。这也是老年性口干的主要原因之一。

2. **感染方面的影响** 如唾液腺感染、正中菱形舌炎所引发的口干，包括口干燥症、唾液腺发育不全，以及肿瘤或其他原因造成唾液腺破坏、萎缩等导致的口干。

3. **自身免疫病的影响** 如原发性泪腺萎缩或继发性泪腺萎缩、瘤样淋巴上皮病变、弗洛伊德·米库利茨（Von Mikulicz）综合征、糖尿病、甲状腺功能低下、内分泌疾病或女性更年期，以及血液系统疾病（缺铁性贫血和恶性贫血），都可引发口干燥症。

4. 药物对唾液分泌的影响　患者服用各种药物引起医源性口干，这是临床上最常见的口干现象。根据美国学者调查，在100种常用处方药物中，最常见的副作用就是口干，如经常服用抗胆碱能药物（阿托品）、东莨菪碱、抗抑郁药（三环类抗抑郁药）、副交感神经类药物、抗甲状腺功能亢进药物、利尿药、镇静催眠药、降血糖药、β受体阻滞药、抗癫痫药，均可发生口干燥症。

5. 精神心理的影响　据统计，心理压力大、情绪剧烈波动、精神心理障碍、抑郁症或焦虑症等可引起口干。惊恐发作的患者由于情绪恐慌、紧张，长时间经口呼吸也会有口干症状。

6. 佩戴义齿的影响　义齿做工粗糙、与口腔不吻合、固定不良或固定方式不正确等，也会造成口干。

二、评估

口干燥症患者进食黏稠、坚硬的食物会有困难，吃饭时经常需要饮用少量汤水或液体来帮助咀嚼和吞咽。口干燥症可引起味觉改变、食欲下降、膳食结构改变、食量减少，从而使患者的营养状况受到影响，体重减轻。口干严重者甚至会影响睡眠，导致睡眠障碍。慢性口干燥症患者有时会出现口腔感染、口腔上皮退化或萎缩、痛性脱皮或溃疡，甚至念珠菌感染和舌、颊黏膜等其他口腔感染。口干燥症与许多症状和体征相关，口干感觉阈值的个体差异性显著，患者的主观感受和客观表现不一样，很难以统一的标准来评估口干程度。为了更好地评估口干燥症的严重程度和治疗效果，需要全面综合地回顾患者的病史、既往史、目前用药、伴随情况等资料，以便正确地识别导致口干的原因，准确评估口干情况和严重程度。

（一）主观症状评估

口干燥症是一种自觉症状。口干程度主要根据患者的自我描述来确定，临床上，对于主观症状的评估有多种方法。

1. 视觉模拟评分法（visual analogue scale，VAS）及问卷法　先让患者自我评价口干程度，在100 mm的直线上画出代表对应程度的点线并测量长度。然后根据问卷内容提出问题，由患者自行回答，再以相应标准进行评分，总得分表示口干燥症的轻重程度。常用的问卷很多，以海伊（Hay）等（2006）使用的11项口干燥症问卷为例。

（1）你需要饮水以帮助吞咽食物吗？

（2）进食时你感觉口干吗？

（3）你感觉嘴唇干裂吗？

（4）对于某些食物你有吞咽困难吗？

（5）你口腔内干燥吗？

（6）你夜间不得不因饮水而起床吗？

（7）你的眼睛感觉干燥吗？

（8）你感觉吃干燥的食物困难吗？

（9）你脸上的皮肤干燥吗？

（10）你会含食糖果或嚼口香糖来缓解口干吗？

（11）你鼻腔内感觉干燥吗？每项条目的评分为五级评分（1~5分），11项条目评分相加为总得分，以此表示口干燥症的严重程度。

2. 口干燥症综合量表（summated xerostomia inventory，SXI） 口干燥症分为无、轻、中、重4级。0~5分为无口干燥症；6~8分为轻度口干燥症；9~12分为中度口干燥症；13~15分为重度口干燥症。

（二）客观症状评估

唾液化学成分的变化是唾液腺分泌功能改变的另一项重要指标。客观的口腔检查除唾液流率和唾液化学成分的检测外，还应包括唇红、颊黏膜、舌背黏膜的干燥情况、挤压大唾液腺导管口流出分泌物的情况，以及牙齿的龋、失、补牙数（decay missing and filling teeth index，DMFT）等五项指标。问卷回答的总分加上五项客观指标的检查结果，对患者口干燥症的评价则更全面、准确。

（1）如经常发生龋齿和牙周病，可以使用两个标准床旁试验来评估、监测患者是否存在口干燥症。

1）饼干试验：给患者一块干的饼干，如果没有水，患者不能嚼食并吞咽饼干，则证明存在口干。

2）舌叶片试验：将叶片置于患者的舌面上，如果叶片能黏附于舌面上，则证明患者存在口干，该项实验是口腔检查的延伸。

（2）记录患者口干燥症的程度，可采用美国放射治疗协作组（Radiation Therapy Oncology Group，RTOG）、欧洲癌症研究和治疗组（European Organization for Research on Treatment of Cancer，EORTC）提出的放射性口干燥症分级标准。口干燥症分为0~4级：0级表示没有口干燥症；1级为轻度口干燥症，对刺激有反应；2级为中度口干燥症，表现为对刺激反应差；3级为完全的口干燥症、对刺激无反应（重度）；4级为唾液腺纤维化。

三、诊断

口干燥症的诊断标准：从口干燥症的定义来说，当患者以口腔干燥主观感觉为主诉时，就可以明确诊断。口干燥症的病因诊断，需详细询问病史与用药情况，还要排查免疫、心理、内分泌等方面的因素，并进行详细、系统的口腔检查。特别应注意疾病的起始和进展情况、目前使用的药物、是否有头颈部放疗史、口干与眼干、咀嚼和吞咽困难、味觉改变的关系。

四、治疗

（一）一般治疗

1. 早期诊断 口干燥症的早期诊断有助于早期治疗，而且还能改进患者的营养状况，改善牙齿健康和睡眠状况，有益于患者的精神和心理，改善社会交往情况，从而提高整体生理状态与生命质量。

2. 应尽量处理潜在的病因 包括详细地回顾用药史。患者可根据口腔科医护人员的专业指导意见，进行日常的综合性个人口腔卫生管理；口干燥症患者都伴有不同程度的客观口干，大多数由唾液腺功能障碍引起，所以主观的口干燥症治疗与客观口干的治疗是分不开的。根据造成口干的不同原因，拟定不同的治疗原则：对于由疾病引起的口干，应进行对因治疗；对于由感染引起的口干，首要任务是治疗潜在感染；对于由药物引起的口干，应当评估药物应用的必要性，酌情减量、停用或替换用药。

（二）纠正可逆转因素

1. 评估药物治疗方案　减少抗胆碱药的剂量，如果药物不能停用，可以减少药物剂量或改变用药时间，以避免或减轻夜间口干的情况；也可使用无抗胆碱能作用或作用较少的药物，如用氟哌啶醇代替丙氯拉嗪或氯丙嗪。

2. 治疗口腔念珠病菌　积极治疗口腔念珠病菌。

3. 非药物治疗　鼓励患者多饮水，保持口腔清洁，也可酌情使用等量的纯净水和碳酸盐混合漱口，以维持口腔新鲜感。对于其他情况如生理、心理因素引起的口干，可应用唾液代用品来缓解口腔症状。目前临床常用的唾液代用品有两类：一类是以羧甲基纤维素、黏蛋白或黄原胶为基础构成的人造唾液；另一类是含氯酚和黄原胶的唾液代用品。

4. 药物治疗　是目前治疗口干燥症的主要方法。美国食品药品监督管理局（FDA）建议使用两种药：一种是毛果芸香碱（pilocarpine），它属于 M 胆碱受体激动药，选择性兴奋 M 胆碱受体，小剂量应用能增加分泌稀薄、酶含量少的唾液，推荐剂量为每日 3 次，每次 5 mg，作用时间为 1～3 小时；另一种药物是西维美林（cevimeline），它和前者都属于是胆碱受体激动剂，能与毒蕈碱受体结合，促进唾液腺、汗腺等外分泌腺的分泌作用，推荐剂量为每日 3 次，每次 30 mg，作用时间为 3～5 小时。当西维美林的用药剂量达到 40 mg 时，可以显著地增加放疗患者口腔内唾液分泌。

五、护理

（1）动态观察患者的唇、舌、牙齿、口腔黏膜、唾液分泌、饮食、营养、睡眠、心理等情况，结合病史、治疗、用药和实验室检查结果，综合评估患者口干的主要原因、症状表现与严重程度。

（2）去除诱发因素，减量或替换可致口干的药物，纠正脱水，控制导致口干的原发病。

（3）润滑口腔，刺激唾液分泌：①含食酸味的水果切片或蜜饯（柠檬、橘子、猕猴桃、菠萝等）。②啜饮冷饮和酸味果汁饮料。③口中滴入酸味滴剂或 2% 柠檬酸滴剂。④含食冰块、硬糖、维生素含片。⑤咀嚼无糖或木糖醇口香糖、木糖醇含片。⑥必要时可以应用人造唾液或唾液代用品。

（4）鼓励患者少量多次经口适量补充水分，有吞咽障碍者可含食冰块和雪糕，可于饮用液体中加入凝固粉（食物增稠粉），以防发生呛咳。

（5）保持口腔清洁和湿润，预防龋齿和口腔内继发感染：①清醒患者鼓励勤漱口，每日多次用清水、淡盐水或淡茶水含漱，早晚使用软毛牙刷和含氟牙膏刷牙。②指导患者进食后使用牙线或牙线棒清洁牙缝，有条件者可使用电动水牙线和洗牙器冲洗牙缝。③酌情使用含氟漱口液，避免使用含乙醇的漱口液，以防损伤口腔黏膜。④口唇涂抹润唇膏，预防干燥、皲裂。⑤使用人造唾液、唾液代用品和口腔润滑剂，如口腔保湿喷雾、口腔润滑凝胶，必要时使用专用漱口液。⑥对于意识不清或无自理能力的患者，给予口腔护理，早、晚及进食后使用口腔海绵棒以淡茶水或清水清洁口腔及舌面，每小时以棉棒蘸温水湿润口腔黏膜及舌体。⑦对于濒死患者，可用小喷壶、滴管和海绵棒等工具以水湿润舌和口腔，或将小颗冰块置于舌底缓慢融化滋润。⑧预防口腔白念珠菌感染，对病危易感人群，口腔局部使用碱性或含抗真菌药的漱口液和含片。

（6）舌苔厚的护理：①及时清洁舌体，使用软毛牙刷或舌苔刷，蘸6%过氧化氢洗刷舌面。②将等量的苹果汁与苏打水制成混合溶液，含漱并刷洗舌苔。③将0.25 g维生素C泡腾片放置在舌面上，几分钟后用牙刷蘸水刷洗舌苔局部。④当条件允许时，可使用新鲜菠萝切片置入口中，如同吮咽硬质糖果般吮食鲜菠萝片。菠萝中含有的天然菠萝蛋白酶属于一种蛋白水解酶，新鲜菠萝比罐头菠萝或干菠萝片含有更多的菠萝蛋白酶，可达到清洁口腔和舌苔的作用，并且口感较佳，易于接受，濒死患者可以尝试使用。

（7）健康教育：①指导患者戒烟、戒酒，避免饮用含乙醇和咖啡因的饮料，饮食宜清淡、湿软。在保证热量和营养摄入的情况下，适当增加半流质饮食和汤水，避免过干、过硬、油炸及烧烤类食品，减少重口味食物和浓味酱汁，少用味精、鸡精、酱油、鱼露、辣椒酱等调味品。②指导佩戴义齿的患者保持义齿清洁，勿戴义齿过夜，夜间取下义齿泡于清水、氯己定溶液或专用义齿清洗液中。③遵医嘱使用药物治疗，毛果芸香碱5 mg，每日3次，口服；西维美林30 mg，每日3次，口服；或者2%毛果芸香碱口服制剂4滴左右用水稀释漱口。

第十二节　失　眠

一、概述

（一）定义

失眠（insomnia）是患者对自身睡眠不满足和不满意的一种主观体验，并以影响白天社会功能为表现，同时也是睡眠不好的主诉。患者总觉得难以入睡，入睡后多梦、易醒，醒后难再入睡；或早醒、因睡眠时长不足而引起睡眠质量感受差，多伴有醒后疲乏、头痛等感受。

疾病晚期和生命末期患者因病变引起的疼痛以及对疾病的恐惧，往往面临巨大的身体和精神上的压力，造成患者不同程度的睡眠紊乱，睡眠障碍可能使患者生命质量明显下降，给患者带来精神上的痛苦。此外，对家庭的牵挂、担心被家庭和朋友抛弃、治疗引起的不良反应、环境改变、失去社会地位等也与睡眠障碍的发生有关。

（二）相关概念

1. 睡眠障碍　是以频繁而持续的入睡困难或睡眠维持困难并导致睡眠满意度不足为特征的睡眠障碍。

2. 入睡困难　睡眠潜伏期或入睡后觉醒时间延长，青年人≥20分钟，中老年人≥30分钟。

3. 早醒　比预期的起床时间早醒30分钟，且总体睡眠时间明显减少。

（三）病因

失眠的病因复杂、繁多，包括生理因素、心理因素、行为因素、环境因素和药物因素等。失眠的三大类主要因素列于表6-1。

表6-1　失眠的三大类主要因素

因　素	说　明
易感因素	性别（以女性居多）、年龄（常见老年人）、失眠的既往史和家族史、焦虑及抑郁情绪、精神疾病、心理障碍、妊娠期、月经期、围绝经期等
诱发因素	躯体疾病、身体症状（疼痛、咳嗽、气促、恶心、呕吐、腹胀、腹泻、尿频、皮肤瘙痒、谵妄、阻塞性睡眠呼吸暂停等）、治疗和药物、睡眠环境、应激因素、重大人生变故、严重精神打击
维持因素	不良睡眠习惯或生活行为（如睡前使用电子产品时间过长、白天卧床时间过多、睡前饱食或摄入含咖啡因或酒精的饮品、晚上进行剧烈运动或观看恐怖片）、昼夜节律紊乱、对睡眠的认知错误（如对睡眠时长和质量持有过高期待、对睡眠的意义有认知歪曲）

综合参考宁晓红主译的《临床实践中的缓和医疗》及国外相关研究结果，将生命末期患者失眠的原因及相关因素列于表6-2。

表6-2　生命末期患者失眠的原因及相关因素

失眠的原因及 相关因素	说　明
抑郁	与损伤、慢性疼痛、肿瘤对中枢神经系统影响、代谢及内分泌紊乱有关的重度抑郁
焦虑	对疾病、诊疗、疼痛、死亡的恐惧及药物和肿瘤对中枢神经系统影响相关的适应障碍或广泛焦虑症
认知障碍	继发于药物、代谢紊乱及肿瘤直接侵犯中枢神经系统的谵妄
发热	伴或不伴出汗、寒战
疼痛	与肿瘤直接影响、诊断或治疗有关或非特定因素
恶心和呕吐	与化疗、药物或原发胃肠道病变有关
呼吸窘迫	缺氧和（或）焦虑、阻塞性睡眠呼吸暂停、胸膜痛
药物	兴奋药、气管扩张药、激素类、抗高血压药、抗抑郁药；因服用镇静催眠药或引起撤退或反跳反应
精神生理因素	由条件唤起反应、消极期望和不良的睡眠习惯引起
觉醒节律	与正常节律紊乱、睡眠时间过多、夜间睡眠扰乱相关
环境	光线、温度、湿度、噪声、睡眠被频繁打断、缺乏私密性、周围环境陌生、不安全感、床具和睡眠用品不舒适或不习惯

二、评估

（一）临床评估

失眠的临床评估应涵盖睡醒节律评估、病史和体格检查评估、心理情绪评估等多方面，结合患者身体、心理、社会、精神状况，进行细致、全面、多维度评估。

1. 睡醒节律评估　包括日常作息时间、失眠的具体特点、日间症状的基本表现及持续时间、失眠的演变；睡前的饮食、行为及心理活动状况（从傍晚到入睡前）；睡眠环境；日间活动和功能。

2. 病史和检查评估　包括躯体疾病、精神障碍、睡眠障碍、身体不适症状、当前治疗方法、使用的药物、应激因素、妊娠史、月经史、围绝经期症状、家族史、精神检查及实验室检查等。

3. 心理情绪评估　包括个人背景、家庭情况、自身性格特征、重要人际关系、近期重大生活事件、对当前疾病或人生困境的认知和理解、目前现实的困难和心理困扰、心理痛苦程度、焦虑和抑郁程度及社会支持系统等。

（二）主观测评工具

（1）睡眠日记。

（2）评估量表：①匹兹堡睡眠质量指数（Pittsburgh sleep quality index，PSQI）。②睡眠障碍评定量表（sleep dysfunction rating scale，SDRS）。③艾普沃斯嗜睡量表（Epworth sleepiness scale，ESS）。④失眠严重程度指数（insomnia severity index，ISI）。⑤清晨型 - 夜晚型量表（MEQ-19）。⑥睡眠障碍的信念和态度量表（dysfunctional beliefs and attitudes about sleep，DBAS）。

（三）客观测评工具

1. 多导睡眠监测（polysomnography，PSG）　通过多个导联及束带连接分析仪器，由专业的监测人员对患者全夜的睡眠情况连续、同步描记，包括监测脑电、眼电、下颌肌电、口鼻气流、呼吸动度、心电、血氧、鼾声、肢动、体位 10 项指标，仪器自动分析，经人工核实后最后得出患者睡眠情况分析结果。多导睡眠监测是用于记录、评估和诊断失眠的常用方法之一，能够提供睡眠质量（尤其是睡眠结构）最全面的信息。

2. 多次睡眠潜伏时间试验（multiple sleep latency test，MSLT）　是通过白天多次固定间隔时间对睡眠的监测来判断患者嗜睡程度的一种方法。本试验有助于判断失眠患者的失眠原因。

3. 清醒维持测验（maintenance of wakefulness test，MWT）　是用于评价患者保持清醒能力的试验，是对患者一定时间内保持清醒能力的有效、客观的评价。MWT 有 20 分钟和 40 分钟两个试验方案。

4. 体动监测（actigraphy）　检查所用的体动记录仪由传感器、存储器和数据分析系统组成，应用传感器感知相应电极部位的三维加速运动并将其记录下来。患者通过佩戴手表式装置来监测身体运动情况，用于区分睡眠和清醒周期，并记录昼夜节律。在居家生活环境中的监测将更贴近真实的睡眠觉醒情况，可作为失眠的诊断方案，易被患者接受。

三、诊断

根据 ICD-10 精神与行为障碍分类，非器质性失眠症的诊断标准为：①主诉或是入睡困难，或是难以维持睡眠，或是睡眠质量差。②这种睡眠紊乱每周至少发生 3 次，并持续 1 个月以上。③日夜专注于失眠，过分担心失眠的后果。④对睡眠量和（或）质不满意，引起明显苦恼或影响社会及职业功能。

四、治疗

针对失眠患者的病因处理是治疗的关键。抗癌治疗期间，对失眠患者应给予必要的处理，针对不同病因拟定不同的干预措施，尽量消除肿瘤及治疗引起的不适症状，以达到恢复社会功能和提高生命质量的治疗目标。根据文献报道，未得到有效控制的癌性疼痛是造成晚期癌症患者失眠的重要原因。医护人员应积极评估患者疼痛的部位、程度、时间，准确掌握积极治疗患者疼痛的方法。对于存在焦虑、抑郁情绪或精神心理障碍的患者，应该按精神心理专科原则治疗及控制原发病，同时治疗失眠症状。失眠的临床治疗流程详见图 6-1。

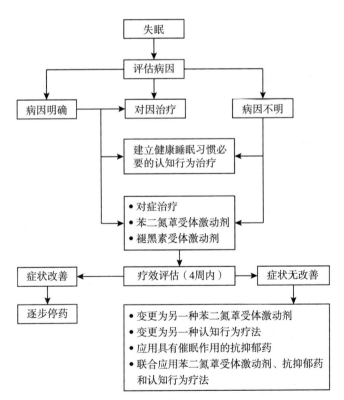

图 6-1　失眠的临床治疗流程

（一）药物治疗

当使用药物治疗癌症患者失眠时，常根据治疗普通人群失眠的经验，缺少相关的研究，须注意药物的不良反应和多种药物同时使用的相互作用，一些催眠药可能会加重癌症患者的乏力症状。总体原则：催眠药应短期使用，从小剂量开始，逐渐增加剂量，若与阿片类药物同时使用，应注意过度镇静等副作用，酌情减少剂量。

1. 苯二氮䓬类　短效（半衰期<5 小时），如咪达唑仑；中效（半衰期 5～25 小时），如劳拉西泮、阿普唑仑、艾司唑仑；长效（半衰期>25 小时），如硝西泮、氯硝西泮、地西泮。

2. 非苯二氮䓬类　环吡咯酮类（如佐匹克隆）、咪唑吡啶类（如唑吡坦）。应用苯二氮䓬类药物时，应注意以下几点：①呼吸抑制的加重；②老年人较青年人易发生药物中毒等情况。③老年人更容易出现镇静催眠作用时间延长；④对苯二氮䓬类等镇静催眠药敏感性高的人群，易出现精神错乱、共济失调等不良反应；⑤禁忌证：重症肌无力、闭角型青光眼。苯二氮䓬类药物的不良反应列于表 6-3。

表 6-3　苯二氮䓬类药物的不良反应

常见不良反应	可见不良反应	少见不良反应
眩晕、嗜睡、朦胧、目眩、乏力、疲倦、共济失调	食欲缺乏、恶心、呕吐、口渴、便秘、排尿困难、头痛、低血压	黄疸、皮疹、瘙痒、血液问题、震颤、手足发麻、出汗、少尿、蛋白尿、水肿、月经异常

3. 抗抑郁药　帕罗西汀、米氮平等。

4. 中成药　如朱砂安神丸、复方丹、酸枣仁安神胶囊、补心丹，对改善患者的睡眠状况有一定的效果。

（二）非药物治疗

1. 失眠认知行为疗法（cognitive behavioral therapy for insomnia，CBTI）　2016 年美国医师协会发布的《成人慢性失眠障碍管理指南》强烈推荐所有成年慢性失眠患者均应接受针对失眠的认知行为疗法，并作为慢性失眠的初始治疗[37]。CBTI 包括多个治疗部分：①睡眠相关认知治疗；②睡眠行为干预（刺激控制、睡眠限制、放松疗法、心理暗示、矛盾意向）；③睡眠卫生健康教育。

睡眠相关认知治疗的重点是纠正患者对睡眠的错误认识和不合理的信念，协助改变其过度关注失眠结果的观念，避免陷入焦虑 - 失眠 - 焦虑 - 失眠的恶性循环之中。护士可向患者说明 8 小时的睡眠时长并不是人人都要遵守，睡眠时长少于 8 小时的人也可以精力充沛地迎接第二天的工作和生活，使其对睡眠的时长有正确的认识。也不要把目前发生的一切问题都归咎于受失眠的影响，尽量保持自然入睡，避免强行逼自己入睡，不要因为一夜没睡好就产生不良的负面情绪。接纳负面情绪，合理宣泄内心压力。

睡眠行为干预即限制日常卧床时间，以保证与其实际睡眠时间相符合，避免床上清醒时间过长。当睡眠效率（睡眠时间占卧床时间的比例）<80% 时，减少卧床时间 15～20 分钟。通常当睡眠效率为 80%～85% 时，保持卧床时间不变；睡眠效率>85% 且持续>1 周者，可增加卧床时间 15～20 分钟。刺激控制疗法：如体力可支，仅在困倦时卧床，如卧床时间≥20 分钟不能入睡，应离开卧室到其他房间，待困倦时再卧床。

睡眠卫生健康教育，即教育患者学会控制与纠正各种影响睡眠的行为。如保持规律的日常作息习惯（包括节假日）、在卧室内不从事与睡眠无关的行为、不在床以外的地方睡觉、临睡前 1 小时不进行锻炼并且不看手机和电视等。

2. 芳香疗法　国内外多项研究结果显示，芳香疗法对失眠有效。可单独或多种方式结合应用芳香精油帮助患者放松身体和情绪，促进入睡。

（1）将 2～3 滴芳香精油与几滴椰子油或橄榄油调和，取少量置于掌心搓热，按压太阳穴和眉心位置，按摩面额、耳郭、头部、肩颈、脊椎、小腿肌肉及足底等。

（2）将芳香精油滴 1～2 滴到掌心，轻轻摩擦温热后，将双掌合拢，呈捧水状捂住鼻周做深呼吸数次。

（3）将芳香精油滴入温水中，用湿热毛巾热敷眼周、肩颈、腰背、膝盖等部位。

（4）将芳香精油滴入温热水中进行足浴，同时按摩小腿和足底。

（5）使用扩香仪释放芳香精油，临睡前 1 小时打开扩香仪，睡觉时关闭。可针对不同的失眠类型、躯体不适症状、个人喜好来选用不同的芳香精油配方，薰衣草、洋甘菊、岩兰草、黑云杉、马郁兰、佛手柑、檀香、乳香、鼠尾草、花梨木、绿橘、柠檬、薄荷、银合欢、芳樟、香蜂草等植物提取的芳香精油均对失眠的缓解有一定的帮助。常用的芳香精油搭配使用方案列于表 6-4。

表 6-4　常用的芳香精油搭配使用方案

失眠特点	芳香精油搭配使用方案
间歇性失眠	薰衣草、岩兰草、洋甘菊、黑云杉、芳樟
易醒噩梦性失眠	薰衣草、佛手柑、乳香
环境噪声性失眠	薰衣草、岩兰草、檀香
焦虑紧张心理性失眠	檀香、马郁兰、洋甘菊、黑云杉、芳樟
抑郁担忧心理性失眠	佛手柑、乳香
急躁易怒心理性失眠	岩兰草、洋甘菊、黑云杉、芳樟

3. 正念减压练习（mindfulness-based stress reduction，MBSR）　大量临床和心理循证依据表明，正念减压练习可以缓解疼痛、高血压、心律失常、失眠、厌食和暴食等诸多心身相关躯体症状，减轻心理压力，舒缓抑郁和焦虑，提高睡眠质量，改善疲乏，全面提高生命质量，有效地促进多种慢性疾病的临床治疗和康复[38]。另外，有多项研究表明，MBSR能提升免疫系统功能，调节神经内分泌系统，减低压力激素水平，增强细胞端粒酶活性，保持端粒 K 度，提升免疫系统功能。国际整合肿瘤学协会（Sociely of lntegrative Oncology）在 2017 年发表的乳腺癌整合治疗临床指南中推荐使用 MBSR 治疗乳腺癌患者的抑郁和情绪障碍。

正念减压练习的基本练习包括呼吸觉察、身体扫描、正念伸展等。其中，身体扫描有助于放松、改善情绪、舒缓身心压力、促进入睡、延长睡眠时长和提高睡眠质量。

4. 其他　渐进性肌肉放松、呼吸放松、意念引导、音乐疗法、运动疗法、园艺治疗、冥想、瑜伽、穴位按摩、针灸、足浴及打太极拳等，均对失眠有一定的改善和帮助作用。

五、护理

（一）一般护理

1. 营造舒适的睡眠环境　包括减少噪声，保证夜间病房光线柔和，降低医疗护理设备运转音量。病室保持适宜的温度和湿度，卧室温度稍低有助于睡眠；提供柔软、舒适、整洁的床铺，使用水床或气垫床，采取半坐卧位睡眠，定时协助翻身，也有助于睡眠。

2. 合理安排治疗和护理操作　尽量不在夜间进行治疗和护理，做到"四轻"，包括走路轻、关门轻、操作轻、讲话轻，避免各种可能让患者感到不安全的因素。

3. 活动与休息　尊重患者的生活习惯，协助患者保持规律的作息时间，防止睡眠颠倒，午睡时间尽量控制在 1 小时以内，且避免在下午 3 时以后午睡。白天打盹过多会导致夜晚睡眠时间被剥夺。根据患者体力与病情安排适当的娱乐活动和运动锻炼，下午锻炼可以帮助睡眠，而有规律的身体锻炼能提升夜间睡眠的质量。尽量促进自然睡眠，做好晚间护理，协助卧床患者做好睡前准备。

（二）饮食护理

睡前 1 小时不宜进食过饱，避免刺激性强的食物或药物，如咖啡、浓茶。遵医嘱规律使用促进睡眠的药物，避免过量用药或突然停药，并积极关注患者的用药情况和药物的不良反应。

（三）其他护理

1. 积极控制躯体症状　积极关注患者的不适主诉，协助医师查找原因，恰当应用药物治疗和非药物治疗方法，积极控制躯体症状，缓解患者的躯体不适。

2. 应用非药物疗法促进睡眠　①睡前 1 小时播放轻柔的音乐舒缓情绪；②使用温水泡足或温水洗澡放松肌肉；③进食少量的点心和热饮，均可帮助睡眠；④避免在睡前进行剧烈的运动锻炼，可散步；⑤避免睡前精神紧张和情绪激动，如阅读小说、写信，或观看紧张、刺激的电视剧；⑥睡前不宜看手机超过 30 分钟，手机的蓝光会影响大脑分泌褪黑素，妨碍入睡。

3. 定期评估　定期运用简单易行的睡眠相关量表（如匹兹堡睡眠质量指数）为失眠患者进行护理评估，并可作为临床护理失眠患者的评价指引。

（四）心理护理

1. 提供心理情绪疏导，改善患者的心理状态　安宁疗护护士应态度温和，对新入院患者详细讲解病房的陪护、探视及作息制度，尽量减少患者对环境的陌生感；鼓励家属多陪伴患者，促进与患者的良性沟通，减轻心理压力；及时提供各种诊疗相关信息及注意事项，减轻焦虑和担忧。

2. 增加患者对环境和人际关系的安全感　如让患者知道医务工作者在病区守护，陪护人员随时在身边可以协助翻身、叩背、按摩等；房间内可播放轻柔的音乐，或播放连续、均匀、轻柔的声音（如风声、海浪声、下雨滴水声、溪河流水声、虫鸣鸟叫声、马达引擎声），可增加患者的安全感，促进入眠。

（五）健康教育

1. 疾病定期随访　①疾病知识指导；②疾病相关监测及自我管理；③药物指导。

2. 预防知识指导　①规律作息时间；②保持良好的情绪；③创造良好的睡眠环境；④当以上效果均不佳时，可使用帮助睡眠的药物，并门诊随访。

第十三节　谵　妄

一、概述

（一）定义

谵妄（delirium）是生命末期常见的一种精神症状，是一种短暂的（数小时至数日）、通常可以恢复的、以认知功能损害和意识水平下降为特征的脑器质性综合征，症状随时间变化而波动。谵妄可表现为迟滞、亢进或混合型，临床表现各异。

谵妄常见于严重的躯体疾病，其发生不仅干扰患者的治疗，还影响患者的生命质量。在住院患者中，10%~30%存在谵妄表现，生命末期患者在生命的最后几周内出现谵妄的比例可达85%以上。

（二）病理生理

谵妄的病理生理变化复杂，目前尚未完全明确。药物毒性、炎症、急性压力均可能扰乱神经递质传递而导致谵妄。谵妄现象与乙酰胆碱（acetylcholine）神经系统关系密切，乙酰胆碱在大脑神经突触浓度的变化直接造成意识混乱与认知功能障碍。当乙酰胆碱浓度偏低时，患者可能出现阴性症状（negative symptom），如少动、少言、昏沉。当乙酰胆碱浓度偏高时，患者可能出现阳性症状（positive symptom），如躁动不安、幻觉、妄想及胡言乱语。

（三）病因

谵妄和生命末期躁动是由多种原因引起的，尤其是接近生命末期的患者，往往存在多种用药和多系统衰竭的复杂情况，这些情况均有可能诱发谵妄。谵妄最常见的原因列于表6-5。

表 6-5　可能引起谵妄的原因

药物相关原因	非药物相关原因
阿片类物质	脱水
抗胆碱药	贫血
H_2 受体阻断药	感染
抗惊厥药	发热
精神类药物	疼痛
抗帕金森药	器质性病变：脑转移、颅内压增高
抗组胺药	排泄改变、尿潴留
非甾体抗炎药	粪便嵌塞、便秘

续表

药物相关原因	非药物相关原因
呋塞米	情绪变化：恐惧、焦虑、意识混乱
地高辛	环境的原因：过冷、过热、尿床
激素	癌症的治疗：化疗、放疗
戒断反应	代谢紊乱：高钙血症、低钠血症、低血糖症
乙醇	肾衰竭、肝衰竭
尼古丁	
苯二氮䓬类药物	

（四）分型

1. 功能亢进型（激越） 与自主神经过度兴奋有关，特征为存在幻觉和妄想，常伴随颜面潮红、瞳孔散大、结膜充血、心悸及出汗等症状。

2. 功能减退型（嗜睡） 特征为精神错乱和镇静状态。

3. 混合型 特征为激越和嗜睡交替出现。

（五）临床表现

谵妄是一种在医学上广泛存在的状态，其特征是患者出现认知功能障碍和意识状态改变，表现为对周围环境的错觉、妄想、认知混乱和行为异常。谵妄通常是由各种疾病或医疗情况引起的，并不是一种独立的病症，而是其他基础病因或触发因素的结果。谵妄的临床表现可以包括以下几个方面：

1. 认知障碍 患者可能出现认知功能的受损，包括注意力不集中、记忆力减退、思维混乱和定向力下降。他们可能无法清晰地理解、处理和回忆信息。

2. 意识状态改变 谵妄患者常常表现出意识水平的不稳定性，可能会出现清醒时段和混乱时段的交替。在混乱时段，患者可能表现出错觉、幻觉或妄想，对于周围环境的认知可能严重扭曲。

3. 言语和行为异常 患者的语言和行为可能变得不连贯、混乱或不协调。他们可能讲话含糊不清、毫无逻辑、内容散乱或无法理解。

4. 情绪不稳定 谵妄患者情绪波动较大，可能出现焦虑、恐惧、烦躁、兴奋或抑郁等情绪变化，这些情绪变化可能与他们混乱的认知状态相互影响。

5. 睡眠障碍 患者可能出现睡眠紊乱，包括失眠或昼夜颠倒等症状，这可能进一步加重谵妄状态。

6. 行为异常 谵妄患者可能表现出不稳定、不安、躁动或者极度冷静的行为，这些行为与其正常的行为模式明显不同。

7. 身体症状 在某些情况下，患者可能伴随有生理上的症状，如发热、呼吸急促、心率不规则，这些生理症状可能与谵妄状态相关。

谵妄的临床表现是多种因素综合作用的结果，这些因素可能包括感染、药物不良反应、脑损伤、代谢紊乱、精神疾病等。对谵妄的准确评估和诊断需要结合患者的详细病史、身体检查和必要的实验室或影像学检查。针对潜在的病因，医务人员会制定相应的治疗方案，以缓解谵妄症状并处理其基础疾病。

二、评估

谵妄是一种可能致命的疾病。相关研究已表明，在生命末期安宁疗护患者中，约有50%患者的谵妄和生命末期躁动是可逆的[39]。因此，确定生命末期患者躁动最常见的相关可逆性因素应为谵妄的评估重点。

尽早识别谵妄的早期体征并给予适当的治疗，宜早不宜迟。早发现、早处理可以防止危象的发生。可以采用"是否能够准确书写自己的名字和地址"作为甄别早期谵妄的方法，且它与某些需要较长时间或具有侵袭性的检验一样敏感。

通过判断患者的认知功能，临床工作者能快速掌握患者的情况。认知功能包括判断（judgement）、定向力（orientation）、记忆力（memory）、抽象思维（abstract thinking）、专注（concentration）或计算力（calculation），简称JOMAC。对病情的评估，可采用一些简单的对话进行判断。如询问患者："如果你现在闻到房间里有烧焦味，接着你要做些什么？"通过患者的反应，医疗工作者可以了解患者的判断。有时候仅从定向力三个维度（人、时、地）的混乱，也可以掌握患者谵妄的病情。了解记忆力的功能是否存在，通常要求患者记三样不相干且非同类的事物或不相关的词汇（如钢笔、快乐、风筝），然后于5分钟后再询问患者。抽象思维可通过询问患者事物的相似性或成语解释来了解。专注与计算力可以用"100-7"运算来进行症状的评估。

1. 病史评估

（1）症状及简易问题判断。

（2）疾病及诱因。

（3）躯体状态：病史、生命体征、躯体及神经系统检查、麻醉相关记录及药物治疗记录。

（4）精神状态：精神状态检查、认知测验（画钟测验）。

（5）辅助检查结果：血生化、血常规、血糖、动脉血气分析、血药浓度（地高辛、苯巴比妥等）、尿常规和尿培养、心电图、胸部X线检查、脑电图、头颅CT或MRI。

2. 筛查工具

（1）简易精神状态检查（mini-mental state examination，MMSE）：见附录11，能够有效地检验认知受损的情况，最为常用，但不能区分谵妄和痴呆。它主要评价认知的5个方面，包括定向力、表达力、注意力和计算力、记忆力、语言能力，其总分范围为0~30。MMSE简单、易行、易接受，敏感性较理想，但特异性略差，检查结果受年龄和文化程度等因素的影响。

（2）神经行为认知状态测验（neurobehavioral cognitive status examination，NCSE）：是目前公认的、具有分测验的、灵敏度较好的第二代认知筛选量表，能够区分不同程度的认知功能缺损。NCSE强调独立评估认知功能的三个一般因素（意识水平、注意力和定向力）。

（3）意识障碍评估（confusion assessment method，CAM）：是根据《美国精神障碍诊断与统计手册》第3版（DSM-Ⅲ-R）中谵妄的5个操作性诊断标准所制定的，用于老年谵妄的临床辅助诊断，具有比较好的信度和效度，需要由受过训练的专业人员使用。

（4）谵妄评定量表（delirium rating scale，DRS）：是用于评定躯体疾病患者发生谵妄及其严重程度的量表。DRS 的评定基于对患者 24 小时的观察。因此，所有与患者的访谈、精神状态检查、护士观察和家人报告的有用信息都对 DRS 的评分有帮助。总分范围为 0～32 分，推荐的分界值为 10 分或 12 分，该量表可能更适用于研究而非临床应用。

（5）谵妄护理筛查量表（nursing delirium screening scale，Nu-DESC）：见附录 12。只有 5 个条目，中文版 Nu-DESC 诊断阈值取 3 时，以金标准《美国精神障碍诊断与统计手册》第 4 版（DSM-Ⅳ）作为效标，灵敏度为 0.80、特异度为 0.92，诊断符合率为 90.4%。Nu-DESC 最大的特征是便捷和易用，5 个条目的内容非常容易记忆。安宁疗护护士在常规护理操作中，利用与患者简单交流得到的信息就能完成评估。

三、诊断标准与鉴别诊断

（一）诊断标准

《美国精神障碍诊断与统计手册》第 4 版（DSM-Ⅳ）对谵妄的诊断标准如下。

（1）意识障碍（如对周围环境的意识清晰度降低），伴有注意的集中、保持或转移能力下降。

（2）认知改变（如记忆缺陷、定向不良、言语障碍）或出现知觉障碍，而又不能用原先存在或正在进展的痴呆来解释。

（3）症状在短时间（通常为数小时或数日）内发展起来，并在一天中有波动趋势。

（4）病史、体格检查或实验室检查：有证据表明，意识障碍是躯体情况的直接生理后果。谵妄状态的诊断并不困难，可根据意识模糊、定向力障碍、丰富生动的错觉、幻觉及紧张、恐惧情绪和兴奋躁动行为等症状判断。但病因诊断相对困难，需通过病史、体格检查和有关实验室检查及器械检查方可明确。对于接近生命末期的慢性疾病晚期患者，由于有时并无必要进行实验室及器械检查，故近一半的患者难以明确病因。

（二）鉴别诊断

谵妄和痴呆有时很难区分，故回顾患者的病史非常必要。如果患者已经有或曾有幻视、语言丧失、认知受影响、不稳定的情绪反应，以及在记忆、判断或思考方面存在问题，相关症状急性发作，谵妄则是最可能的诊断（表 6-6）。

表 6-6　抑郁、焦虑、谵妄、痴呆的鉴别诊断

病种	幻视	发病进程	失语	意识改变	不稳定的情绪反应	影响记忆、判断和思考	睡眠觉醒节律
抑郁	－	可能急性	－	－	偶尔	－	正常
焦虑	－	可能急性	－	－	++	－	正常
谵妄	+++	急性、可逆（生命最后几个小时不可逆）	－	++	+	+	改变
痴呆	－	逐渐发生、进展缓慢、不可逆	+	++	－	+	基本正常

注：－. 症状不存在；+. 症状轻度或不明显；++. 症状明显，但不强烈；+++. 非常突出的症状表现。

四、治疗与护理

谵妄在晚期癌症和慢性疾病末期阶段发病率高，预防谵妄的发生是谵妄管理的首要任务。一旦谵妄出现，应尽早采取非药物及药物治疗的方式处理。非药物干预可以快速改善谵妄患者的症状，促进认知好转。单独使用非药物治疗或支持疗法对控制谵妄症状时常是无效的，必要时需要联合使用抗精神病类药物治疗。

1. 预防　进展期癌症患者出现的谵妄对其自身和家属产生严重困扰，30%~40%的谵妄可以预防，应首选非药物治疗预防谵妄的发生（表6-7）。

表6-7　谵妄的预防措施

临床情况	预防措施
认知功能损害或定向力障碍	保证适当的光线和清晰的标识；使患者可看到钟表和日历（让患者保留时间定向）；向患者解释他在哪里、他们是谁；你的角色是什么（让患者重新定位）；进行刺激认知的活动（如回忆旧事），协助家人和朋友经常探望
脱水或便秘	鼓励患者饮水，必要时鼓励皮下或者静脉补充液体；对有合并症（如心力衰竭或者慢性肾病）又需要控制液体平衡的患者，建议必要时寻求帮助
低氧血症，不能活动或活动受限	评价低氧血症的情况并在必要时保证氧饱和度。鼓励患者：①术后尽早活动；②走动（必要时提供助行工具，这些需求应该随时能够获得）；③鼓励所有患者（包括不能行走的患者）进行力所能及的运动
感染	寻找感染原因，治疗感染，避免不必要的置管，按照感染控制指南开展治疗及护理工作［英国国家卫生与临床优化研究所（National Institute for Health and Clinical Excellence，NICE）临床指南2］
多种情况并存疼痛	对服用多种药物的患者，要进行药物核查，考虑药物的数量和类型，评估疼痛。寻找非言语的疼痛表现，尤其是对那些沟通困难的患者，对发现或可疑有疼痛的患者，采取合适的镇痛治疗
营养不良	遵循成人营养支持（NICE临床指南2）中关于营养的建议，如果患者有义齿，应该确保义齿合适
感觉受损	去除任何导致损伤的可逆性因素（如耵聍阻塞）；对需要助听器或者眼镜的患者，要保证这些设施随时可以得到
睡眠障碍	如果有可能，睡眠时间应避免护理及医疗操作，调整药物使用时间，以避免干扰睡眠，在睡眠时间将噪声降到最低

2. 非药物治疗

（1）一般处理：非药物干预可快速改善谵妄患者的症状，促进认知改善。但与常规治疗相比，这些干预措施并不能降低死亡率和提高生命质量。幻觉、噩梦和错误的理解往往使患者感到恐惧和焦虑，医务工作者应努力尝试帮助患者表达其身心痛苦，增加陪伴，安慰和解释。提供合适的环境，保持环境安静、空气流通、温度适宜、床铺整洁，避免冲突及过度的声光刺激，白天房间光线柔和，晚上调暗灯光或给予夜视灯；将患者病床调到距离护士站较近的房间，以便近距离密切观察，且避免其他患者围观；工作人员讲话应轻声，避免在病房中交谈和讨论病情；可播放轻柔、舒缓的背景音乐，请患者信任的亲友陪伴和安抚。

（2）促进患者舒适：让患者留在熟悉的环境，时常提醒正确的人、时、地等信息，尽量保证日常的生活作息时间，有助于患者增加安全感和稳定情绪，做好基础生活护理，像对待正常人一样尊重患者，不可约束或禁锢，甚至捆绑患者，因为这样会增加患者的激惹程度，并且增加外伤的风险。如果其他的方法不能有效地控制患者的行为，同时患者有自伤或伤人的行为，此时可使用适当的躯体限制和活动空间限制，安全地使用床档。

（3）保障患者安全：由于患者有意识障碍，不能正确地判断周围环境，而且受幻觉或错觉影响，有可能发生伤人、毁物、自伤或其他意外，因此需特别注意防范，最好派专人24小时陪护。动态评估患者的情况，创造安全的环境，以防患者跌倒或受伤，移除刀具、锐器、玻璃瓷器、绳索、杀虫剂、洗涤剂、化学品等危险物品，不在房间内存放药品，暂时关闭阳台和限制窗户打开的角度，避免患者发生意外，预防重物撞击和高空坠落。若患者平常佩戴眼镜或助听器，在谵妄时同样让患者继续佩戴，以帮助他们能够看清或听清，增强安全感，消除恐慌。

（4）积极睡眠管理：谵妄病情波动，朝轻暮重，必要时遵医嘱给予药物催眠。白天尽量不要让患者睡觉，拉开窗帘，适当沐浴阳光；而到了晚上，则要减少活动，调弱灯光，让患者直观感知昼夜时间的变化；夜间灯光应柔和、暗淡，尽量减少人员走动，减少噪声，确保患者睡眠充足，以促进大脑功能恢复，尽量保证正常的睡眠觉醒节律。安宁疗护护士在夜间巡视时，要密切观察患者的病情，同时可以尝试以下措施避免惊扰患者，有计划地关上所有的门，最大限度地降低各种监护仪报警音量，晚上11时至早晨5时尽量协调和限制各种护理操作，避免用灯光直接照射患者，轻声讲话、不宜使用电话及对讲器大声讲话。嘱患者不看电视，不听收音机。

（5）心理护理：熟练掌握与患者沟通的技巧，尽量满足其合理要求，避免一切激惹因素，稳定患者的情绪，认真对待和解决患者恐惧或焦虑的感受，对患者的诉说与提问予以回应和回答，适当共情倾听，耐心安慰和解释。每次遇见患者时，即使数分钟前刚遇见过，均应简单地进行自我介绍，以缓解患者的紧张、茫然和心理阻抗。家属或医护人员的温柔陪伴及细心护理十分重要，所有跨学科团队成员都应参与，加强社会、心理、精神和情感上的支持。根据个体需要，采用音乐疗法、治疗性触摸、非医学护理措施，谨慎使用抗焦虑药。

（6）病情解释及沟通：向家属解释病情变化的原因，说明医护人员当前提供的治疗及护理措施，重复解释重要和有帮助的信息。对患者及家属强调谵妄患者并非精神心理疾病或性格、脾气的问题，谵妄患者可间歇性清醒。建议患者及家属保持及时、有效的沟通。

（7）其他干预操作：有临床指征时，推荐使用口服或注射镇静药，以帮助患者安静下来；在非必要情况下，应尽量避免各种增加患者痛苦的非必要的诊疗操作；必要时给氧；合理安排治疗和护理的时间，操作轻柔、集中完成，以保证患者的休息时间，最大可能地减少刺激。

反复、耐心、温和地帮助患者恢复定向力。如经常提醒患者当前具体的时间、所在地点、身边的陪伴者、工作人员的身份和名字、住院的原因以及医院的名字；将日历、钟表、家庭照片放在患者能看到的地方；对有特殊需求的患者，应保证能够方便地使用眼镜和助听器。

对于思维紊乱的患者，鼓励进行适当的智力游戏和平常喜爱的生活活动，如打扑克牌、下棋、织毛衣、包饺子，通过手脑并用的刺激，促进改善思维混乱；提供充足、均衡的营养饮食，进行有效的胃肠道及大小便管理策略；监控液体入量，补充水分，选择经口饮入含盐液体，如汤、运动饮料、蔬菜汁；若谵妄由尿潴留或疼痛引起，应及时管理排泄与疼痛。

对严重的谵妄患者，医护人员应该承认并接受患者当前的痛苦，并可运用共情技巧来回应对方，如"我感受到您现在的情绪有点恼火，心里有一股莫名其妙的烦躁，却不知道怎样表达"，同时可以邀请患者回到病房和（或）病床，以便进一步讨论和交流。

3. 对因处理　纠正可逆转因素。如伴有颅内压增高，应予脱水、地塞米松治疗；若存在感染和代谢性疾病，予抗感染、吸氧、改善肝肾功能，纠正酸碱失衡、电解质代谢紊乱等；若是药物性因素，停用或减少引起意识混乱的药物，如甾体激素；必要时考虑将吗啡改成羟考酮等。

4. 药物治疗　当患者过度激越、精神症状突出或者对自身及他人有潜在危险时，应给予药物治疗，目的是尽快纠正躁动混乱的情绪。对一些症状不重、无明显不安或攻击性行为的患者，可不予特别处理。常用的抗谵妄药有抗精神病药和苯二氮䓬类药物。氟哌啶醇是最常用的抗精神病药，新型抗精神病药奥氮平、喹硫平、利培酮等对谵妄也有效。若大剂量抗精神病药不能控制患者的激越症状，则考虑在此基础上加用劳拉西泮。如果生命末期患者使用以上措施均无效，可以考虑姑息性镇静。谵妄常见用药列于表6-8。

表 6-8　治疗谵妄的常用药物

药名	剂量	使用方法	注意事项
抗精神病药（逆转认知损害）			
氟哌啶醇	0.5 ~ 2.0 mg	口服，肌内注射，静脉注射，每 4 ~ 12 小时一次	首选药物，经静脉途径是口服途径作用的 2 倍，对严重的激越患者，可静脉注射或持续静脉滴注，必要时可 2 小时后重复给药；如病因不可逆，则需维持治疗，24 小时给药剂量不超过 30 mg。常见锥体外系、迟发性运动障碍、心律失常、急性肌张力障碍等副作用，使用时应监测心电图
奥氮平	2.0 ~ 5.0 mg	口服，每 12 ~ 24 小时一次	对癌症患者有效，镇静作用较强，常见直立性低血压、口干、困倦及外周水肿等副作用
喹硫平	12.5 ~ 50 mg	口服，每 12 小时一次	合并用药安全，但可能镇静过度，常见直立性低血压、口干、困倦及外周水肿等副作用

续表

药名	剂量	使用方法	注意事项
氯丙嗪	25 ~ 100 mg	口服，肌内注射，静脉注射，每 4 ~ 12 小时一次	强镇静作用，可持续静脉滴注，需监测血压
利培酮	0.5 ~ 2.0 mg	口服，每 12 ~ 24 小时一次	对老年患者有效，对严重激越患者无效，常见直立性低血压、口干、困倦、躁动及外周水肿等副作用
苯二氮䓬类（为难治性、激越性谵妄患者提供镇静，二线用药）			
劳拉西泮	0.5 ~ 4.0 mg	口服，每 4 ~ 12 小时一次	与抗精神病药同时应用最有效，单药可能加重谵妄
咪达唑仑	30 ~ 100 mg	静脉注射，每 24 小时一次	
麻醉药（镇静作用）			
丙泊酚	10 ~ 50 mg	静脉注射，每小时一次	快速起效，作用时间短，非抗精神病药，可滴定到镇静水平

5. 生命末期镇静　尽管采取了以上非药物及药物治疗措施，濒死患者偶尔仍会变得严重激越。如果是疾病终末期，有必要向家属说明谵妄是死亡临近的标志。

少数严重患者在生命的最后几天或几个小时，兴奋、躁动、神志错乱的情况比较严重，烦躁不安、异常痛苦、呻吟不断，在这种情形下，需要进行生命末期镇静，为标准的安宁疗护措施之一，但应与家属充分沟通并知情同意。常用药物及剂量列于表 6-9。

表 6-9　生命最后 48 小时镇静药及抗精神病药的使用剂量

药物	平均剂量（mg/d）	中位剂量（mg/d）	有报道的剂量（mg/d）
咪达唑仑	22 ~ 70	30 ~ 45	3 ~ 1200
氟哌啶醇	5	4	5 ~ 50
氯丙嗪	21	50	13 ~ 900
左美丙嗪	46	100	25 ~ 250
苯巴比妥	—	800 ~ 1600	200 ~ 2500
异丙酚	1100	500	400 ~ 9600

第七章 舒适护理

癌症晚期患者及其他慢性病患者由于疾病对身体长期慢性消耗和精神折磨，身心极度衰弱，承受着常人无法忍受的痛苦，故医护人员舒适、细致的临床护理工作显得非常重要。舒适护理是一种个体化、整体性、创造性、有效的护理模式，其宗旨是把舒适作为护理的目标，使患者直接受益，减轻患者的身心痛苦，提高患者的舒适度和满意度。

第一节 舒适护理与舒适环境

一、舒适护理

舒适（comfort）是指个体身心处于轻松、满意、自在，没有焦虑、没有疼痛的健康和安宁状态的一种自我感觉，包括身体舒适、心理舒适、环境舒适和社会舒适。舒适护理（comfort care）是一种整体的、个体化的、创造性的、有效的护理模式。它通过对护理活动和舒适的研究，使人在生理、心理、社会交往、精神等方面达到愉快的状态。舒适护理是整体护理内涵的延伸，其涵盖范围极广，在患者病情许可的条件下，所有的护理活动都要力求保证患者的舒适。1995 年美国舒适护理专家科尔卡巴（K. Y. Kolcaba）提出舒适护理的概念，他认为舒适护理应作为整体护理达到的结果，提供基础护理与护理研究，需注重个体的舒适感觉和患者的满意度。1998 年我国台湾的萧丰富先生提出舒适护理模式[40]，又称"萧氏双 C 护理模式（Xiao's double C-nursing model）"，认为舒适护理应从生理、心理、社会交往以及精神 4 个方面给予患者全方位的舒适照护，强调护理人员应加强舒适护理研究，并将研究成果应用于实践，使患者在接受治疗的同时，在护理人员的协助下达到生理、心理、社会交往、精神等方面的最舒适感，或缩短不适时间，降低其不愉快程度，促进健康及疾病康复。随着现代护理学科的发展，护理工作不再是简单的技术操作，更应注重"以人为本"的护理过程，提高生命质量是舒适护理的使命。

二、舒适环境

（一）目的与意义

环境（environment）是人类生活的空间中能够直接或间接影响人类生存和发展的各种自然因素和社会因素的总称。人的健康要考虑自然环境和社会环境对人体的影响。健康（health）就是个体与环境在心理和躯体上的适应、协调的结果，是处于自然和社会系统中的个体系统的平衡状态。近代护理学创始人南丁格尔（Florence Nightingale）曾对环境和护理做过深入的观察和研究，她认为环境是影响生命和机体发展的所有外界因素的总和，环境因素不仅可以引起机体的不适，而且可以影响人的精神状态，能够减缓或加快疾病和死亡的进程。环境护理的目标是以患者为中心来创建环境，以满足患者的需要，注意护理、健康、环境和治疗的相互关系，将患者安置在空气清新、整洁、温暖、安静及光线充足的最佳环境中，同时护士有责任帮助患者正确认识所处的环境，并且尽可能改进不良环境，营造一个安全、清洁、整齐、安静、舒适的治疗环境。

（二）具体要求

1. 物理环境

（1）空间：随着社会经济的发展，我国的医院建筑正经历着医学模式、现代科技和医疗体制等方面的变革，从而直接影响到医院建筑的功能组织、流线安排、空间形态等各个方面。在生物 - 心理 - 社会的整体医学模式及倡导以患者为中心医疗理念的时代背景下，越来越多的人开始关注医院公共空间的人性化设计，并提出了更新、更高的要求[41]。

（2）温度：病室的温度以 18～22℃ 为宜，在适宜的室温中，患者可以感到轻松、舒适、安宁，并降低身体消耗。年老体弱的患者常怕冷、怕风，可将其安排在向阳的房间，室温宜保持在 22～24℃。

（3）湿度：病室内的相对湿度以 50%～60% 为宜，可使患者感到舒适。湿度过高，使汗液蒸发受阻，患者感到胸闷、困倦、乏力；湿度过低，患者感到口干唇燥、咽喉干痛，甚至出现呛咳不止。

（4）噪声：根据 WHO 规定的噪声标准，白天医院病区较理想的噪声强度是 35～40 dB。强烈的噪声可刺激人体的交感神经，使患者心率加快、血压升高，使疼痛患者的痛感觉加剧，严重地影响睡眠。良好的听觉环境的标准：想听的声音能听清，并且音质优美，而不需要的声音则应降低到最低的干扰程度。可采取的有效措施如下：医务工作者要意识到外界的高水平噪声来自他们的活动，工作人员要做到"四轻"（讲话轻、走路轻、关门轻、操作轻）。

（5）光线及通风：明亮、柔和的光线有助于开阔患者的心胸，减轻其压抑感，带来舒适、欢快和明朗的感觉。

2. 化学环境 应该加强管理，避免住院患者接触到任何化学药品。常用药品及物品等定点存放、摆放有序、标识清楚、不得混装，无过期、变质现象，口服药原始包装保存，高浓度药品单独存放。清洁工人打扫或用消毒液体擦拭病房时，要及时开窗通风，避免化学气体蒸发对患者产生不利影响。

3. 人文社会环境 就诊环境气氛安宁静谧，清洁宜人，有安全感。病房环境应有适当的新鲜感，避免过于单一的环境，使患者产生厌烦感；患者应较易对灯光、电视等设备进行控制，可方便使用电话，护士可随叫随到；病房有存放个人物品的地方；有接待来访者的地方；病房外有吸引人的去处，以鼓励患者下床活动；有一定的人际交往、娱乐与消遣的空间以及可供漫步的趣味空间。

第二节　口腔护理

一、概述

生命末期患者由于疾病进展、治疗因素或癌细胞侵犯等，常发生口干、口臭、口腔炎、溃疡、感染等口腔合并症。正确执行口腔护理，可以缓解患者的口腔合并症，并维持口腔清洁、卫生、舒适。口腔异味可导致患者的自卑心理，降低交流的意愿，做好口腔舒适护理，可以改善患者的心理状态。

二、目的

照顾者应协助患者进行有效的口腔护理，保持口腔清洁、舒适及维持黏膜的完整性，预防口腔溃疡。预防细菌在口腔内繁殖，防止口疮。协助昏迷或不能自己刷牙的患者保持口腔清洁，减少异味，防止口臭，增进食欲，保持口腔正常功能。

三、护理

1. 操作要点　①协助患者取侧卧位或平卧位，头偏向一侧，若有活动性义齿，则须取下。②清点棉球数目，夹取并拧干棉球，干湿适宜。③嘱患者咬合上下齿→用压舌板轻轻撑开患者对侧颊部，由第三磨牙向门齿纵向擦洗，更换棉球，重复擦洗一遍→同法擦洗近侧；嘱患者张口→擦洗对侧牙齿上内侧面、上咬合面、下咬合面→以弧形擦洗对侧颊部→以同法擦洗近侧→擦洗硬腭（对侧及近侧）→舌下→口腔底。④再次清点棉球数量，确保与操作前相同。

2. 注意事项　①擦洗时，动作宜轻柔，特别是有凝血功能障碍的患者，要防止损伤口腔黏膜及牙龈。②昏迷患者禁止漱口，需用张口器辅助张口，对牙关紧闭者，不可用暴力助其张口。③擦拭时，使用血管钳夹紧棉球，每次夹取一个，防止棉球遗留在口腔内，棉球蘸漱口液不可过湿，以防患者将溶液吸入呼吸道。

3. 义齿护理　如果患者的义齿能够取下，餐后及睡前建议将义齿取下来，用牙刷清洁，可使用清水或义齿专用溶液浸泡义齿。如果义齿松动或不合适，可能会引起口腔黏膜损伤，应及时请口腔科会诊矫正。

4. 唇部护理　在刷牙、漱口或口腔护理之后，可在口唇涂上水溶性润滑剂，以保持口唇湿润，避免使用油性产品。

5. 漱口　是清洁口腔常用的方法，但不能代替刷牙，应避免使用含有乙醇的漱口液，因乙醇可使口腔黏膜干燥而引起不适。

第三节　会阴护理

一、概述

生命终末期患者因疾病造成身体消耗，多伴有疲乏无力，长期卧床，患者二便失禁或留置导尿。保持会阴部清洁、干燥，可有效地预防感染，增加患者的舒适度。

二、目的

①保持患者会阴部清洁、舒适，去除异味，预防和减少感染的发生。②防止皮肤破损，促进伤口愈合。③适用于长期卧床、留置导尿的患者。

三、护理

1. 操作要点

（1）女性患者擦洗顺序：阴阜→大阴唇→小阴唇→尿道口→导尿管→阴道口→会阴侧切口→会阴联合至肛门。

（2）男性患者擦洗顺序：阴阜→阴茎根部→阴茎→阴囊→尿道口→龟头→冠状沟→肛门。

（3）如会阴有伤口，要在擦完尿道口后，以伤口为中心向外擦洗伤口；如留置导尿，要在擦完尿道口后换一棉球，擦洗近尿道口处的导尿管。擦洗时，要求每个棉球擦洗一个部位。

2. 注意事项

（1）严格无菌操作，动作轻稳，镊子尖端用棉球包裹，防止损伤会阴黏膜，一个棉球只用一次。

（2）注意观察会阴部皮肤及黏膜的情况，如有伤口，在擦洗时应注意观察会阴伤口有无红、肿，分泌物的性状，伤口愈合情况。如发现异常，应向医师汇报，并配合处理。

（3）对留置导尿的患者，应注意导尿管是否通畅，避免脱落或折叠。

（4）按原则擦拭，可根据情况增加擦洗的次数，直至擦净。保护患者隐私，注意保暖。

（5）操作前后护士必须洗手，避免交叉感染。

第四节　头发护理

一、概述

疾病终末期患者多伴有脱发，脱发不仅给患者带来外形改变，还会给患者造成一定的心理压力，甚至影响患者的治疗。在临床治疗过程中，发生脱发现象时，提供头发护理，促进患者舒适。

二、目的

通过梳头和洗发，增进头皮血液循环，促进头发生长，去除污垢和脱落的头皮屑，消除异味。对于病情较重、自我完成困难的患者，护士或照顾者应予以帮助，促进患者舒适。

三、护理

照顾者需要帮助患者进行头发健康状况评估。对于头部有病灶或头部放疗患者，要评估头皮的一般状况。根据患者的自理能力和病情决定清洁头部的方法。对于因自理能力下降不能独立完成梳头动作的患者，照顾者应每天协助梳头。

（一）梳头护理

协助患者取舒适及易于梳理的体位。对于脱发较多的患者，可以铺治疗巾或患者的毛巾于枕上，分开头发，由发根梳向发梢。如遇长发或头发打结不易梳理时，应沿发梢到发根的方向进行梳理。梳理完毕，要及时清理脱落的头发，协助患者取舒适卧位。

（二）床上洗发

1. 评估和观察　①评估患者的病情、配合程度、头发卫生情况及头皮状况。②评估操作环境。③观察患者在操作中、操作后有无病情变化。

2. 操作要点　①调节适宜的室温、水温。②协助患者取舒适、方便的体位。③将患者颈下垫毛巾，放置马蹄形防水布垫或洗发设施，开始清洗。④洗发后用温水冲洗。⑤擦干面部及头发。⑥协助患者取舒适卧位，整理床单位，处理用物。

3. 指导要点　①告知患者床上洗发的目的和配合要点。②告知患者操作中如有不适，及时通知护士。

4. 注意事项　①为患者保暖，观察患者的病情变化，如有异常情况，应及时处理。②操作中使患者保持体位舒适，保护伤口及各种管路，防止水流入耳、眼。③应用洗发车时，按使用说明书或指导手册操作。

5. 护理要点　根据患者的自理能力和卫生习惯决定洗发的频率和方法，身体状况好的患者可在浴室淋浴；不能淋浴的患者可坐于床旁进行床边洗发；卧床患者可进行床上洗发。进食后不宜立即洗发；洗发时应关闭门窗，避免对流风；患者卧位应舒适、放松；洗发过程中随时观察患者的病情变化，如有异常（寒战、面色苍白、脉搏细速等），应立即停止，及时擦干或吹干头发。使用电吹风时，注意避免温度过高导致患者不适或受伤。

第五节　大小便失禁的护理

一、概述

大小便失禁会严重影响患者的生命质量，加之肿瘤患者由于存在不同程度的低蛋白血症，以及癌痛所致患者被迫体位而长期卧床、营养不良等因素，患者一旦出现大便失禁和

（或）尿失禁，将严重影响患者的预后，甚至加重病情。

1. 大便失禁（fecal incontinence）　指肛门括约肌不受意识控制而不自主地排便。患者丧失对大便的控制能力，任何时间内均可排便。大脑中枢神经受损可引起大小便失禁。

2. 尿失禁（urine incontinence）　排尿失去意识控制或者不受意识控制，称为尿失禁。尿失禁分为真性（急迫性）、假性（充溢性）、压力性、混合性尿失禁。

二、病因及分类

晚期原发或转移肿瘤并发肠梗阻的发生率为5%～43%。最常见并发肠梗阻的原发性肿瘤为卵巢癌和结直肠癌。引起肠梗阻的因素通常分为良性病因和恶性病因两类。良性病因通常指粘连、放疗后引起的肠道狭窄、粪便嵌塞以及腹内疝等。恶性病因指因肿瘤播散、原发性肿瘤肠腔内占位、肠腔外压迫，或肿瘤浸润肠系膜、肌肉或神经导致的动力障碍等。

1. 尿失禁的病因及分类

（1）真性（急迫性）尿失禁：由于膀胱或尿路感染、结石、结核、肿瘤等疾患，使膀胱逼尿肌过度收缩，尿道括约肌过度松弛，以致尿液不受控制地流出。

（2）假性（充溢性）尿失禁：由于膀胱出口、尿路梗阻（尿道狭窄、前列腺增生或肿瘤等）造成。膀胱逼尿肌无力、麻痹（先天性畸形、损伤性病变、肿瘤与炎症病变等导致调节膀胱的下运动神经元损害），造成膀胱过度膨胀，膀胱内压升高，导致尿液被迫溢出。

（3）压力性尿失禁：是由于尿道括约肌松弛，患者在用力咳嗽、大笑、打喷嚏、举重物时，腹内压骤然增加，造成少量尿液不自主溢出，多见于中青年女性功能性尿道括约肌松弛、妊娠子宫压迫、产伤、巨大子宫纤维瘤或卵巢囊肿压迫等。

（4）混合性尿失禁：因括约肌无力造成。

2. 大便失禁的病因及分类　生理方面多见于神经肌肉病变，如脑部肿瘤、脊髓肿瘤、瘫痪、消化道疾患。心理方面见于情绪失调等心因性原因。

（1）按程度分类：根据大便失禁的程度，可分为完全性失禁和不完全性失禁。

（2）按性质分类：根据肛门失禁的性质，分为感觉性失禁和运动性失禁。

三、护理

（1）保持病室环境整洁，空气清新，定时开窗通风，去除病室内不良气味，使患者感觉舒适。

（2）局部皮肤护理，便后使用软纸沾湿或用温水清洗会阴、肛门周围皮肤，再擦涂油剂予以保护。

（3）训练患者定时排便，以了解患者的排便时间和规律，观察排便前表现，如多数患者进食后排便，照护人员应在饭后及时给患者使用便器；对排便无规律者，酌情、定时给予便器尝试排便，逐步帮助患者建立排便反射。

（4）心理护理：大小便失禁患者往往较自卑，心理压力较大，需要安宁疗护护士的安慰、理解和帮助。

（5）注意事项：①挑选透明且开口光滑、平整、有柔软硅胶保护的便器，以保护患者柔嫩的生殖器皮肤。②使用骨科便盆让患者在床上如厕，减少患者抬高臀部的幅度，既省力，又能避免脊椎受伤。③男性患者小便护理应慎用大包小尿布（大尿布里再放置一个小尿片包裹生殖器），以免发生尿布疹和臀红。

第六节　体位护理

一、概述

舒适体位是指能使患者感到轻松自在，肢体处于功能位，同时维持皮肤完整，避免产生压力性损伤的体位。

一般来讲，舒适体位是指无论患者取何种卧位，都要保持头与脊椎呈一条直线，维持患者身体各个关节在功能位上。根据患者的实际情况变换体位，避免局部长期受压。注意患者安全，预防身体各部位受伤。变换体位时，预先与患者沟通，取得患者的理解和配合。

二、目的

体位护理包括翻身、摆位、移位等体位变换，是通过帮助不能自主活动的患者变换姿势和方向，达到减轻因体位固定而出现的痛苦和影响，通过翻身、摆位、移位，做到分散压力，使压力再分布，以预防长时间保持同一姿势所引起的合并症，避免压力性损伤的发生。体位变换也是帮助患者进行排泄、移动和更衣等日常生活护理的基础技术，起到舒适，促进咳痰等作用。变换体位也可以改变患者所面对的环境，故也有转换患者心情的作用。

三、护理

1. 仰卧位　是卧床患者最常取的卧位。护理人员协助患者平卧，头部距离床头 5 ～ 10 cm。用枕头垫高头部、颈部及肩部：将手深入患者的颈部及腰下的凹陷处，若悬空，即以小枕支托；在双膝下放置一个标准枕支托；在两侧小腿下放置一个小枕，双腿外侧可放长圆枕或毛毯卷；床尾放置一个长条枕，双足抵住枕头；将小枕放置于手肘至手腕处，维持患者肩关节及肘关节功能位。询问患者感受，检查各关节及骨隆凸处是否受压，在身体悬空处垫上小枕。

2. 翻身侧卧位　将患者双手抱于胸前，将对侧膝盖屈曲立起，脚踏放在近侧脚的膝盖旁，扶住患者肩部与臀部，翻向执行者，也可使用翻身单协助翻身。放入 L 形枕，长边放在患者背部帮助支托背部维持侧卧，短边夹在双腿中间避免双膝摩擦。较瘦者后面可再多放一个长型糖果枕，避免 L 形枕移位。注意脊椎是否呈一条直线，完成翻身动作后要拉上床档，预防患者坠床。

3. 半坐卧位　先用床头低、床尾高的姿势将患者往床头移位。

（1）单人操作时，可利用从腋下拉枕头的方式或直接拉中单的方式将患者向床头拉动。

（2）双人操作时，可站在患者两侧，以拉中单的方式往床头移位，或一人双手置于患者肩下，另一人双手置于患者腰臀部，一同往上移位。

（3）将床头抬高 30°～50°，将 U 形枕置于患者背后，使膝盖屈曲，置一个条形枕于膝下。根据情况，使用合适形状的枕头垫高头部，并支托颈部、腰部及手肘。各放置一个小枕于患者两小腿下，使足跟悬空。床尾放置一个长条枕，让患者双足抵住枕头。检查各关节及骨隆凸处是否受压，在身体悬空处垫上小枕。

（4）轮椅坐姿：患者头部不要悬空，以软枕或软的衣物支撑。臀部紧靠轮椅背，使背部得以支撑。患者前臂放置于轮椅扶手上，维持身体平衡。调整轮椅的脚踏板到合适的高度，不能过高或过低。如天气寒冷，备好帽子、毛毯或盖被，小心着凉。

在帮助患者摆放舒适体位时，应注意：将床调高到执行者腰部；放下床档后再执行操作，操作完毕应及时将床档立起，避免患者坠床；执行操作后，将床调至适当高度。至少每 2～3 小时协助患者翻身一次，观察骨隆凸处是否有压力性损伤，如患者有特殊原因取被迫体位，需交班并采取其他有效措施预防压力性损伤。

第七节　床上擦浴

一、概述

皮肤是抵御外界有害物质入侵的第一道屏障。长期卧床的患者，由于疾病的影响，生活自理能力差，汗液中的盐分及含氮物质常存留在皮肤上，与皮脂、皮屑、灰尘、细菌结合，黏附于皮肤表面，刺激皮肤，使其抵抗力降低，易导致各种感染。因此，应加强卧床患者的皮肤护理。

洗澡是患者的基本需要，床上擦浴不但是安宁疗护护士的基本功，也是快速与患者建立信任与亲善关系的良方。为患者擦浴时，可做皮肤按摩，促进患者入睡、情绪改善。

二、目的

（1）使长期卧床不能自理的患者清洁、舒适，预防皮肤感染。

（2）促进皮肤表面血管扩张，增进血液循环，增强皮肤新陈代谢和预防压疮。

（3）观察和了解患者的一般情况，满足其身心需要。

三、护理

1. 擦浴前准备　做好充分评估，并向患者解释，告知操作的目的及过程、所需时间、需要患者如何配合，询问患者是否如厕。如家属陪伴，可以与家属共同完成。

2. 环境准备 拉上隔帘，维持独立空间，保护患者隐私。关闭门窗，调整室温至22～26℃。将热水桶、污水桶放于床旁适宜的位置，移开桌椅，备好脸盆、水（脸盆盛水量1/2～2/3，放于床旁桌或椅子上）、毛巾、肥皂。协助患者平卧，以浴毯或大单代替盖被，并将盖被折至床尾。

3. 清洗 清洗过程动作轻柔，从头到足，从上到下，由内向外，从远侧到近侧。擦洗顺序：①为患者洗面颈部：将毛巾缠于手上，依次擦洗眼、额、面颊部、鼻翼、人中、耳后、下颌直至颈部前侧。②清洗上肢和胸腹部：为患者脱下衣服（先脱近侧，后脱远侧；如有外伤，则先脱健肢，后脱患肢），在擦洗部位下面铺上大毛巾。协助患者侧卧清洗双手。③擦洗颈、背、臀部：协助患者侧卧，背向护士，依次擦洗后颈、背部及臀部；协助患者穿上清洁衣服（先穿远侧，再穿近侧；先穿患肢，再穿健肢）。④擦洗双下肢、踝部，清洗双足。⑤擦洗会阴部。注意保暖，尽量减少暴露时间，以免患者受凉。操作时动作宜轻柔，减少翻动次数，运用节力原则，通常于15～30分钟完成擦浴。

4. 注意事项

（1）操作时要关心患者，保护患者的自尊、隐私，减少翻动次数和暴露，防止患者受凉。

（2）擦浴时动作要敏捷、轻柔、用力得当。随时注意水温，使之保持在47～50℃，及时为患者盖好浴毯，冬季可在被子内操作。

（3）擦浴过程中应密切观察患者的病情变化，如出现寒战、面色苍白、脉速等征象，应立即停止擦浴，并及时给予保暖，告知医师给予相应的处理。

（4）为患者脱衣服时，应先脱近侧，后脱对侧。如有外伤，应先脱健侧。穿衣时顺序相反。

（5）在擦浴过程中，注意保护切口和管路，避免切口受压、管路折叠或扭曲。

（6）病情较轻、能够自行完成洗浴的患者可采用淋浴或盆浴。

（7）根据患者的清洁情况增加擦洗次数。

（8）护士在操作时应掌握节力原则。

第八节 协助进食和饮水

一、概述

为保证生命末期患者营养摄入的需求，安宁疗护照护团队经营养评估，对存在营养风险的患者选择适宜的协助进食、饮水的方法。临床常用方法包括经口服、鼻饲法（鼻胃管、鼻肠管）、经皮内镜胃造口术（percutaneous endoscopic gastrostomy，PEG）、经皮内镜空肠造口术（percutaneous endoscopic jejunostomy，PEJ）等营养支持照护途径。对于因疾病引起吞咽困难的患者，经评估选择适宜的进食方法及食物，达到纠正患者营养失调的目的。

虽然协助进食、饮水是一项简单操作，但也会因操作不当引起误吸，甚至引起吸入性肺炎。鼻饲患者误吸物一般为污染的口腔内容物及胃内容物。有研究表明，鼻饲患者比手工喂养（人工协助经口进食）患者肺炎的发生率低。另外，不良情绪、疼痛因素也是影响食欲的因素之一。在营养治疗中，当营养配方确定之后，下一步的工作均由护士完成，包括导管的置入及维护、营养液的配制、营养液的输注、相关并发症预防、患者的心理治疗及相关知识的宣教等。

【知识链接】

PEG 和 PEJ

PEG、PEJ 是肠内营养通路途径之一，20 世纪 30 年代在美国、日本及我国香港地区等广泛开展。对恶性肿瘤造成的食管梗阻，采用 PEG、PEJ，绕过口咽和食管，使营养物质和药物直接进入胃或空肠，并经有功能的肠道吸收。因误吸的发生率很低，PEG、PEJ 逐渐在临床上广泛使用，通常选用罐装营养补充液，初始选择在 30～60 分钟靠重力作用缓慢脉冲式输入，也可选择持续性滴入。每次肠内营养管路喂养前、后均应冲洗鼻饲管。如为持续滴注，每日至少冲管 4 次。但也有研究提示，进食困难的痴呆患者，无论采用哪种管饲营养，均不能改善死亡率、降低肺炎或其他感染的发生率、改善症状或功能、减少压力性损伤的发生率。PEG 和 PEJ 的禁忌证包括无法将内镜放入胃内、无法纠正的凝血异常、大量腹水、腹膜炎和肠梗阻。

二、评估

营养评估内容主要包括[42]：一般资料、体格检查、体重测算、人体测量、实验室检查和饮食史。常用评估工具为营养风险筛查（NRS-2002）（附录 10）。肠内营养喂养原则是早期开始，由稀到浓、由慢到快，加用胃动力药，使用针灸、中药，如果肠道恢复功能，尝试早期给予肠内营养。

协助患者进食、饮水评估，首先识别患者能否自行进食、饮水，是否有吞咽困难，识别营养不良的症状。同时考虑其他方面的原因，包括抑郁评估、心理评估，患者是否有过度的饮食限制、个人喜好，综合评估口腔健康状况、是否接受他人的协助，评估是否停用或减少可能导致注意力不集中、口干、运动障碍或厌食的一些药物，并不是所有的进食问题都与吞咽困难有关，许多造成进食困难的因素都极有可能通过治疗获得纠正。

1. 患者一般状态 口腔、食管、胃肠道，手术、放疗、化疗等对治疗的影响。
2. 日常生活活动（ADL） 身体受限程度、体位等决定协助进食及饮水的方式。
3. 食物的形状 如有吞咽障碍，选择使用增稠剂、胶冻状物体。
4. 观察患者的进食情况及反应 也应向医师提供改变饮食性状的建议。

（一）吞咽障碍的评估

吞咽障碍的评估项目包括患者的主诉、触诊、神经功能评估、物理检查和疼痛、心理评估。

神经功能评估主要包括有无颜面抽搐、面部运动不对称、呕吐、味觉改变、发音或者漱口实验等。吞咽障碍评估工具包括洼田饮水试验、反复唾液吞咽测试（repetitive saliva swallowing test，RSST）、容积 - 黏度吞咽测试（volume-viscosity swallow test，VVST）等床旁评估及基于吞钡检查改良的吞咽造影录像检查（video fluoroscopic swallowing study，VFSS）、吞咽障碍入院评估表，康复治疗师根据 VFSS 的检查结果推荐吞咽理疗师调整饮食计划，指导安宁疗护护士给予照护。

（二）误吸的评估

误吸即异物吸入，是指进食（或非进食）时，在吞咽过程中，食物、口腔内分泌物或反流物（包括鼻咽分泌物、唾液、胃内容物、细菌等）进入声门以下的气道，是鼻饲饮食中常见的并发症之一。胃内容物误吸或 Mendelson 综合征，又称吸入性酸肺综合征，通常会导致化学性肺炎，严重者可致死亡。

三、护理

临床经口补充营养有时受各种因素所限，进食困难患者需要人工协助进食和经管饲途径营养支持。营养支持管路包括鼻胃管、鼻肠管、PEG、PEJ。协助患者经口进食、饮水护理流程详见图 7-1。

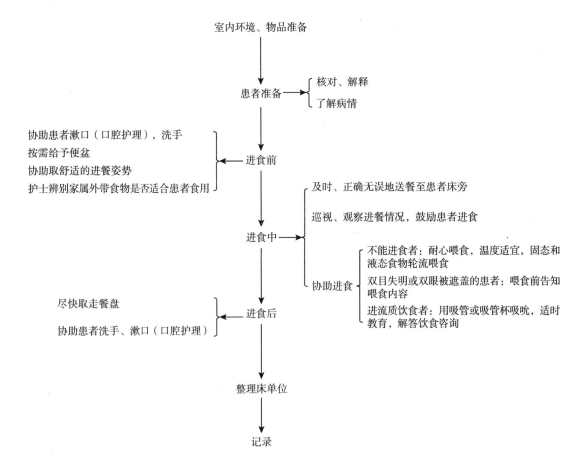

图 7-1 协助患者经口进食、饮水护理流程

第九节　濒死与死亡的护理

一、濒死

（一）濒死的定义

濒死（dying）即临终，指患者已接受治疗和安宁疗护后，虽意识清楚，但病情加速恶化，各种迹象显示生命即将终结。濒死期是生命的最后阶段。

（二）濒死期的阶段

1. 濒死期分为两个阶段　濒死进行前期和濒死进行期。

（1）濒死进行前期（prective phase）：出现在死亡前1~2周。

（2）濒死进行期（active phase）：出现在生命中的最后2~3天。

2. 如何确认患者进入濒死阶段

（1）早期：严重的虚弱、无力感、憔悴的外观、越来越嗜睡或躁动不安、经口摄食越来越困难、注意力越来越差、方向感逐渐丧失、皮肤颜色变化、肢体温度改变。

（2）后期：意识呈现嗜睡甚至昏迷、不正常的呼吸形态、有嘈杂的呼吸音、血压和脉搏越来越难测量、肢体越来越冰冷及发绀、对外界的刺激反应越来越慢、目光呆滞没有焦点。

（三）濒死期照顾的基本原则

濒死期照顾的基本原则：①积极控制症状；②舒适护理；③评估是否存在医源性负担；④满足患者需求。医疗团队应与患者家属一起努力，帮助患者有尊严并得到舒适照顾（身心、社会与精神照顾兼顾），维持生命质量，直到生命终点，达到患者及家属"没有痛苦离开"的期待。

（四）濒死患者的症状及处理

1. 中枢神经系统　主要表现为意识混乱。患者容易出现烦躁、坐立不安，这可能与未被有效处理的疼痛、呼吸困难、全身瘙痒、尿潴留、感染所致的虚弱无力以及药物或某些心理因素有关。

（1）谵妄：可能因疾病变化、药物、电解质代谢失衡、感染等，患者出现意识混乱，情绪波动大，注意力无法集中，后期甚至会有躁动不安、幻觉等情况。护理时，可选择镇静催眠药（氟哌啶醇、咪达唑仑、地西泮）。使用时需注意：随时视症状改善情况调整药物剂量，持续评估造成谵妄的原因，有时候镇静催眠药需持续使用到患者死亡。

（2）嗜睡、昏迷：因身体代谢的改变，常在死亡前1~2周出现。如出现这种情况，需要与家属做好沟通，告知这是死亡的正常过程，继续各项生活照顾及舒适措施，鼓励亲人维持与患者之间的对话和接触，讨论部分措施的继续与撤除。

2. 感觉认知系统　包括视力下降、瞳孔对光反射迟钝、球结膜水肿、听觉存在等。护理时应注意患者安全，防范跌倒或因视觉变差产生碰撞的意外，保持环境明亮、舒适，鼓励患者家属多与患者做肢体接触及讲话，也许患者并不一定回应，但听觉仍存在，要多表达对患者的关怀及爱。

3. 心血管系统　脉搏增加、微弱且不规则，血压降低，肢端发绀（心肺功能不良），皮肤湿冷、多汗、水肿及发热。护理时注意适当保暖，避免使用热水袋、电热毯导致的皮肤烫伤，多汗时应注意保持患者身体清洁。

4. 呼吸系统　表现为呼吸困难和临终喉鸣。

（1）呼吸困难：呼吸频率加快，伴明显的焦虑，呼吸暂停频率增加。

（2）临终喉鸣：因喉部肌肉松弛无力，患者无法将喉部分泌物吞咽，呼吸时震颤，喉部发出"呼噜呼噜"的声音。可以给予药物对症缓解症状，如吗啡、氧气吸入。除治疗所需，濒死期患者采用鼻导管吸氧，给氧浓度参考心肺功能；增加患者舒适度：适当抬高床头，利用开窗、风扇、空调增加空气流动；采用放松技巧缓解患者的焦虑；评估水分的摄入，若对心肺功能造成负担，可以减少输液量；与家属充分沟通，说明症状变化，告知家属临终喉鸣是濒死阶段的正常现象，不会造成患者的不适，不影响呼吸，非痰液阻塞，吸痰不能改善症状，反而会增加患者的痛苦；协助家属为患者采取舒适体位（如侧卧位）可使音量减轻；遵医嘱使用抗胆碱药或激素类药物，用药后应及时评估症状的改善情况。

5. 泌尿系统　尿潴留或尿失禁，尿量减少直至无尿。应主动评估、查看膀胱充盈情况，必要时导尿；尿失禁使用护垫，保持会阴部清洁；尿量减少时，告知家属为濒死期正常的生理反应，以减轻家属的焦虑。

6. 骨骼肌系统　表现为虚弱无力、活动耐力减低、关节僵硬、吞咽困难、肠动力减弱，粪便堆积干结于肠道内而发生便秘。可协助患者维持基本需求，如翻身、身体清洁、口腔清洁等；要注意安全，预防跌倒、坠床等安全事故；若出现吞咽困难，告知家属，切勿强迫患者进食、饮水，以免误吸；正确预防和处理便秘。

（五）濒死期的心理护理

患者从患病到生命末期，会经历恐惧、焦虑、抱怨、愤怒、沮丧、疏离感等情绪。当生理功能渐渐衰退，至临终期时，患者焦虑感降低，沮丧感增加，表现出无奈、听天由命的情绪反应，有些患者会觉得快要"解脱"了。

医务工作者应适当运用沟通技巧告知患者实情，引导其正确面对，与患者家属一起主动倾听患者的心声。帮助患者有效地控制症状，使其有尊严、平静而无憾地离世。

（六）濒死期患者家属的需求

WHO 情绪问卷结果显示：肿瘤晚期患者家属在焦虑、失望、痛苦、烦躁等方面的得分均很高。及时评估患者家属关于死亡的想法，指导家属正确地面对死亡并克服自身的恐惧，才能够有效地支持患者，帮助他们平静、有尊严地离开。WHO 在最新的安宁疗护的概念中强调：患者及家属都是护理对象，属于同一个护理单元[43]。

1. 主要照顾者　承受压力、委屈。当患者责备时，不知如何与患者沟通、应对。主要照顾者自己难以接受坏消息的同时，又要担心患者知道情况后的思想负担重，隐瞒的背后，他们承受了巨大的压力，感受到分离前的焦虑和悲伤。

（1）信息方面的需求：患者疾病治疗及预后相关信息，了解并参与护理的相关知识和操作。这有利于患者及家属安排后续的工作和生活，为患者提供更好的支持和照顾。

（2）心理、精神、社会方面的需求：主要照顾者的心理情绪反应和压力。

2. 护理措施　明确告知患者家属接下来患者有可能出现的症状、治疗及护理措施；在执行各项处置之前给予充分沟通；指导患者家属学习基础护理内容，体现自己的价值，以减轻消极情绪；对患者家属提供实质性的帮助，如建议家人轮流照顾，告知患者家属后事的准备以及相关内容；同理患者家属的哀伤，倾听他们照顾患者的感受，理解他们的辛苦，肯定他们的付出。

二、死亡

（一）死亡的定义

传统意义上死亡（death）指心肺功能停止。死亡是指个体生命活动和功能的永久性终止。

（二）死亡标准

1. 经典死亡标准　传统意义上，将呼吸和心搏的永久性停止作为临床死亡的标志，已经沿袭了数千年，也称为经典死亡标准。临床表现为心搏、呼吸永久性停止，各种反射消失，瞳孔散大，个体功能永久终止。

2. 脑死亡标准　随着医疗技术的不断发展，临床上可以通过及时有效的心脏起搏、心肺复苏等技术手段使部分心搏和呼吸停止的人恢复心搏和呼吸，从而使生命得到挽救；而心脏移植手术的开展也可能使心脏死亡的人恢复心搏；呼吸机的使用也使呼吸停止的人再度恢复呼吸成为可能。因此，心搏和呼吸的停止作为死亡金标准的权威性受到了很大的挑战，各国医学专家一直在探讨死亡的新定义和新的判断标准。1968 年在第 22 届世界医学大会上，美国哈佛医学院率先提出了脑死亡的概念和标准，将脑死亡定义为"脑功能不可逆性丧失"，即脑干死亡。此后，脑死亡这一概念备受关注，世界上许多国家的医疗界相继支持并采用和完善了这一标准，这是医学史上一次意义重大的观念转变。迄今，全世界已有 100 多个国家制定和完善了脑死亡标准，其中有 90 余个国家已经将脑死亡立法。

（三）死亡的特性

通常，生物体的死亡是指其一切生命特征的丧失且永久性终止，而最终变成无生命特征的物体。

1. 不可逆性　死亡是生命系统内所有的本来维持其存在（存活）属性的丧失且不可逆转性终止，死亡是永久性的、最后的、不可能再逆的。

2. 普遍性　凡是有生命的生物体，都存在着死亡的必然性，没有不死的生命。

3. 功能停止　死亡时，所有的身体功能都会永久性停止。

4. 因果性　死亡是有原因的，分为外在原因和内在原因，人不会无缘无故地死亡。

（四）死亡的过程

1. 临终的常见征兆

（1）临死觉知：通过漫长的生命过程或经历，大部分生命末期患者知道自己将近死亡。临死觉知通常发生在死亡前 7 ～ 10 天，生命末期患者清楚自己即将死去、预感来日不多，会主动交代及安排后事，应鼓励患者家属专注倾听，并答应交托之事使其安心。

（2）回光返照：原意是当西边的太阳快要落山时，由于日落时的光线反射，天空会短时间地发亮，然后迅速进入黑暗。人在濒临死亡的时候，在大脑皮质的控制下，肾上腺皮质和髓质分泌多种激素，调动全身的一切积极因素，使患者由昏迷转为清醒，由不会讲话转为能交谈数句，交代后事，由不会进食转为要吃要喝。这种现象对患者及家属来说有一定的好处。如患者急于想见的人尚在路途中，可延长一段生命，以实现患者的夙愿，患者尚有事情没有交代完毕，也可延长一段时间，让患者把话说完。以上征兆并非所有患者都会出现。

2. 死亡过程的分期　大量医学研究和临床实践表明，死亡是一个从量变到质变的过程，而不是生命的骤然结束。医学上一般将死亡分为濒死期、临床死亡期和生物学死亡期。

（1）濒死期：又称为生命末期，指患者在已接受治疗或安宁疗护后，虽然意识清醒，但病情加剧恶化，各种迹象表明生命即将终止。濒死期是临床死亡前主要生命器官功能极度衰弱、逐渐趋向停止的时期。濒死期原则上属于死亡的一部分，但由于其具有一定的可逆性，故不属于死亡，但在死亡学和死亡学研究中占有非常重要的地位。濒死期是生命末期的表现，是死亡过程的开始阶段，主要表现详见本章第一节。

（2）临床死亡期：是临床上判断死亡的标准。此期中枢神经系统的抑制过程从大脑皮质扩散到皮质以下，延髓处于极度抑制状态，表现为心搏、呼吸完全停止，各种反射消失，瞳孔散大，但各种组织和细胞仍有微弱而短暂的代谢活动。此期一般持续 5～6 分钟，若能得到及时、有效的抢救和治疗，生命有复苏的可能。若超过这个时间，大脑将发生不可逆变化。也有临床研究认为，在低温条件下，临床死亡期可延长至 1 小时或更久。

（3）生物学死亡期：是指全身器官、组织、细胞生命活动停止，也称为细胞死亡（cell death）。此期从大脑皮质开始，整个中枢神经系统及各器官、细胞新陈代谢完全停止，并出现不可逆变化，整个生命体无任何复苏的可能。随着生物学死亡期的不断进展，相继出现尸冷、尸斑、尸僵及尸体腐败等现象。

（五）死亡后护理

人死亡后，有许多现实问题需要处理[44]。当患者脉搏、呼吸、心搏完全停止，血压消失，各种反射消失，瞳孔散大且固定，所有有意识及无意识的活动都停止时，进入了临床死亡期。由于死亡的不可逆性，人们对待死亡是非常重视的，护士必须把死亡看成人的死亡，对死者的护理仍然是对人的护理，是对人整体护理的继续和最后完成，要求护士以严肃认真的态度，及时进行尸体护理。此外，需要对丧亲者后续将遇到的问题给予指导，或者至少给他们指明进一步的支持和信息的来源。在医院，哀丧办公室协调患者死亡后的关怀。在社区，丧葬承办人等都是提供有价值的建议的来源[45]。

在死亡后的几个小时，死者的身体会发生变化。对尸体的处理措施应遵循以下原则：尊重生命，维护良好的外观，保持容貌端详，肢体舒展，易于辨认。帮助尸体保持清洁、无臭、无渗液，以安慰丧亲者。

（1）拉上隔帘或使用屏风，维护死者的隐私，减少对同病室其他患者情绪的影响。

（2）请丧亲者暂离或共同进行尸体护理。

（3）确保死者仰卧，并用枕头将头部略抬高，使用大单或薄被遮盖尸体。

（4）清洁死者面部，将义齿放回口中，帮助死者闭上口、眼。若眼睑不能闭合，可用毛巾湿敷或于上眼睑下垫少许棉花，使上眼睑下垂闭合。口不能闭紧者，轻揉下颌或用毛巾卷起，放在下颌之下，以保持颌骨闭合。用血管钳将棉花垫塞于口、鼻、耳、肛门、阴道等孔道。

（5）动作尽量轻柔，清洁死者全身，拔除各种导管，胸、腹腔引流管，在拔除前尽量放出引流液，缝合伤口，用敷料覆盖。

（6）为死者穿上衣裤，整理死者遗物，交给其家属或单位，并根据死者家属的需求和意愿提供殡葬相关信息支持。

（六）丧亲者居丧期的护理

（1）主动与丧亲者交流，鼓励其宣泄负面情绪，避免其负面情绪的积累对自身及其他亲属造成干扰。

（2）引导丧亲者面对现实，陪伴他们并认真聆听他们的倾诉。

（3）鼓励其宣泄感情，哭泣是最常见的情感表达方式，应创造适当的环境，让他们在死者身边多待些时间，诉说离别的话。

（4）评估丧亲者的需要，尽可能提供帮助和支持。对于掌握医学健康知识的丧亲者，应以心理疏导为主；对于医学健康知识掌握较少的丧亲者，首先向其讲解疾病与健康知识，再进行心理疏导；对于心理素质较差的丧亲者，应耐心劝解，教授一些控制情绪的方法，减少负面情绪的流露，尽量降低负面情绪带给其家庭的伤害，营造良好的家庭环境。如无法做到，也要耐心解释，以取得谅解与合作。

（5）在医院内部为丧亲者构建交流角，丧亲者可随意宣泄自己的情绪，从而缓解自身的压力。

（6）如发现丧亲者中的重要人物和"坚强者"，鼓励他们互相安慰，相互给予支持和帮助。

（7）患者去世后，丧亲者会面临许多需要解决的家庭实际问题，一般安宁疗护机构可以通过信件、电话、访视等方式对丧亲者进行追踪随访，以保证丧亲者能够获得来自医务工作者的连续的关爱和支持。

（8）做好尸体护理，体现对死者的尊重，而必要的哀伤辅导是对丧亲者心理的极大抚慰。死亡对患者来讲是痛苦的结束，对患者亲属来说是悲哀的延续。护士应理解和同情他们，尽量给予方便和帮助，提供有关知识，安慰丧亲者面对现实，使其意识到安排好未来的工作和生活是对亲人最好的悼念，尽力提供生活指导和建议，使丧亲者感受人世间的情谊。

第八章 生命末期患者及照护者的关怀

第一节 对生命末期患者的社会支持

一、社会支持的概述

生命末期患者身体功能、心理状态、经济情况、社会资源整合、照护等方面存在诸多问题，为该群体建立有效的社会支持显得尤为迫切与重要。社会学家林南综合了众多学者的讨论，对社会支持给出了一个综合的定义，即社会支持是由社区、社会网络和亲密伙伴所提供的感知的和实际的工具性和表达性支持。工具性支持是指引导、协助，以及有形的支持与解决问题的行动。表达性支持是指情绪支持、心理支持、自尊、情感及认可等。恶性肿瘤在全球范围内患病率及病死率日渐增长，加上其具有病程较长、治疗过程痛苦、不良反应多、复发率及转移率高等特点，成为强烈刺激源，不仅危及患者的身体健康，同时还可能引发焦虑、抑郁、恐惧等负性情绪，部分患者还可能失去社会活动，甚至产生绝望情绪，直接影响治疗结果与预后。临床研究显示，社会支持可促进患者消除负性情绪，同时提高认知，使患者的依从性明显改善，更加积极地面对疾病[46]。

二、社会支持的分类

社会支持的分类标准不一，种类繁多。

（一）按照支持的主体分类

社会支持按支持的主体分为四类：①由政府和正式组织（非政府组织）主导的正式支持；②以社区为主导的准正式支持；③由个人网络提供的网络社会支持；④由社会工作专业人士和组织提供的专业技术性支持。这四类支持互有交叉，但在更多层面相互补充，已经初步形成了政府主导、多元并举的社会支持系统框架。

（二）按提供资源的性质分类

威廉（William）等根据社会支持所提供资源的性质将社会支持分成四类：①情感支持，指个体被他人尊重和接纳，或者说个体身处困境时获得的情感上的安慰和帮助，又称尊重性支持、表现性支持、自尊支持；②信息支持，即有助于他人解决问题的建议或指导，又称建议支持；③物质支持，指提供财力帮助、物资资源或所需要帮助等，或者通过直接提供解决问题的工具，又称工具性支持、物资支持或实在的支持；④陪伴支持，指陪伴他人共度时光，一起进行消遣或娱乐活动，或者为个体提供放松或娱乐的时间来帮助其减轻压力，又称娱乐性支持。

（三）按支持来源的不同分类

按支持来源的不同分类，社会支持分为正式支持（制度性支持，如国家、社区和社会组织提供的支持）和非正式支持（由于血缘、地缘等关系，由家庭成员、邻里朋友等提供的支持）。不同的支持来源，提供的支持类型不同。

（四）按主体感受（即支持性质）分类

如果从接受支持者对支持的感受来分，即按支持性质来分，社会支持可分为两类：一类是主观的、体验到的情感上的支持，指的是个人在社会中受尊重、被支持、被理解的情感和满意程度，与个体主观感受密切相关；另一类为客观的、实际的支持，包括物质上的直接援助和社会网络、团体关系等，是人们赖以满足其社会、生理和心理需求的家庭、朋友和社会机构的汇总，是个体随时可以感受或利用的客观存在的现实。

（五）其他分类方式

除了以上几种划分方式外，还有一些与以上方式类似但又有各自特色的划分方式，如帕特森（Pattison，1977）、托伊茨（Thoits，1982）、卡特罗纳（Cutrona，1990）把社会支持分为工具性和情感性两种；韦尔曼沃特利（Wellman Wortley，1989）运用因子分析方法，将社会支持分为感情支持、小宗服务、大宗服务、经济支持、陪伴支持等5项；Cobb（1979）将社会支持区分为情感性支持、网络支持、信息性支持、物质性支持、工具性支持和抚育性支持6种；House（1981）将支持行为划分为情感支持、帮助、信息共享和工具性支持4种；卡特罗纳（Cutrona）和Russell（1990）将社会支持区分为情感性支持、社会整合或网络支持、满足自尊的支持、物质性支持和信息支持5种。

三、影响社会支持的因素

良好的社会支持可以帮助个体缓解压力，应对危机，有益于身体健康和个体幸福。缺乏社会支持可能导致个体无法顺利应对危机，导致身心疾病、生活困难。并不是每一个人都可以获得社会支持并且有效地将其利用起来。

（一）发展因素

人生不同发展阶段，所获得社会支持的来源和获得的支持内容不同。从发展的观点来看，个人对关系的看法是内在特质和环境相互作用的结果，过去经验不断影响现在的生活。

（二）环境因素

个人的出生环境、家庭环境、社区环境都会影响个体获得的社会支持的数量和质量。环境越积极、多样化，个体所获得的社会支持越多。在开放的环境中，个人容易建立社会支持网络，更倾向于建立和利用社会支持。而在封闭的环境中，个人对社会支持的利用率低。

（三）个人因素

个人的生理条件、心理状态、人格特质，甚至外貌的不同也影响其所获得的社会支持。一般来说，低自尊对建立关系是不利的因素，而高自尊可以获得较高的社会支持。社会化高的人倾向于利用更多的社会资源来满足自己的要求，重视建立广泛的社会支持网络；而自主性高的人倾向于自己解决生活和工作等问题，利用社会支持的主观意愿不高。

四、社会支持的作用机制

对于社会支持的作用机制，学术界则可谓见仁见智。总体来说，目前主要存在三种理论模型，即主效应模式、缓冲器模式和动态效应模式。

（一）主效应模式

社会支持对个体身心健康具有普遍的增益作用。它既可以维持平时个体良好的情绪体验和身心状况，还可以在心理应激的情况下发挥作用。究其原因，是因为个体所拥有的社会网络能为其提供积极的情感体验、归属感、安全感，提升自我价值的认知。同时，个体更易于获得必要的帮助，以避免一些负性生活事件，如经济问题、法律纠纷。这些负性生活经历往往会增加心理障碍或身体疾病的可能性。

在这个模型中，社会支持和身体健康之间也有关系。社会支持所具有的情感性支持能够有效地调节个体的神经内分泌系统或免疫系统的功能，从而保持个体身体健康。而且，社会支持能够有效地调节个体的行为方式，避免产生不良的行为方式，如吸烟、酗酒、药物滥用、不愿就医，并形成较多的健康行为，如合群、主动寻求帮助、努力应对困境。

（二）缓冲器模式

这种模式认为社会支持仅在应激条件下与身心健康发生联系，它能够缓冲压力事件对身心状况的消极影响，保持个体的身心健康。也就是说，如果没有明显的压力存在，社会支持并不会有太大效果。该模式认为，作为缓冲器的社会支持，常常是通过人的内部认知系统（包括心理应激强度、应激的耐受力、个体心理特征、意识倾向性和自我观念等）发挥作用的。

（三）动态效应模式

这种模式认为社会支持和压力或应激同时作为自变量通过直接或间接作用对身心健康水平起作用。压力或应激与社会支持的关系是相互影响和相互作用的，这种关系还会随着时间的改变而发生变化。在社会生活中，人们的很多问题都源于社会支持的缺乏。社会支持可以促进个人成长，增进身心健康，舒缓压力，从而有效地度过危机。

五、社会支持的评估

社会支持的研究离不开对社会支持的测量，因研究目的、方法的不同，对社会支持的测量方面也有所不同。

（一）根据测量方式分类

1. 自我报告法　即由受试者回顾以往向哪些人寻求支持，从哪些人那里获得了支持，这种支持的程度有多大。这种自我报告的方法是基于个体的回忆，所以个体可能会因为回忆或认知方面的差错而导致判断错误。

2. 结构化问卷法　即根据一些事先编写好的问题，让被试者回忆某一阶段中获得社会支持的情况。

3. 结构化访谈法　该测量方法收集的数据比较的可靠、真实，同时也增加了处理的难度。

（二）以测量工具分类

从测量工具上看，社会支持主要有以下 4 种测量工具。

1. 萨拉松（Sarason，1981）的社会支持问卷（social support questionnaire，SSQ）　该问卷有 37 个项目，分两个维度：社会支持的数量，即在需要的时候能够依靠别人的程度，主要涉及客观支持；对所获得支持的满意度，评定的是对支持的主观体验。

2. 汉德森（Henderson，1981）的社会交往调查表（interview schedule social interaction，SSI）将支持分为可利用度和自我感觉到的社会关系的合适程度两个维度。

3. 社会支持评定量表　由中南大学湘雅医学院肖水源编制，该量表有 10 个项目，分三个维度：客观支持、主观支持和对社会支持的利用度。这是目前国内常用的社会支持评定量表。

4. 弗曼（Furman）等的社会关系网络问卷　该问卷包括 8 个维度，其中工具性支持、情感支持、陪伴娱乐性支持、亲密感、价值增进 5 个维度用于考察个体对重要他人（包括父母、最好的同性朋友、异性朋友、教师和亲戚）所提供的社会支持的主观感觉；对关系的满意度、冲突与惩罚 3 个维度用于全面了解个体与重要他人的关系。

六、安宁疗护社会支持需求和对策

经历疾病和死亡的过程非常复杂，终末期癌症患者及家属的需求涵盖的范围非常广泛。医疗团队在服务时，不应只聚焦在疾病和症状控制上，全面评估患者及家属的心理和社会需要等并给予相应的支持也很重要。

（一）安宁疗护患者的社会心理需求

1. 身体需要　随着疾病进展，多数患者会出现疼痛、营养不良、大小便失禁、瘫痪等症状。患者不仅需要照顾者协助满足其日常生活需求、维持身体舒适，还需要家属陪同就医、买药、住院，满足治疗需要。医疗团队除关注症状控制外，还可以提供患者疾病进程的恰当解释，教会患者家属照顾的技巧，寻找相应的资源，增加照顾时的实际支持，减少患者家属的照顾负担。

2. 心理需要　当患者及家属面对疾病和死亡等状况时，往往会产生恐惧、紧张、悲观、绝望等负面情绪，焦虑、抑郁等问题也比较常见。患者及家属都需要医疗团队的理解和支持。凭借这些支持，患者及家属可以调整情绪，并做出科学、理性的医疗和生活安排。

3. 社会需要　面对疾病末期的挑战时，患者及家属的关系、患者及家属与医疗团队成员的沟通可能出现问题。医疗团队需要协助家庭成员相互体谅，提升沟通技巧，促进家庭关系和解。同时主动协调和沟通，达成医疗共识。安宁疗护团队有时还需要调动适当的人力、物力和财力资源来帮助患者家庭有效解决现实困难。

4. 精神需求　面对疾病和死亡，患者及家属会产生紧张、恐惧、失落等情绪。有专家提出，人对死亡的恐惧分为 8 种：对未知的恐惧、对孤独的恐惧、对忧伤的恐惧、对丧失身体功能的恐惧、对失去认同的恐惧、自我控制能力的恐惧、撤退的恐惧和对疼痛和痛苦的恐惧。在恐惧和失落中，癌症患者开始思考生命的意义以及死亡的内涵，对自我价值和意义的探索更加强烈。

（二）安宁疗护中的社会支持

安宁疗护的社会支持需要从社会支持的主体、客体、过程和内容几方面进行了解。

1. 社会支持的主体（表 8-1）

表 8-1　社会支持的主体

社会支持主体	具体来源
正式社会支持	各级相关政府部门，非政府正式组织
准正式社会支持	社团、社区服务机构、自助团体、志愿者等
个人网络	亲属、朋友、邻居、领导、同事
专业技术人员	医护人员、医务社工、营养师、心理咨询师等

2. 社会支持的客体　为患者及家属。患者家属扮演了多重角色，既是安宁疗护社会支持的客体，又是患者社会支持来源的一部分。

3. 社会支持的内容

（1）情感支持：医疗团队需要向身处困境的家庭提供尊重、关心和倾听支持等，给予情感安慰。良好的心理支持可以为患者营造心理的驿站，帮助患者舒缓压力、调整情绪，提升人生意义和价值感，向死而生。对于心理、社会问题严重的个案，需要转介给医务社工和心理治疗师，采取专业的方法进行干预。

（2）信息支持：社会支持中的信息指的是有助于解决问题的建议或指导（表 8-2）。当癌症发展至终末期时，患者会出现不同程度的躯体症状、心理问题、社会问题。安宁疗护团队要积极关注患者及家属的各种需求，主动为患者及家属提供相关的信息。充足的信息支持可以提升家属的照护能力，有效地解决问题，减少身心压力。信息支持可以采取家属教育团体、宣传单、宣传片等形式进行。

表 8-2　信息支持分类

分类	内容
疾病信息	疾病进展、症状处理、营养、照护技巧、沟通技巧等
家庭事务	预先规划房屋遗产分配和继承、父母和子女安排等
丧葬礼仪	办理死亡证明程序、丧葬礼仪等
临终机构	提供居家、住院、门诊照顾的安宁疗护机构等
政策福利	医保报销、低保、大病救助、特殊门诊等相关政策
救助机构	政府救助机构、民间救助组织等

（3）陪伴支持：每个人都渴望与人交往，受人接纳，有所归依。受中国传统注重亲情、相互关爱的文化影响，患者期望得到家族中更多亲属和朋友的关心和照顾，其原因不仅来自生理需求，而且来自爱与相互关系的需求。家庭是癌症患者最可靠的社会支持系统，家属仍是癌症患者最希望的陪伴人选。医护人员和志愿者也可以陪伴患者，与患者一起聊天和娱乐。

（4）物质支持：是指为患者及患者家庭提供财力帮助、物质资源或所需服务等。患者除了症状支持、心理支持外，有时还需要经济和物质支持，以帮助维持生活和治疗，提高生命质量。目前患者的经济支持除来自家庭以及亲属、朋友外，主要是来自政府、单位、社区等方面的医疗保险支持。物质可以是基金、救助金、生活慰问品，也可以是患者所需的医疗或生活设备，如轮椅、制氧机。

（三）为患者提供社会支持的过程

1. 评估　医疗团队正确评估患者及家属对社会支持的需求程度，运用相关知识提供有针对性的支持。评估时，应考虑其所需社会支持的类型、来源、数量和利用度，并注意发掘家属的能力，协同家属寻求社会支持。对有特殊需求的患者，应转介医务社工进行支持。

2. 处理　患者及家属因生理和社会心理状况不同，所需要的社会支持类型差别较大。患者家庭需要帮助的原因可能是：缺少必需的资讯；彼此之间不能充分沟通形成解决生活和医疗问题的方案；缺乏情感支持；缺乏必需的资源。此外，患者去世后，丧亲个体和家庭也是必要的处置对象。

医疗团队除直接帮助患者家庭解决困难外，还可以在改变社会观念和舆论环境方面做工作，可以通过联络媒体、相关组织开展积极有益的宣传等形式进行。这种宣传不应以"关爱""同情"等形式上的公平为核心，而应当以"尊重""交流"等实质性的公平为指导精神。并依靠各种组织、团体的帮助，给患者最大的精神和物质的帮助和支持。提供支持时，应重视调动患者家属的主观能动性，发挥助人自助的精神，鼓励积极地争取资源，以提高社会支持的利用度。

第二节　照顾者概述

一、定义

2014 年 WHO 统计数据显示[47]，由于癌症治疗方法的不断改进，癌症患者 5 年存活率达到 68%。患者生存期的延长，必然延长照顾时间、加重照顾任务。癌症对照顾者的影响日益受到关注。家人罹患癌症甚至死亡，对一个家庭来说，是巨大的应激事件，患者及家属的日常生活、心理状况、家庭角色、家庭计划甚至经济收入等都会受到影响。不仅患者需要遭受身心痛苦，家属也容易出现心身问题。因此，安宁疗护服务对象不仅包括终末期癌症患者，还包括患者的家属和主要照顾者。照顾者，顾名思义就是为需要帮助的对象提供关怀、支持与照顾的人。终末期癌症患者的照顾者包括家庭照顾者、专业照顾者和义务照顾者等。而家庭照顾者大多数由患者的配偶、子女或父母担任，以照顾患者的疾病为主，他们是患者获得家庭支持与社会支持的重要来源，同时也是安宁疗护团队需要支持的对象。

基于拉扎鲁斯（Azarus）和福克曼（Folkman）的压力与应对理论[48]，对癌症照顾者进行干预能够降低照顾负担、提高照顾者的生活质量，从而提高患者的生命质量。本章重点讨论家庭照顾者。

二、家庭照顾者的压力及表现

（一）生理层面的压力及表现

照顾生命末期癌症患者很多时候都需要大量的体力，如要为患者翻身、洗澡、扶持上厕所，这些都使照顾者感到疲乏。如果患者因患病而导致残障，需要的照顾内容会较多和较为复杂，有些是厌恶性工作，如更换尿片；年纪较大的照顾者，如本身的健康已出现问题，还要长期照顾患者，会感到很吃力。长期投入照顾中，照顾者极易出现失眠、关节疼痛、头痛、背痛、血压升高、上呼吸道感染、食欲下降等不适，严重时会引起或加重心血管疾病或其他慢性疾病。

（二）心理层面的压力及表现

随着患者病情的进展和身体衰弱，不断有新的问题出现，照顾者付出的劳动时间和强度会逐渐增加。照顾者会出现悲观、恐惧、害怕、焦虑、抑郁、失去控制、无助、无力感，有时还会出现注意力不集中、记忆力差、理解及判断能力下降等。部分照顾者责任感较重、对自我要求较高，更容易产生自责、内疚和有心理耗竭感。患者去世前，照顾者会体验重要亲人即将分离的预期性哀伤。患者去世后，有些照顾者会出现严重的哀伤情绪。

（三）社会层面的压力及表现

当照顾者必须同时扮演多重角色时，常有一些冲突或混乱，不知应该如何选择。如一名照顾者在工作和生活之间、在照顾自己的父母和子女的选择中茫然无措。忙于照顾和工作，照顾者能够自己支配的时间会越来越少，脱离正常社交生活，缺乏与他人互动，造成人际关系疏离。有些家庭照顾者可能要放弃工作去照顾患者，但需要继续维持生计、支付医疗和子女教育等费用，收支不平衡，家庭经济压力很大。

本身有多种问题的家庭，面对亲人罹患绝症这一重大压力事件，家庭关系受到挑战。家人在医疗决策、照顾安排与分工、经济、身后事等事项上发生意见分歧，无法做出一致的决定，甚至引发冲突。

此外，对疾病缺乏正确的认知及生死观的分歧引发周围人对照顾者的不良态度，也是照顾者可能面对的压力。

（四）精神层面的压力及表现

至亲至爱的亲人病重或离世，让照顾者悲痛欲绝，甚至对原本的信仰产生怀疑，怀疑人生的意义，对未来失去信心，找不到工作、学习、生活的乐趣和目标。

三、照顾者的需求与对策

（一）信息需求

信息需求是照顾者的重要需求之一。大多数照顾者都是非医学专业人士，缺乏基本的护理知识和技巧，特别是在居家照顾环境下，面对复杂的症状和患者的痛苦，照顾者感到手忙脚乱、内疚、自责和缺乏信心。医疗团队作为主要的支持者，应根据照顾者的文化层次、信息需求等，选取不同的知识传播方式，如面对面交流、发放宣传资料、举办知识讲座、科普系列文章等进行宣教和引导。

（二）喘息服务

喘息服务又称短期照顾，起源于 20 世纪 70 年代美国的去机构化运动，主要针对身心障碍儿童家庭。20 世纪 80 年代，其服务范围被扩展至失能、老弱和生命末期患者及其家庭照顾者。美国国家喘息网络和资源中心（ARCH）对喘息服务的定义较为全面，即对有特殊需要的儿童或成人的照顾者提供有计划的或紧急的服务，使其有一段时间不承担照顾责任，从而使照顾者、被照顾者和（或）家庭系统的健康状况得到显著改善。有效的喘息照顾不仅提供简单的替代性照顾，让家属得到休息，更重要的是医疗团队的介入分担了专业医疗决策的压力，提供生前预嘱，以及以患者为中心的共同照顾，能有效地减轻患者家属的身心压力。

（三）情绪支持

患者的心情受身体状况影响，时好时坏。面对患者跌宕起伏的情绪，家属不知如何应对，或担心错误的回应会引发患者更多的负面情绪，也容易出现焦虑、紧张等情绪。家属也需要有人陪伴和同理，护理人员教授患者家属与患者沟通的技巧，使其逐渐学会调整自己和患者的情绪。

（四）社会支持

患者生病后，家属缺乏足够的时间、精力和能力去了解家庭、社区和政府中可以利用的资源，也不知道如何强化现有的社会支持网络。尤其是居家照顾者，缺乏亲友、邻居的帮忙，也可能不懂得如何向社会寻求帮助。家属、朋友和义工是很重要的支持来源，可以提供很多实际的协助，如接送患者、购物、生活照顾、情绪和精神上的支持。医疗团队也可以就目前面对的困难给予物质支持，如基本的家居护理器材、设备、贫困救助金。

（五）死亡教育

生命末期患者随时可能死亡，照顾者要有充分的思想准备，需要了解死亡的过程和死亡的准备，接受死亡教育，正确看待生命与死亡，让患者离世的时候保持尊严，避免过度医疗。在亲人去世后，照顾者需要正确面对关系的失落和生活的改变，顺利度过哀伤期，重建正常的生活秩序。

四、对照顾者的介入

在安宁疗护工作中，护士仅靠自身力量往往难以实现高效的社会支持，医疗团队、医务社工和志愿者都可成为照顾者社会支持网的一员。对照顾者的介入主要包括两个方面：一是患者去世前的服务，二是患者去世后对家属的丧亲支持。

患者去世前，医疗团队应评估家属的需求，从整体护理、家庭护理的视角来制订一对一的个案服务计划。目前开展的个案服务主要侧重于以下内容。

（一）心理支持与情绪疏导

绝大多数照顾者在患者临终阶段心态很复杂，充满自责、牢骚、愤怒，对未来没有信心、悲观、厌世，受患者病情进展和情绪变化的影响较大。医疗团队可以肯定家属的付出和努力，引导家属宣泄负面情绪，运用同理等技巧协助照顾者解决情绪及心理问题。

（二）经济及实质性援助

对于在经济、物质和照顾上存在困难的家庭，护士和社工应协助家属发现和有效利用身边的资源。可以协助申请低保、医疗补助、大病救助、慈善基金或联络慈善团体和组织志愿者服务。媒体宣传也可以引发社会对于特殊家庭的关注，但是要在患者及家属同意的前提下，尽可能减少私人信息被曝光引发的不良影响。

（三）生死教育和预期性哀伤辅导

在中国传统的教育环境下，我们只有优生的概念，缺乏善终的相关教育。很多照顾者因为担心或害怕患者离世，对死亡有着一种抵触感和恐惧感。

其实，对家属的哀伤辅导应在患者去世前开始。医疗团队应保持充足的耐心、责任心和同理心，与家属进行沟通、交流，取得患者家属的信任。在了解家属的态度后，医务工作者可以结合患者疾病特征，通过多媒体、图片展示、座谈会、集中授课等方式对家属进行引导和启发，让其接受死亡是生命的一个正常过程，我们不能改变死亡的事实，但可以选择从容面对。指导照顾者在患者的生命末期一同回顾人生，唤起对美好生活的回忆，激发内在力量，提高生命意义感，减少患者及家属的负性情绪。协助患者完成最后心愿，进行道歉、道谢、道爱、道别，共同自然地面对和接受死亡，达到"生死两相安"。这项服务尤为重要，有助于减轻照顾者与患者离别的哀伤程度，减少家属产生复杂性哀伤的可能性。

（四）共同制订"预立医疗照顾计划"

基于国内的文化背景，大部分患者进入安宁疗护阶段，仍然是由其照顾者和医护人员讨论患者进一步的治疗决策。当照顾者选择某些治疗方案时，患者会对照顾者的决策不理解、不配合，照顾者事后常常会为自己的决策而感到后悔，背负着沉重的心理负担。家庭成员之间也可能因为患者的照顾问题、经济问题和遗嘱安排等出现矛盾。医疗团队在对家庭结构、家庭发展阶段、家庭功能进行评估后，进行家庭会议等干预，共同制订"预立医疗照顾计划"，调整患者及照顾者的期待，处理疾病引发的家庭矛盾冲突、促进患者与照顾者之间沟通及关系重建等。

（五）鼓励照顾者维持社会交往

长期的照顾工作会使人孤立，有时家属不知如何寻求支持和帮助。维持社会交往、寻求帮助能在很大程度上帮助家属保持健康的情绪。鼓励照顾者与一位有同理心的朋友、亲属或是邻居甚至是社工交谈，即使是通过电话、短信或邮件交流，也能维持社会支持网络，振奋精神。

（六）协助料理患者的后事

患者死亡后，家属虽然早有预料，仍可能会表现得手足无措。护士、社工或者是有经验的义工可以倾听家属的述说，疏导其负性情绪，关心其身体，并鼓励家属之间相互支持。必要时，团队成员可以协助家属料理后事，包括对墓地的选择、死者仪表的整理、选择葬礼形式等，给予支持和建议。

（七）哀伤支持

患者去世后，最亲密的家属需要一定的时间适应亲人离开后的生活，重整生活的重心以及重建新的关系。尤其是在死者所有后事安排妥当后，亲朋好友都各归其位。

（八）组织照顾者互助小组

帮助家属建立互助小组，带领者可以是护士、社工或其他专业人员。鼓励照顾者交流照顾心得，表达哀伤、恐惧、内疚、愤怒、失去和快乐等情绪，交流应对困难的技巧，交换照顾者资源。为了缓解照顾者的压力，提高照顾者的健康水平，国外保健行业、政府和社区机构已成立了许多机构和组织，如家庭照顾者协会、国家家庭照顾者联盟，为照顾者提供咨询、教育、培训、法律和财政等多方面的支持，定期对家庭照顾者的健康状况、需求情况进行评估，并提供相关服务。而在我国，对照顾者支持性服务尚不完善，可以依据我国国情探索适合我国的策略。

第三节　安宁疗护中的社会支持资源

一、医务社工

安宁疗护团队由多学科人员组成，包括医师、护士、营养师、医务社工等。医务社工是团队的一部分，又有其独特的角色和功能，是患者社会支持的重要来源。

（一）概念

社会工作是由社会工作者运用其所掌握的专业知识和技能，为有困难的个人、家庭及社区（统称社会弱势人群）提供必要帮助，以便整个社会在健康和谐的气氛中得到发展，并达到助人自助的目的。医务社会工作是指专业社会工作者在医疗卫生机构中，运用专业理论和方法为患者提供相关医疗卫生服务的专业化社会工作。医务社会工作者是从事医务社会工作的专业人员，简称为医务社工。目前，医务社会工作在医疗行业中的发展和实践主要集中在癌症、获得性免疫缺陷综合征（艾滋病）、精神疾病和其他慢性病领域。它作为一门专业，本着以人为本和助人自助的专业理论，运用个案、小组和社区等专业方法逐渐介入安宁疗护的治疗中，一方面为生命末期患者提供全面的照顾和认知心理治疗，另一方面改善患者的社会环境，帮助患者寻求社会和经济帮扶，构建癌症患者的社会支持系统，从而实现对患者最佳的照顾效果，缓解患者的身心痛苦，提高患者的生命质量。安宁疗护医务社工需要了解心理学、社会学、医学、法律、哲学等多学科知识，并且要获得社会工作的职业资格证书以及通过医院选拔才能正式入职。

（二）安宁疗护中医务社工的角色

1. 评估者　2017年6月，美国国家综合癌症网络（National Comprehensive Cancer Network，NCCN）发布的《2017版安宁疗护临床实践指南》指出，为了让符合筛查条件的患者接受安宁疗护，其抗癌治疗的疗效和负担、生理症状、心理-社会或精神困扰、个人目标、价值观和预期生存时间、教育及信息需求以及影响照顾的文化因素均需要进行评估。安宁疗护是整体的、系统的照顾，除关注患者的身体问题外，患者的情感和社会需求也是非常重要的。身体问题如疼痛和症状管理，这部分的评估和干预工作主要由医护人员完成。而对患者的心理和社会问题的评估工作，则主要由医务社工完成。医务社工对接受安宁疗护的患者及家属会从情绪和精神需求、家庭关系和沟通、家庭拥有的物质资源和社会资源四个维度进行评估。其所做出的动态和连续的评估，可以帮助医疗团队制订个体化的诊疗计划，协助患者及家属做出合适的医疗和生活安排。

2. **心理支持者** 当患者及家属得知患者疾病已经处于终末期时，容易出现焦虑、愤怒、沮丧、孤单、恐惧等情绪。医务社工可以运用心理学的方法，一方面为生命末期患者提供心理辅导，减少情绪困扰和痛苦，适应疾病进程并接受死亡是生命正常发展过程这一事实，完成道歉、道爱、道谢、道别这些任务，使其平和地度过人生最后阶段，平静、无痛苦和有尊严地离世。也可通过精神支持帮助患者重建生命价值，促进沟通，探索生命意义，重新建构生命故事，丰富自己的人生智慧，解决内心的冲突和矛盾，达到"去者善终，留者善别"的目的。

3. **照顾者** 在中国社会中，家庭一直承担着重要的角色。当患者生病时，作为主要的照顾者，家属也会出现巨大的心理和经济压力，出现情绪困扰。当双方都存在巨大的压力，而且本身都不会表达爱时，沟通也会变得困难起来。医务社工可以协助患者及家属进行情感与意见的表达，理解彼此对生命质量的期待，教会其有效沟通的技巧，进行情感与意见表达。也需要帮助家属形成正确的生死观，保持平和心态，积极配合对生命末期患者的护理，维护家庭正常运作，提供必要的社会支持。在患者去世后，医务社工还会对家属进行哀伤辅导，帮助其调整情绪，回归正常生活状态。

当一个家庭中有人患病了，家庭需要做出医疗选择和重新平衡角色。社工可以通过召开家庭会议，向全家人说明患者的病情，让家属能够理解疾病和照顾方式，做出共同决定（如患者的出院计划）。增强家庭的照顾责任和安排任务，调和家庭矛盾，使患者与家属安心。

4. **资源的整合者** 癌症患者及患者家庭的需求除医疗需要外，还包括多种社会支持。与医务工作者和患者家属相比，医务社工对社会政策、社会保障、社会网络方面的了解更多。发现困难家庭后，医务社工可以主动发掘社会资源，协助患者申请社会福利、寻找符合条件的大病救助基金或者通过媒体向社会寻求帮助；或让患者返家后有可用的辅具，如气垫床、助行器或适合使用的轮椅等居住设备；甚至帮助患者家属找工作（就业辅导），以解决患者的治疗和生活问题。人力、福利、物质等多种社会资源的有机整合，将社会、社区和家庭连接起来，为患者营造一个积极的社会支持网络。借此，医务社工将人文关怀从医院延伸到更广阔的区域。

5. **医务工作者的合作者** 医务社工对患者的人文诊断是人文关怀的前提，也弥补了医学诊疗的不足。医疗团队面对死亡与失落、医疗伦理、团队合作等议题时，医务社工可以通过正式或非正式的团队和家庭会议进行沟通，激发团队士气与学习动力，澄清角色界线，做出以患者为中心的照顾计划。当团队成员出现心理压力和悲伤时，医务社工需要设计情绪支持方案，如组织压力舒缓小组，帮助团队人员舒缓压力，重新储备能量，减少职业疲倦。

6. **生死教育和社会保障的倡导者** 患者可能因病返贫，成为弱势群体。医务社工利用大众传播工具，发动社会力量，使社会其他团体和民众了解并主动帮助患者家庭。医务社工还可以组织健康教育活动，在社区、学校、广场等公共场所，开展讲座、活动、义诊等，宣传安宁疗护知识，生死教育，帮助大众树立正确的生死观。通过与政府、社会机构、普通公众以及媒体等多方面的沟通和联系，医务社工向社会正面宣传安宁疗护的意义与价值，促进现有相关政策法规的完善。

7. 志愿者的培训和领导者　志愿者是在公共和志愿团体中，不接受报酬而奉献其服务和各种社会福利活动的任何人员，也称义工。患者疾病缠身，同时发生的社会、经济、家庭、职业、心理等复杂问题，常常千头万绪，绝非有限的人力在短时间内能解决，常常需要借助志愿者的力量。招募、培训和带领志愿者为患者服务也是医务社工的工作之一。如果使用恰当，志愿者能够在很大程度上拓宽为患者及家属服务的形式和内容，成为安宁疗护团队的重要力量。

二、志愿者

（一）概念

志愿者也称为义工、义务工作者或志工。联合国定义其为"自愿进行社会公共利益服务而不获取任何利益、金钱、名利的活动者"，指在无任何物质报酬的情况下，能够主动承担社会责任而不获取报酬，奉献个人时间和行动的人。在安宁疗护团队中，志愿者主要由医务社工进行组织和管理。

（二）工作内容

1. 陪伴患者　与患者及家属加强沟通，了解他们基本信息，解决基本需求。志愿者应陪伴患者，谈心聊天，读报讲新闻，回顾生命。

2. 协助申请社会资源　对于有经济困难的家庭，如社工根据家庭情况确定患者可以申请社会救助，志愿者可以协助填写表格，以取得经济资助。

3. 陪伴家属　协助照顾儿童，为患者子女提供免费功课辅导及情绪支持。患者辞世后，继续探访其家属、提供哀伤支持，都可以是志愿服务的内容。

4. 共同庆祝节日　遇到特殊节日，如患者的生日、新年、国际妇女节、母亲节、父亲节，志愿者应组织丰富多彩的活动，与患者及家属共同弹唱歌曲、合照留念，送上节日祝福，丰富患者及家属的精神生活，帮助他们摆脱孤独，完成心愿。

5. 协作工作　协助安宁疗护团队开展各种宣传工作。

三、学术团体及民间组织

（一）抗癌俱乐部

1. 概念　抗癌俱乐部是指基于患者需求设立的，将相同病种的患者召集起来举办病友小组活动，旨在搭建医患沟通和病友支持平台，促进和谐医患关系及促进患者疾病康复。

2. 主要任务　在政府有关职能部门的支持下，抗癌俱乐部为广大患者提供活动场所和设施，定期举办保健、康复、心理、饮食等方面的知识讲座、专家咨询及病友交流会。所搭建的公共平台，可以宣传科学、有效的抗癌治疗方法和手段，推动抗癌事业的发展和进步。

3. 医务社工为主体的患者俱乐部实施模式

（1）多样化健康教育：每个俱乐部由专人管理，保证活动的持续性和健康教育内容的科学性、系统性。调动志愿者资源，以微型音乐会、手工艺坊等形式穿插于患者教育活动中，提高健康教育的效果。

（2）个案心理辅导：医务社工根据量表测定患者的心理状况，对心理状况较差的患者运用具体化、澄清、聚焦等社工个案技巧，进行一对一的心理辅导，缓解患者焦虑、抑郁等情绪。对于具有严重焦虑、抑郁甚至自杀倾向的患者，将之转至心理科，予以必要的药物支持治疗。

（3）社工小组活动：医务社工将患者聚集起来建立主题活动俱乐部，针对患者的共同需求开展形式多样的社工小组，围绕患者社会、心理问题和医疗问题设立与其身体状况相适应的小组活动项目。

（二）生前预嘱推广协会

1. 概念　随着中国社会经济的发展和人们对生命质量的日益重视，在临终时保持应有尊严的理念已经逐步深入人心。填写生前预嘱（living will），使人们根据个人意愿在临终时自主选择是否使用呼吸机等人工生命支持系统，是遵从自然规律和体现生活和谐的主张。帮助生命末期患者实现符合本人意愿的"尊严死（death with dignity）"，是对生命的最大尊重。北京生前预嘱推广协会（Beijing Living Will Promotion Association，LWPA）是在创办于 2006 年的"选择与尊严"（choice and dignity）公益网站的基础上成立的。作为中国第一个推广"尊严死"的公益网站，它推出了生前预嘱文本"我的五个愿望"。2010—2013年，在全国人民代表大会和中国人民政治协商会议上，多位代表提出在中国法律环境下推广生前预嘱和建立政府指导下的生前预嘱注册中心的提案。

2. 理念　推广生前预嘱，让更多的人知道，按照本人意愿，以尽量自然和有尊严的方式离世，是对生命的珍惜和热爱。

3. 主要任务

（1）在主管部门的领导下，与发起单位一同承担起生命教育之责，继续推广尊严死、生前预嘱理念，使生前预嘱文本"我的五个愿望"具有可实施性和可操作性，使公民能够真正通过生前预嘱实现尊严死。

（2）继续扩大"选择与尊严"公益网站的社会影响力，并与其一起将已经取得的推广成果落地、实施，将利国利民的缓和医疗纳入工作重点，在创立缓和医疗学科（学会）、寻求国家保障制度的基础上开展工作，以期有相应保障制度的缓和医疗机构尽早落地并惠及全民。

（3）以数据库支持系统，为以生前预嘱方式填写"我的五个愿望"的注册者提供高度保密且自由的修改、变更渠道，也为更多的可能的认同者提供网络服务平台，将生前预嘱注册工作作为协会重要的服务工作之一来做。

（4）建立国际交流平台，如举办（组织）国际专家研讨会、学术交流会、专业人员和组织志愿者培训课程，创立符合中国本土需要的尊严死、生前预嘱、缓和医疗。

（5）以学术、理论体系及缓和医疗实体为依托，为政府及其相关职能部门提供可用的资料与模式，以期获得政策支持。

（6）经有关部门批准，独立或联合举办教育、培训或其他服务活动。

（三）安宁疗护专业委员会

1. 概念　安宁疗护专业委员会是顺应安宁疗护领域的研究、开发及应用的发展需要，由中华护理学会设立的分支机构，是开展安宁疗护学术活动和科技活动的主体。安宁疗护专业委员会的成立有利于更有序地组织更多的专业力量，共同推动安宁疗护事业的发展，提高社会服务能力。

2. 宗旨　团结、联合、组织安宁疗护专业及相关领域的专业人士开展学术和技术交流、发展战略研究、制定专业技术标准、进行专业资格认可、举办专业培训等相关活动，提高所从事领域的科研、教学、应用水平，促进研究成果的应用和产品转化。

（四）各种癌症救助基金

随着社会的进步和人们对癌症患者的关注和重视，政府和民间组织开始为晚期癌症患者家庭提供一定的慈善救助。癌症救助基金一般分为政府医疗保障、社会组织和互助基金等性质。政府医疗保障主要是医保报销、大病救助、特殊病种医疗救助、特殊门诊等。社会组织救助类型较多，多为金钱救助、物资救助、助学、志愿者组织。互助基金目前主要依托于轻松筹、水滴筹等平台。各地区救助种类差别较大，需根据地方情况进行筛选。中华慈善总会、各地民政局、中国红十字会等也是安宁疗护的社会资源。

（五）中国抗癌协会肿瘤心理学专业委员会

1. 概念　中国抗癌协会肿瘤心理学专业委员会是依托于中国抗癌协会的全国性心理社会肿瘤学术组织。

2. 宗旨　①团结全国范围内的心理社会肿瘤学工作人员，促进国内心理社会肿瘤学的发展。②组织各项相关健康教育、科学研究和学术交流活动。③传播和普及抗癌知识，为年轻的工作人员提供专业培训，促进年轻力量的成长。④推动面对癌症患者及家属的人文关怀，以提高他们的生命质量。

（六）宁养院

1. 概念　宁养院这个概念最初来源于我国台湾地区，是为了为老年人提供更好的照顾和居住环境而设立的。后来这个概念也被引入中国大陆地区，目前在全国各地都有各种形式的宁养院。

2. 服务对象　晚期、疼痛、贫困、癌症人群。

3. 理念　"造福患者，造福社会"。

4. 宗旨　"以人为本，整理护理"，致力于提高贫困晚期癌性疼痛患者的生命质量，推动国内宁养医疗服务事业的发展，促进社会对晚期癌症患者的关怀与支持。因为其有效地减轻贫困晚期癌症患者的痛苦及给予心灵慰藉，使患者获得尊严、提高生命质量、感受到人间的真情与关爱，安详及有尊严地走完人生旅程，被患者誉为"生命尽头宁静的港湾"。

第九章　身体照护技能

第一节　肠内营养

肠内营养（enteral nutrition，EN）是指经消化道给予较全面的营养素。根据组成不同，肠内营养分为要素型肠内营养制剂、非要素型肠内营养制剂和组件型肠内营养制剂。根据给予途径不同，肠内营养分为口服和管饲。肠内营养适用范围广，方法简便，且能使消化道保持适当负荷，维持消化道功能，避免肠道黏膜失用性萎缩对全身免疫及营养代谢功能造成的损害。原则上，只要肿瘤患者胃肠道功能存在，就应该首先考虑肠内营养，对于胃肠道功能受损者，可以采用特殊制剂，以维持或改善肿瘤患者的营养状态。

一、适应证

肠内营养的可行性主要取决于小肠是否具有能吸收提供的各种营养素的功能。当肿瘤患者因原发病或治疗与诊断的需要而不能或不愿经口摄食，或摄食量不足以满足需要，而胃肠道功能允许又可耐受时，首先应考虑采用肠内营养。临床上有以下多种情况适合肠内营养。

1. 经口摄食不足或禁忌

（1）不能经口摄食：经口腔、咽喉或食管肿瘤手术后，上消化道受损无法经口进食。

（2）经口摄食不足：营养素需要量增加而摄食不足，如大面积烧伤、创伤、脓毒症、甲状腺功能亢进、癌症、化疗和放疗。此外，还有厌食、蛋白质 - 能量营养不良、抑郁症、恶心或呕吐。

（3）经口摄食禁忌：中枢神经系统功能紊乱、知觉丧失、脑血管意外以及咽反射丧失而不能吞咽。

2. 胃肠道疾病　多种原发性胃肠道疾病，采用肠内营养对治疗有利。其原因是肠内营养时的营养素齐全，肠内营养通过较短的或黏膜面积较小的肠道即可吸收，有能改变肠道菌群、无渣、无乳糖以及对肠道与胰外分泌刺激较轻等优点。这些疾病主要有以下几种。

（1）短肠综合征：由于克罗恩病肠系膜动脉或静脉栓塞，肠扭转而需要小肠切除的患者，尽管术后应以肠外营养作为营养支持，有的甚至需要长期肠外营养。但有的在适当阶段采用或兼用肠内营养，更有利于肠道发生代偿性增生与适应。

（2）胃肠道瘘：肠内营养适用于提供的营养素不致从瘘孔流出的患者。要素肠内营养较非要素肠内营养更能降低瘘液的排出量，适用于低位小肠瘘、结肠瘘及远端喂养的胃十二指肠瘘。高位胃和十二指肠瘘应由空肠造口给予要素肠内营养。至少近端有 100 cm 功能良好的小肠的小肠瘘，可以由胃内喂养。

（3）肠道炎性疾病：溃疡性结肠炎与克罗恩病在病情严重时，应采用肠外营养（PN）以使肠道得到休息。待病情缓解，小肠功能适当恢复而可耐受要素肠内营养时，通过审慎地连续管饲，也可以提供充分的热量与蛋白质。

（4）胰腺疾病：主张在处理胰腺炎的并发症而需开腹时，或病情不严重的胰腺炎患者在麻痹性肠梗阻消退后，采用空肠喂养是恰当的，因其可减轻胰液外分泌，并可给予营养支持。

（5）结肠手术与诊断准备：要素肠内营养无渣，适用于结肠手术或结肠镜检查与放射照相的准备，因其可使肠道干净、菌群改变及减少感染。

（6）憩室炎、吸收不良综合征及顽固性腹泻。

3. 其他

（1）术前或术后营养补充：需要择期手术的营养不良患者，于术前 2 周经肠内营养，使代谢状况得到改善。腹部手术后 24 小时小肠蠕动及吸收功能逐渐恢复正常，所以，在主要手术完毕后放置空肠造口喂养管，术后可及时喂养。

（2）心血管疾病、心脏病、恶病质：如经口摄入的热量不足 1000 kcal/d，则应肠内营养补充。如热量低于 500 kcal/d，则应采用全肠内营养以维持代谢需要。

（3）肝功能与肾功能衰竭：分别采用特殊肠内营养。

二、禁忌证

（1）年龄小于 3 个月的婴儿不能耐受高张力液体肠内营养的喂养。

（2）小肠广泛切除后宜采用肠外营养 6～8 周，以后采用逐步增量的肠内营养。

（3）胃部分切除后不能耐受高渗糖的肠内营养，因易产生倾倒综合征。有的患者只能耐受缓慢滴注。

（4）空肠瘘患者不论在瘘的上端或下端喂养，均有困难。由于缺乏足够的小肠吸收面积，不能贸然进行管饲，以免加重病情。

（5）处于严重应激状态、麻痹性肠梗阻、上消化道出血、顽固性呕吐、腹膜炎或腹泻急性期，均不宜给予肠内营养。

（6）严重吸收不良综合征及衰弱的患者在肠内营养以前，应给予一段时间的肠外营养，以改善其小肠酶的活力及黏膜细胞的状态。

（7）症状明显的糖尿病，接受大剂量类固醇药物治疗的患者，均不耐受肠内营养的高糖负荷。

三、实施途径

肠内营养实施途径的选择决定于患者的一般状态、疾病本身、喂养时间和胃肠道功能。

1. 经口或鼻胃管途径

（1）适应证：胃肠道完整，代谢需要增加（短期应用）；昏迷（短期应用）；需要恒速输注时（如腹泻、糖尿病）；补充能量（厌食、肠道炎性疾病、癌症、生长迟缓）。

（2）禁忌证：严重反复呕吐、胃反流、食管炎、食管狭窄。

（3）并发症：反流、吸入性肺炎、鼻腔损伤、鼻孔坏死（由鼻胃管引起）。

2. 鼻十二指肠（鼻空肠）管或空肠造口途径

（1）适应证：胃内喂养有吸入危险、胃蠕动不佳时。

（2）禁忌证：远端肠道阻塞、小肠吸收不良或肠道内细菌生长过盛、小肠运动障碍。

（3）并发症：肠道穿孔（因采用硬质聚氯乙烯喂养管）、倾倒综合征（高渗肠内营养）、吸收不良（因与胰液及胆汁混合不全）、移位至胃。

3. 经皮内镜胃造口术途径

（1）适应证：昏迷（长期应用）、吮吸或吞咽不全、先天性畸形（食管闭锁、气管食管瘘）、长期高代谢、热量与蛋白质需要增加。

（2）禁忌证：严重食管或胃反流、胃癌、胃溃疡、恶心或呕吐、胃淤积。

（3）并发症：幽门梗阻（包括由于喂养管移位造成的扭结）、倾倒综合征。

四、肠内营养制剂的分类及其组成

临床肠内营养制剂可分为整蛋白型（非要素型）肠内营养制剂，氨基酸型、短肽型（要素型）肠内营养制剂，组件型肠内营养制剂。肠内营养制剂根据其不同的组成成分，其临床作用不同，应根据患者的疾病、代谢状态和人体营养素需求进行选择。

1. 氨基酸型、短肽型（要素型）肠内营养制剂　是氨基酸或多肽类、葡萄糖、脂肪、矿物质和维生素的混合物，人们曾认为蛋白质必须分解为氨基酸才易于吸收，故称其为"要素制剂"。此类制剂不含残渣或残渣极少，易吸收，并可使粪便数量显著减少。但因氨基酸及短肽的味道及口感不佳，适宜管饲患者使用（也可口服），主要适合于胃肠道消化和吸收功能部分受损的患者，如肿瘤大手术后、重症患者、短肠综合征、胰腺炎等患者，其渗透压一般为 400～700 mmol/L。

2. 整蛋白型（非要素型）肠内营养制剂　这类肠内营养制剂氮的来源是整蛋白或蛋白质游离物，渗透压接近等渗，约为 300 mmol/L，能量密度为 0.5～2 kcal/ml，口感较好，刺激肠功能代偿的作用较强，可用于有一定胃肠道功能或胃肠功能较好，但不能自主进食或意识不清的患者，口服或管饲均可，是临床上应用最广泛的肠内营养制剂。

3. 组件型肠内营养制剂　仅含某种或某类营养素。它可以作为平衡型肠内营养制剂的补充剂或强化剂，以弥补疾病状态下使用平衡型肠内营养制剂的不平衡性以及个体间的差异。也可以采用两种或两种以上的组件型肠内营养制剂进行补充和强化，以适应患者的个体需要。该类制剂主要包括蛋白质组件、脂肪组件、糖类组件、维生素组件和矿物质组件。蛋白质组件适用于创伤、大手术等需要增加蛋白质的情况，也可用于肾功能衰竭或肝性脑病需限制蛋白质的患者。

五、肠内营养制剂的配制

1. 要素制剂的配制方法　根据需要的浓度称量出一定量的要素制剂，先用少量温开水调成糊状，再用 60～70℃温水稀释至浓度为 10%～25%，并充分搅拌成均匀的溶液，放置 10 分钟后即可使用。每日配制 1 日用量，在 0 ~ 4℃冰箱冷藏，24 小时后废弃。使用时应本着循序渐进的原则。多数患者开始时应稀释 1 倍，以避免引起不耐受，浓度由 10% 逐步提高至 25%，灌注速率与总容量亦应逐步提高。

2. 匀浆奶的配制方法　根据配方选择特定食物按一定数量称量备用，牛奶、豆浆与蔗糖等煮沸消毒，并与全部食物混合，装入电动搅拌机内磨碎搅成匀浆。每日配制 1 日用量，在 0 ~ 4℃冰箱冷藏，24 小时后废弃。使用时亦应本着循序渐进的原则。

3. 肠内营养制剂　接受管饲的患者免疫功能不足或低下，缺乏胃酸抑菌作用，加之可能出现肠道菌群失调等。商品制剂虽然无菌，但可因各种途径被污染，在配制过程中应特别注意防止污染。

六、投给方式

1. 一次性投给　将配好的肠内营养制剂用注射器通过喂养管缓慢注入胃内，每次 200 ml 左右，每日 6 ~ 8 次。但多数患者难以耐受，易引起腹胀、腹痛、腹泻、恶心与呕吐，有些患者经过几日的适应也可以逐步耐受。此种投给方式适合胃内喂养的患者，而空肠喂养的患者不应一次性投给。

2. 间歇重力滴注　将配好的肠内营养液置于肠内营养输注袋内，缓慢滴注，每次 250 ~ 500 ml，速率 60 ~ 80 ml/h，每次持续 30 ~ 60 分钟，每日滴注 4 ~ 6 次。如患者胃肠道正常或病情不严重，多数可以耐受。此种方式较为常用，其优点是较连续输注有较多的活动时间，类似正常膳食的间隔时间。

3. 连续灌注　通过重力或输液泵连续 12 ~ 24 小时灌注。目前多主张用此种投给方式，特别适用于危重患者及空肠造口喂养患者。输入的体积、浓度、速率必须从低值逐渐调节至患者能耐受的程度，速率从 40 ~ 60 ml/h 开始，3 ~ 5 天后逐渐增加至 100 ~ 125 ml/h，再逐渐增加浓度、体积。通常需 7 ~ 10 天才能达到肠内营养需要。

七、护理

1. 一般护理　保证睡眠与休息，输注营养液时取半卧位，头部抬高 30°，并保持该体位至输注完毕后半小时。口腔护理每日 2 次，防止口腔感染。胃肠造瘘者注意造瘘口周围皮肤，有红肿者涂抹氧化锌软膏。

2. 喂养管护理　妥善固定，定期检查喂养管胶布是否松动、造瘘口处缝合线是否松脱。保证喂养管通畅，输注营养液前、后用温开水冲洗喂养管，连续输注者每 4 ~ 6 小时冲管一次。

3. 并发症的观察及护理

（1）误吸：可导致吸入性肺炎、呼吸困难、呛咳等。护理措施：①选择斜坡输注体位；②输注前后确定喂养管位置；③检查有无胃潴留，胃内残余量大于 150 ml，需延迟输注；④一旦发生误吸，应立即停止输注，吸出误吸的营养液，报告医师，协助做相应的处理。

（2）腹泻：常见原因包括营养液渗透压过高、输注速度过快、营养液温度过低、细菌污染及某些药物的副作用。护理措施：①控制营养液的浓度和渗透压，初用时稀释到浓度为 12%，每 8～12 小时后逐渐增加浓度，3～4 日后到全浓度，即 24%。②使用输注泵控制营养液输注速度，从 20 ml/h 开始，逐渐过渡到 125～150 ml/h，每日进液体总量从 500～1000 ml 开始，逐渐增加到需要量。③调节营养液温度，以接近体温为宜。④避免污染，护理人员配置、喂养前均应洗手，所用容器及时清洗、消毒、更换。

（3）胃潴留：由于创伤、大手术后引起胃排空延迟，停止输注营养液 30 分钟后，回抽液＞150 ml，考虑为胃潴留。护理措施：取右侧卧位；控制输注量及输注速度；使用胃动力药；停用鼻胃管，改为鼻空肠管输注。

4. 肠内营养护理监测　每日记录患者的液体出入量、体重；定期测定血常规、肝功能、肾功能、血糖、尿糖、电解质及血浆白蛋白等。

5. 心理护理　倾听患者的主诉，进行肠内营养指导。

第二节　肠外营养

肠外营养（parenteral nutrition，PN）是指无法经胃肠道摄取营养或摄取营养不能满足自身代谢需要的患者，通过肠道外通路（即静脉途径）输注包括氨基酸、脂肪、糖类、维生素及矿物质在内的营养素，提供能量，纠正或预防营养不良，改善营养状态，并使胃肠道得到充分休息的营养治疗方法。根据患者营养需要的满足程度，可将肠外营养分为完全肠外营养（TPN）和部分肠外营养（PPN），前者是指患者需要的所有营养物质都由静脉途径输入；后者则只是部分输入，其余部分营养物质可能通过肠内营养途径（口服或管饲）补充。

一、适应证

按疗效显著程度，肠外营养的适应证分为以下三类。

1. 肠外营养疗效显著的强适应证

（1）无法通过胃肠道摄食者，如食管瘘、肠瘘、消化器官手术初期。

（2）胃肠道梗阻，如贲门癌、幽门梗阻、高位肠梗阻、新生儿胃肠道闭锁。

（3）胃肠道吸收功能障碍。①广泛小肠切除术后（短肠综合征）：切除 70% 以上小肠的患者，很难于手术后短期内经胃肠道吸收充足的营养物质，此时经肠内营养也同样招致严重的腹泻、电解质代谢紊乱及酸碱平衡失调、营养不良甚至死亡。②小肠疾病：一些疾病可以影响小肠的运动与吸收功能，如硬皮病、系统性红斑狼疮、其他类胶原血管病、口炎性腹泻、不宜手术的小肠缺血、多发肠瘘、广泛的不宜手术切除的克罗恩病。这些患者可依靠肠外营养维持良好的营养状态，或更适于长期的家庭肠外营养，并能保持较好的生命质量。③放射性肠炎：严重的放射性肠炎可使肠道的吸收功能明显减退，造成放疗后患者的营养障碍，是影响放疗患者长期生存率的重要因素。④严重腹泻：不论是由于原发于胃肠道的疾病所致的严重腹泻，还是由于病毒或细菌性肠炎所致的严重腹泻，在恢复经口进食前，均应给予肠外营养。⑤顽固性恶心及呕吐：各种原因所致的长期顽固性恶心、呕吐，在呕吐原因明确以前及呕吐未能有效控制的情况下，均需应用肠外营养以维持患者的营养状态。对于由化疗引起的严重呕吐患者，如呕吐反应时间较长，也应给予肠外营养。

（4）大剂量放疗、化疗或接受骨髓移植：这类患者常由于治疗反应产生严重的恶心、呕吐、厌食及腹泻而进食不足，肠外营养可维持患者的营养状况、避免营养不良并发症的发生，使患者能够接受大剂量的放疗、化疗，而不受胃肠道反应的影响。

（5）中、重度急性胰腺炎。

（6）严重营养不良伴胃肠功能障碍。

（7）严重的分解代谢状态，伴或不伴营养不良而胃肠道于 5～7 天内不能得到利用，处于严重分解代谢状态中的患者，如大面积烧伤、严重的复合伤、破伤风、大范围的手术、败血症。

2. 肠外营养有效的中适应证

（1）大的手术创伤及复合型外伤大手术后，预计胃肠功能不能于手术后 5～7 天恢复者，应及早给予肠外营养。这类手术包括全结肠切除术、全胃切除术、胰十二指肠切除术、盆腔广泛淋巴结清扫术、前路脊椎融合术等。肠外营养一般应于术后 48 小时内开始，直至患者已有充足的肠内营养。

（2）在中度应激状态下，如胃肠功能 7 天内不能恢复，应给予肠外营养。这类患者包括中等手术或创伤、30%～50%体表面积的烧伤、中度急性胰腺炎、神经系统外伤及其他类似的应激状态。

（3）肠瘘位置高、引流量大，由于所进食物会从瘘口排出，造成营养物质吸收障碍，大量消化液丢失，使患者很快发生脱水及电解质代谢紊乱，加之肠瘘患者常同时伴有腹腔感染及脓肿，进一步使机体耗竭，短期内即可导致患者死亡。

（4）肠道炎性疾病。

（5）妊娠剧吐或神经性厌食。

（6）需接受大手术或强烈化疗的中度营养不良。

（7）炎性粘连性肠梗阻。

3. 肠外营养无肯定疗效的弱适应证

（1）肠外营养对此类患者无明显益处，但也有例外，需根据患者的具体情况决定。

（2）营养良好的患者处于轻度应激及创伤情况下，而消化道功能于 10 天内可以恢复，如小于 20%体表面积的烧伤、轻度急性胰腺炎及局限性软组织损伤。

（3）肝、小肠等脏器移植后功能尚未恢复期间。

二、禁忌证

（1）无明确治疗目的或已确定为不可治愈、无存活希望而继续盲目延长治疗时间。

（2）心血管功能紊乱或严重代谢紊乱需要控制或纠正。

（3）患者的胃肠道功能正常或可适应肠内营养。当胃肠功能正常或可利用时，肠外营养较肠内营养并无优越之处。在胃肠功能良好的情况下，应充分加以利用。如果消化道近端有梗阻，如位于食管、胃或十二指肠，应于梗阻远端放置造瘘管，进行肠内营养。对所有接受肠外营养的患者，都应注意观察胃肠功能的恢复情况，适时、安全地由肠外营养过渡到肠内营养。

（4）胃肠功能正常，适应肠内营养或 5 天内可恢复胃肠功能。

（5）原发病需立即行急诊手术，如需手术引流的腹腔脓肿患者或需急诊手术的严重腹部创伤、完全性肠梗阻患者，不宜强求于术前肠外营养，以免延误对原发病的治疗。

（6）预计发生肠外营养并发症的危险性大于其可能带来的益处。

三、肠外营养制剂

1. 糖类　葡萄糖来源丰富，价格低廉，是肠外营养的主要能源物质。但高浓度的葡萄糖对血管壁刺激较大，且外科患者应激后易出现胰岛素抵抗，使其利用率降低，过量输注可能导致代谢紊乱，目前主张葡萄糖与脂肪乳合用，以减少葡萄糖的用量。

2. 脂肪乳　主要提供能量和必需氨基酸，常用的有 10%、20%、30% 不同浓度。20% 脂肪乳可使磷脂摄入量减少，避免高磷脂引起体内脂代谢异常。严禁将高浓度电解质及其他药物（如肝素钠）注入脂肪乳剂，输注速度不宜过快，10% 500 ml 或 20% 250 ml 脂肪乳均需输注 6 小时。

3. 氨基酸　是构成机体蛋白质的基本单位，直接输注白蛋白、血浆、全血提供氮源既不经济，又不符合生理，还有可能诱发一些疾病。复方氨基酸是肠外理想的氮源，它由 8 种必需氨基酸和多种非必需氨基酸按合理模型（人乳或鸡蛋白）配制而成，有平衡型和特殊型两种类型。特殊型氨基酸用于许多特殊疾病，如肝、肾功能不全。

4. 电解质　电解质溶液品种较多，如生理盐水、林格液、10% 氯化钠、10% 氯化钾、10% 葡萄糖酸钙、25% 硫酸镁、碳酸氢钠、乳酸钠。根据每日正常需要量、额外丢失量、疾病情况、尿检查结果等，调节每日电解质供给量。

5. 维生素　机体内无水溶性维生素储备，行肠外营养者需每日常规给予，因水溶性维生素在日光照射下可能变性、降解，应避光使用。机体有一定量的脂溶性维生素储备，短期禁食行肠外营养者可暂不补给，长期肠外营养需适量补给。

6. 微量元素　接受肠外营养 4 周以上的患者需要供给微量元素，如铁、锌、锰、铜、铂、氟、碘。

四、输注途径

用于肠外营养输注的途径分为中心静脉营养和周围静脉营养。中心静脉营养是指导管末端位于中心静脉，通常在上腔静脉与右心房交汇处。周围静脉营养是指导管位于周围静脉，通常在前臂。

1. 中心静脉营养　适用于预计肠外营养需 2 周以上的患者。由于选择管径较粗、血流较快的上腔静脉和下腔静脉作为营养输注途径，故可使用高渗溶液（>900 mOsm/L）和高浓度营养液。经上腔静脉和下腔静脉置管输液不受输入液体浓度和速度的限制，而且能在 24 小时内持续不断地输注液体，能最大限度地依据机体的需要，较大幅度地调整输液量、输入液体的浓度和输液速度，保证机体需要，还能减少患者遭受反复周围静脉穿刺的痛苦，避免表浅静脉栓塞、炎症等并发症。置管途径有经锁骨下静脉穿刺置管、经颈外静脉或颈内静脉置管，小儿多经股静脉置管。

2. 周围静脉营养　疗程一般为 15 天以内，主要是改善患者手术前后的营养状况，纠正营养不良。由于采用外周静脉穿刺，操作比中心静脉营养方便，并可在普通病房内实施，但所用营养液的渗透压应小于 900 mOsm/L（以 600 mOsm/L 以下为宜），以避免对静脉造成损害。

五、护理

1. 一般护理　保持舒适体位，合理安排输液途径和顺序，最好用输液泵控制输液速度。

2. 输液导管的护理

（1）外周静脉穿刺通常使用套管针穿刺，每次输注完毕用肝素钠封管，避免反复穿刺。

（2）中心静脉置管严格执行无菌操作技术；禁止从导管取血标本、给药、输血及监测中心静脉压；检查导管是否牢靠，防止出现空气栓塞。

3. 并发症的观察与护理

（1）低血糖：输注大量高浓度葡萄糖，使血内胰岛素升高，若突然中止葡萄糖输注，可因胰岛素的延迟作用导致低血糖。一旦出现低血糖症状，可立即口服或静脉补充葡萄糖。

（2）非酮症高渗性昏迷：大量葡萄糖在短时间内输注，引起血糖和血浆渗透压升高，多见于应激状态下的年老体弱者和隐性糖尿病患者。预防该症，应严格控制肠外营养输注速度，适当使用胰岛素，密切监测血糖、尿糖。一旦发生昏迷，立即停止输注，改用低渗或等渗盐水加胰岛素降血糖。

（3）肝、胆、肠损害：患者长期接受肠外营养后出现肝、胆、肠等器官损害，表现为丙氨酸氨基转移酶和天冬氨酸氨基转移酶升高、轻度黄疸、结石、腹泻。一旦发现，立即停用 PN 或减少用量，尽早恢复肠内营养。

（4）气胸、血胸：由于穿刺损伤胸膜及血管所致。

（5）空气栓塞：因导管接头松脱时空气进入静脉所致。

4. 肠外营养监测

（1）临床指标：记录液体出入量、体重。

（2）生化指标：监测电解质、血糖、血气分析、肝功能、肾功能、血清白蛋白、淋巴计数等。

（3）观察穿刺部位有无红、肿、压痛、渗出，留置导管者每周行细菌培养。

六、并发症

肠外营养所引起的并发症一般是可以预防的。

1. 中心静脉置管、输液等技术问题所致的并发症　术者应熟练掌握操作技术，严格按照操作规程和解剖标志，绝大多数并发症是可以避免的。即使发生一些小的问题，如处理得当，也不致引起严重后果。下述情况应避免做锁骨下静脉及锁骨上静脉穿刺：①全身肝素化或凝血机制有严重障碍者。②严重肺气肿患者，肺尖部位过高易发生气胸者。③胸廓畸形致解剖标志不清者。④做过颈部或胸部手术改变了解剖关系者。

2. 感染 在治疗过程中，如出现感染迹象和不明原因的发热，应时刻想到与导管和输入物有关的可能性，应检测输液瓶内的残液，做细菌培养和血培养。拔出导管时，管尖做细菌培养，感染往往可以得到及时诊断和控制。细菌移位也可以导致败血症。

3. 与代谢有关的并发症

（1）与输入高渗葡萄糖有关的并发症：应用由脂肪供应 30%~50% 能量后，此并发症已很罕见。

（2）与输入氨基酸有关的并发症

1）高氯性代谢性酸中毒和高血氨症：现已很少发生。

2）肝毒性反应：临床上常可发现肠外营养治疗过程中转氨酶、碱性磷酸酶以及血清胆红素升高等，一般认为是由于患者对氨基酸的耐受性不良所致，但长期应用高糖及脂肪乳剂也可发生，尤其是当缺乏必需氨基酸时。肝毒性反应是可逆的。

3）由于有的氨基酸溶液中用二硫化钠作为色氨酸的稳定剂，其分解产物有毒性，可致肝损害。近年来已注意不用或少用稳定剂，这种并发症已较少发生。

4）谷氨酰胺缺乏：已有复方氨基酸静脉制剂含谷氨酰胺双肽。

七、监测

1. 中心静脉插管后监测 中心静脉插管可通过上、下腔静脉分支的多种进路插入，但原则是一致的，即导管尖端应在上、下腔静脉的根部。

2. 体液平衡等监测 主要是水、电解质、氮平衡的监测。每例患者应有平衡记录表，平衡记录表是了解肠外营养的重要依据。临床监测的基本项目如下：①中心静脉插管后检查有无并发症，应拍摄 X 线片。②插入导管部位的皮肤应每日更换敷料，并用碘制剂做局部消毒处理。③调整准确的输液速度，最好用输液泵。④每 2~7 天测一次体重。⑤测上臂中点周径及皮褶厚度，每 2 周一次，做血细胞检查，每周一次。⑥测量体温、脉搏，每日 4 次，每日测量血压一次。⑦留 24 小时尿，记录尿量。记录总液体出入量。每日分析钾、钠、氮的排出量。⑧病房主治医师、住院医师及护士至少每日讨论一次病情。⑨使用临床观察表格，逐日填写。

3. 实验室监测 氮平衡、血浆蛋白、血糖及电解质等。

第三节 静脉导管的维护

一、概述

生命末期患者临床主要采用支持、对症或中医中药治疗，而静脉输液是临床给药的常见途径。生命末期患者静脉治疗的持续时间长短不一，有些可长达数周或数月。医护人员应该根据患者的意愿、血管情况、经济条件、活动状况、自理能力等，且对患者全身状况、药物性质、导管的特点等因素进行综合评估，选择合适的输液工具，实施主动静脉管理。合理选择输液工具、建立合适的静脉通道，可以减轻患者反复穿刺的痛苦、保护外周血管、减少外渗等不良问题的发生，以有效地提高治疗的及时性、提高生命质量。

生命末期患者使用的静脉导管常见类型有外周静脉导管、中心导管、经外周静脉穿刺的中心静脉导管（peripherally inserted central venous catheter，PICC）、植入式静脉输液港（implantable venous infusion port）。

二、静脉留置针

1. 概念　静脉留置针又称套管针，具有减少血管穿刺次数、对血管的刺激性小、减少液体外渗、不易脱出血管、减少患者对输液的心理压力、可随时进行输液治疗、有利于危重患者的抢救、提高护理工作效率、减轻护士的工作量等优点。静脉留置针作为一项护理新技术，正日益广泛地应用于临床护理工作。许多医院都将静脉留置针作为临床输液治疗的主要工具。

2. 目的　①建立静脉通道，便于给药与抢救；②保护血管，避免重复穿刺给患者带来痛苦；③预防及纠正水、电解质代谢紊乱和酸碱失衡，补充循环血量，供给营养物质，适用于长期输液的患者。

3. 适应证　①血管条件好者；②连续输液超过 4 小时者；③静脉需要得到保护的患者。

4. 禁忌证　①血管脆性较大者；②凝血功能较强者；③狂躁并有自伤倾向者；④持续刺激性药物、发疱剂药物、pH<5 或 pH>9 的液体或药物，渗透压>600 mmol/L 的液体或药物输入者。

5. 并发症及预防

（1）皮下血肿：穿刺及置管操作不熟练、技术掌握不好、动作不稳等，往往容易使留置针穿过血管壁而形成皮下血肿。预防措施：护理人员应熟练掌握穿刺技术，穿刺时动作应轻、巧、稳、准。根据不同的血管情况把握好进针角度，提高一次性穿刺成功率，以有效避免或减少皮下血肿的发生。

（2）液体渗漏：血管选择不当、进针角度过小、固定不牢、患者躁动不安、外套管未完全进入血管内或血管壁接触面积过大等原因，均可导致液体外漏。预防措施：护理人员应加强训练，合理选择血管，尽量选择较粗、弹性较好的血管，避免在靠近神经、韧带、关节的手腕、手背、肘窝部位的血管输液；避免在患侧肢体穿刺；严格掌握输液速度和方法，对于血管刺激性强的药物和血管活性药物等，输液速度要慢。妥善固定导管，避免留置针肢体过度活动，必要时可适当约束；保持患者输液肢体与心脏平齐或抬高，同时注意穿刺部位上方衣服勿过紧，避免影响局部血液回流，加强穿刺部位的观察及护理。

（3）导管堵塞：造成导管堵塞的原因较为复杂，通常与静脉高营养输液或导管冲洗不彻底以及患者的凝血机制异常等有关。预防措施：静脉营养输液后，应彻底冲洗管道，每次输液完毕要正确封管，并注意推注速度不可过快，在输入黏稠度较大的药物前、后均要用生理盐水冲管。

（4）静脉炎：患者因素，如年龄较大、血管弹性差、周围循环不良易发生穿刺处红、肿、疼痛；重复穿刺，在四肢靠近关节处穿刺易发生静脉炎；与输注药物的浓度、刺激性有关；留置时间越长，发生静脉炎的概率越大，留置过程中未按规定的时间更换贴膜。预防措施：护理人员应注意各项操作严格无菌，合理地选择血管，尽量选择粗、直、富有弹性的血管，避开关节处，力争一次穿刺成功。输注对血管刺激性较强的药物前、后应用生理盐水进行冲洗，以减少静脉炎的发生。按要求及时更换贴膜及输液接头，如发现静脉炎患者，应立即拔管，嘱患者抬高患肢，以促进静脉血回流，缓解症状。同时，在肿胀部位用硫酸镁湿敷，每次 20 分钟，效果较好。

（5）静脉血栓形成：反复多次在同一部位用留置针进行静脉穿刺，导致血管壁损伤，也是血栓形成的促发因素。预防措施：选择上肢静脉穿刺，避免在下肢使用静脉留置针。留置时间不能过长，常规留置时间为 72 ~ 96 小时。

6. 注意事项

（1）使用前应先检查留置针的失效期、包装是否完好、产品的完整性及针尖斜面有无倒钩、导管边缘是否粗糙。

（2）使用静脉留置针时，必须严格执行无菌技术操作流程。

（3）密切观察患者生命体征的变化及局部情况。每次输液前、后均应检查穿刺部位及静脉走行方向有无红肿，并询问患者有无疼痛与不适。如有异常情况，应及时拔除导管并进行相应的处理。对仍需输液者，应更换肢体另行穿刺。

（4）留置针穿刺成功后应妥善固定，留置针侧肢体应减少活动，避免贴膜被水沾湿。

（5）每次输液前应先抽回血，确保留置针在血管内，再用生理盐水冲管。

（6）导管堵塞时，应及时拔出静脉留置针，切记不能用注射器用力推注，以免将凝固的血栓推进血管。

7. 健康教育

（1）向患者及家属说明置管的目的、重要性及必要性，做好解释工作。

（2）告知患者及家属注意观察敷料有无外渗，若有渗血，及时报告护士。

（3）注意观察局部有无红、肿、触痛等现象，注意沿静脉走向有无静脉炎的发生。注意观察患者体温有无变化，询问患者有无不适，如有异常、疼痛，及时拔管。

（4）对使用静脉留置针的肢体应妥善固定，告知患者尽量减少肢体的活动，避免被水沾湿。

（5）指导患者减少留置针侧肢体活动，以免因重力作用造成回血。

8. 静脉留置针穿刺操作流程（表9-1）

表 9-1　静脉留置针穿刺操作流程

操作流程	实施要点
评估	1. 核对、确认患者，并做自我介绍 2. 解释留置针的目的，指导配合方法 3. 评估患者病情，询问患者身体状况，了解患者局部皮肤情况等
环境准备	病房整洁、安静、安全、舒适，符合治疗要求
护士准备	修剪指甲，按七步洗手法洗手，戴口罩
用物准备	基础治疗盘、一次性垫巾、止血带、输液贴、手消毒液、污物桶、留置针、贴膜敷料

续表

操作流程	实施要点
查对用物	均符合使用要求
操作前准备	1. 三查八对 2. 告知患者留置针输液目的 3. 协助患者取舒适卧位，铺一次性垫巾 4. 评估患者血管情况，选择合适的血管
操作方法	准备贴膜敷料、输液贴→连接留置针→扎止血带，距离穿刺点位置≥ 6 cm，消毒范围 5 cm →持针方法、进针角度正确，消毒范围 5 cm →及时撤除针芯，送套管进入血管→留置针静脉穿刺成功→松拳、松止血带、松调节器→输液贴、贴膜固定牢固→调节滴速，成人 40 ~ 60 滴 / 分→在贴膜或输液贴上标记穿刺时间→查对，交代注意事项→整理用物

9. 小儿静脉留置针的使用

（1）血管选择：选择直、粗、弹性佳、位置表浅、易固定、易观察，同时还应避开静脉瓣及关节处的血管。2 岁以下患儿首选额浅静脉、颞浅静脉等头皮静脉；3 岁以上患儿则一般选择手背及前臂内侧的表浅静脉，足背静脉不作为候选。

（2）穿刺方法：护理人员应具备熟练的穿刺技术，以穿刺点为中心，以 2.5 cm 为半径进行消毒。如选择头皮静脉穿刺，应先剃净穿刺部位头发。手持留置针以 15° ~ 30° 缓慢进针，发现回血后，将角度压低，然后退针，沿血管方向缓慢送入外套管，退出针芯，留置成功后妥善固定。

10. 静脉留置针的封管技术

（1）肝素钠封管法：输液完毕，用注射器取 8 ~ 10 ml 肝素钠封管液从输液接头处缓慢注入正压封管。当药液剩余 1 ml 左右时，边推注，边夹闭留置针活塞。应用肝素液封管时，应严格掌握剂量，肝素稀释溶液每 24 小时更换，超过 24 小时严禁使用。对有出血倾向者，严禁使用肝素液封管。

（2）生理盐水封管法：用注射器抽取 2 ml 生理盐水，从输液接头处缓慢正压注入，将生理盐水充于留置针内，可防止血栓形成，且无须配置，方法简单。生理盐水封管法尤其适用于有出血倾向、凝血功能障碍和肝肾功能不全等不宜应用肝素液封管的患者。

（3）冲管及封管的原则：遵循 SASH 原则。S 指氯化钠注射液；A 指输入药液或抽血；S 指氯化钠注射液；H 指肝素钠注射液。采用脉冲式正压封管。

三、中心静脉置管（CVC）

1. 概念　中心静脉置管（CVC）是使用人体大静脉，如上腔静脉、下腔静脉，能直接、快速输注大量液体进入循环、需长期静脉营养或经静脉抗生素治疗而留置的静脉导管，是一种介入操作和治疗手段。无论是哪一种途径置管，导管头端必须位于上腔静脉、下腔静脉或右心房，是指末端位于大的中心静脉的任何静脉导管。

2. 目的　①迅速开通大静脉通道；②监测中心静脉压；③静脉营养治疗；④放置临时或永久性起搏器；⑤静脉造影或经静脉介入治疗；⑥肿瘤患者化疗。

3. 适应证

（1）严重创伤、休克、急性循环衰竭、急性肾衰竭等危重患者，需定期监测中心静脉压。

（2）大量、快速扩容。

（3）肠外营养。

（4）药物治疗：①输入刺激性药物；②输入高渗或黏稠的液体（如 TPN、脂肪乳、氨基酸、甘露醇）；③输入 pH 与人体相差大的药物（伊曲康唑注射液、两性霉素 B）；④使用血管活性药物。

（5）外周静脉穿刺困难。

（6）介入治疗通路。

（7）经静脉放置心脏起搏器。

（8）血液透析、血浆置换术。

4. 禁忌证

（1）同侧颈内置管和起搏导线置管。

（2）穿刺部位静脉血栓。

（3）同侧动静脉造瘘管。

（4）穿刺区域感染、蜂窝织炎。

（5）上腔静脉压迫综合征。

5. 并发症及预防　中心静脉插管的并发症，一类与操作时误伤其邻近的重要器官、组织有关；另一类与导管感染有关。

（1）穿刺点渗血或局部血肿：中心静脉插管为侵入性操作，穿刺过程及以后使用过程中均应密切观察有无渗血及血肿。主要原因：穿刺手法不当，穿刺时肌肉过度紧张影响穿刺，反复穿刺损伤血管；患者凝血功能障碍，穿刺部位剧烈活动；穿刺部位固定不牢固，反复牵拉导管。预防措施：穿刺前做好患者的解释工作，消除患者紧张、焦虑的情绪，放松肌肉，便于穿刺；操作者应熟练掌握穿刺技术，争取一次穿刺成功，避免反复穿刺损伤血管；置管前检查凝血功能，对凝血功能障碍的患者，穿刺后应加压包扎；妥善固定导管，如穿刺部位皮肤潮湿、多汗，创口易于出现渗出物，可酌情增加换药次数。

（2）导管感染：感染是留置中心静脉导管的主要并发症之一，导管留置时间越长，其感染率越高。感染的原因多为导管受污染未及时消毒，换药不及时，或在操作过程中未严格执行无菌操作，消毒不彻底。预防措施：严格执行无菌操作，加强手卫生，要彻底进行皮肤消毒，做好输液接头的维护及导管部位的护理；根据患者情况，及时更换贴膜，如患者出汗较多，导管污染，应及时消毒、换药；置管成功后应 24 小时后换药 1 次，以后每周换药 1 次，应采用无菌透明贴固定，封管液现用现配。

（3）导管堵塞：通常与导管冲洗不彻底、封管液的配制浓度与用量不足、患者高凝状态有关。预防措施：穿刺时动作要轻柔，避免损伤血管壁，每次换药和冲管后应记录导管情况；输注黏稠度较高的液体及血制品后，要使用生理盐水将导管完全冲干净；采用正确的冲管方法，每日输液完毕后应采用生理盐水脉冲式冲管，肝素钠稀释液封管，也可使用输液接头正压封管。

（4）空气栓塞：空气进入血管，能引起气体栓塞，临床症状根据进入的气体量表现不一。如进入的空气量少，空气可分散到肺泡毛细血管，与血红蛋白结合或弥散至肺泡，随呼吸排出体外，不造成损伤。若进入的空气量较大且比较迅速，则由于心脏的搏动，将空气和心脏内的血液搅拌形成大量泡沫，当心脏收缩时泡沫不被排出或阻塞肺动脉时可导致猝死。当进入血液循环的空气在 100 ml 左右时，即可导致心力衰竭，表现为胸部异常不适、咳嗽、胸骨后疼痛，随即发生呼吸困难、发绀，有濒死感。预防措施：在输液前认真检查输液器及冲管注射器内有无空气，输液完毕及时封闭管路，采用正压接头连接导管末端。一旦发生空气栓塞，处理方法：①立即嘱患者取左侧卧位和头低足高位；②给予高流量氧气吸入；③立即通知医师；④严密观察病情变化，如有异常，及时对症处理；⑤给予心理支持，解除紧张情绪。

（5）导管脱出：中心静脉导管置入后的缝合固定可有效地防止导管脱落，但缝合线一旦脱落，导管将失去固定作用，极易随患者活动而逐渐脱落，在患者烦躁不安、躁动时意外拔出。预防措施：护士应对留置导管的患者进行健康宣传教育，教会患者休息与活动，妥善固定导管，勿过度活动，勿自行牵拉；定期检查导管，记录外留导管的位置与长度，如发现异常情况，及时处理。更换贴膜时，手法宜轻稳，顺着导管方向从下向上揭去贴膜，以免拔出导管；对意识不清或躁动不安的患者，应给予约束，防止患者自行拔管。

6. 注意事项

（1）操作者熟悉局部解剖特点是穿刺置管成功的关键，掌握多种进针穿刺技术，不在同一部位反复多次穿刺，以免造成局部组织的严重创伤和血肿。

（2）穿刺过程中，应严格执行无菌操作。

（3）穿刺过程中误穿动脉后，一定注意在局部给予较长时间的压迫止血。

（4）穿刺成功后，注意减小穿刺针与平面的角度，当回抽血十分通畅时，固定针头不动。插入导引钢丝，注意插导引钢丝时不能有阻力。

（5）中心静脉在吸气时可能形成负压，在穿刺过程中，更换输液器及导管和接头脱开时，尤其是头高半卧位的患者，容易发生空气栓塞。对于有自主呼吸的患者，尤其要注意避免空气栓塞的发生。

（6）穿刺成功后，应立即缓慢推注肝素盐水或生理盐水，以免血液在导管内凝固，阻塞管腔。

（7）冲管的注意事项：①严禁使用 10 ml 以下的注射器，因小于 10 ml 的注射器可产生较大的压力，如遇导管阻塞，可致导管破裂；②如果经由导管抽血、输血、输注其他黏滞性液体，必须先用上述方式冲洗导管后再接其他输液；③为避免血液反流于导管末端，应在正压封管的瞬间关闭导管锁；④不能将 CVC 通路用于高压注射泵推注造影剂（用于CT、MRI 检查）。

7. 健康教育

（1）指导患者保持穿刺部位清洁、干燥。如贴膜卷曲、松动或贴膜下有汗液、渗血，应及时通知护士。导管放置期间不可直接淋浴，以防止水渗入敷料引起感染。

（2）告知患者妥善保护体外导管部分，翻身移位时，应注意保护，以防导管滑出。

（3）如穿刺点有疼痛、发痒等不适，应及时与医护人员联系。

（4）输液过程中不可随意调节输液速度。

8. 中心静脉导管置管操作流程（表9-2）

表 9-2　中心静脉导管置管操作流程

操作流程	实施要点
评估	1. 核对、确认患者能否配合，并做自我介绍 2. 解释穿刺插管的目的、插管程序，指导配合方法 3. 评估患者病情：①询问患者身体状况，了解患者既往的中心静脉插管史；②评估是否有可供置管用的中心静脉：颈内静脉、股静脉及锁骨下静脉；③了解患者心肺系统情况，是否有糖尿病、冠心病、恶性肿瘤，是否使用起搏器；④必要时可采用超声定位或超声引导穿刺
环境准备	1. 操作可在手术室或治疗室内进行 2. 治疗间保持整洁、安静、安全、舒适，符合操作要求
医师准备	操作应由经过培训的专业医师完成，按七步洗手法洗手、戴口罩
用物准备	穿刺针、导引钢丝、扩张器、导管（分单腔、双腔、三腔）、肝素帽、5 ml 注射器、缝皮针、缝合线、小尖刀片、无菌纱布、透气敷料、2% 利多卡因注射液 5 ml、肝素注射液 100 mg 和生理盐水注射液 200 ml
查对用物	均符合使用要求
操作前准备	1. 根据穿刺部位取不同的体位，如穿刺颈内静脉，取头低仰卧位 2. 穿刺部位皮肤消毒，铺无菌巾，戴无菌手套 3. 使用 2% 利多卡因注射液局部浸润麻醉 4. 中心静脉使用 2 ~ 4 mg/dl 肝素生理盐水预冲洗穿刺针、扩皮器及双腔管
操作方法	1. 采用穿刺针或套管针静脉穿刺，穿入静脉后可回抽出静脉血液 2. 固定穿刺针并插入导引钢丝；如用套管针，先将套管针拔出，将套管留置在中心静脉内，沿套管插入导引钢丝，并拔出套管针。注意当插入导引钢丝困难时，不可强行插入 3. 应用扩张器沿导引钢丝扩张组织，包括皮肤、皮下组织及中心静脉，抽出导引钢丝，分别检查导管各腔血流是否通畅 4. 使用 2 ~ 4 mg/ml 肝素生理盐水充满导管各腔，并盖好肝素帽，将导管缝合固定到皮肤上，局部行无菌包扎 5. 拔管。拔管前告诉患者及家属，如导管因严重感染不能控制、导管失去功能或导管内有血栓不能抽出等原因必须拔管，以取得患者配合。拔管前，术者戴无菌手套，导管局部消毒，取无菌剪刀，将固定导管的缝合线剪开，颈内静脉或锁骨下静脉置管拔管时，患者应取卧位，拔除导管，局部压迫止血、包扎
整理用物	1. 整理床单位，嘱患者局部压迫止血，防止出血 2. 整理用物，核对物品及数量 3. 洗手，记录

9. 中心静脉导管留置时间　颈内静脉和锁骨下静脉置管留置时间一般为 7 ~ 28 天[49]。对于治疗期较长且经济负担重的患者，可适当延长深静脉置管留置时间，但应观察导管留置期间有无并发症。导管留置时间的长短与护理质量密切相关。若置管 1 个月后无明显感

染征象，要做针孔处及管液的细菌培养，若有细菌产生，立即拔出导管。

（1）拔管前护理：①患者取仰卧位或垂头仰卧位；②当患者脱水时，避免拔管；③导管拔出时，嘱患者屏住呼吸；④使用复合碘消毒敷料贴的周围。

（2）拔管后护理：①用3个手指或无菌纱布块压在拔管后的皮肤切口上；②拔管后局部外涂抗生素软膏；③不要过度按压或用力摩擦颈动脉；④密封切口12小时；⑤拔管后患者需静卧30分钟。

第四节　留置导尿的护理

排尿是人体的基本生理需求之一，也是维持生命的重要条件之一。肾生成尿液是一个连续的过程，而膀胱排尿则是间歇性的。当尿液在膀胱内储存并达到一定量时，才能引起反射性排尿，尿液会通过尿道排出。尿液可将人体新陈代谢的最终产物、毒素等排出体外，同时调节水、电解质及酸碱平衡，维持人体内环境稳定。当排尿功能受到损伤时，个体的身心健康将会受到影响。排尿紊乱是泌尿系统疾病患者及生命末期患者常见的症状之一，临床上常见的排尿紊乱有尿频、尿急、尿痛等膀胱刺激征，排尿困难，尿潴留及尿失禁等。留置导尿是临床上最普遍、最基本的操作技术，是诊断和治疗急、危、重症患者的基本措施。

1. 留置导尿的概念　留置导尿是指在严格无菌操作下，将导尿管经尿道插入膀胱并将导尿管保留在膀胱内，引流尿液的方法[50]。

2. 留置导尿的适应证

（1）尿潴留或膀胱出口梗阻的患者，如果药物治疗无效而又无外科治疗指征，需要暂时缓解或者长期引流尿液。

（2）尿失禁患者实施非侵入性措施，如使用药物、尿垫等仍不能缓解，且患者不能接受使用外部的集尿装置时，为缓解生命末期患者的痛苦，促进舒适。

（3）需要频繁监测尿量。

（4）需要长时间卧床或取被迫体位。

3. 留置导尿管型号

（1）按导尿管外径的周长分类：通常分为6~30F共13个型号。成人常用12F、14F、16F、18F 4种型号，小儿常用6F、8F、10F 3种型号。

（2）按结构分类：分为单腔导尿管、双腔导尿管、三腔导尿管。

1）单腔导尿管：通常无气囊，只有一个通道，不易固定，留置时间短。

2）双腔导尿管：有两个腔，分别为注水腔和出液腔，可以固定，主要用于留置导尿。

3）三腔导尿管：有三个腔，分别为注水腔、注药腔、出液腔，主要用于短期留置导尿，膀胱内药液滴注、冲洗、引流等。

4. 留置导尿管材料的选择

（1）导尿管的材料选择：①间歇性导尿患者首选亲水性导尿管。②对于有频繁梗阻的患者，硅胶材料的导尿管相对于其他材料的导尿管更有助于降低患者长期置管的风险。

③若在实施综合的预防措施后，尿路感染的发生率仍未下降，则应使用抗生素浸润过的导尿管。④使用长效抗菌材料喷涂导尿管能有效地阻止细菌生物膜的形成，减少菌尿的发生率。

（2）根据使用时间选择适宜材料的导尿管：①短期留置导尿（1~4周）。②长期留置导尿（最长可达12周）。

5. 并发症及预防

（1）尿路感染：因无菌操作不符合要求，采用的导尿管型号、质地不适宜，尿道黏膜损伤，破坏了尿道黏膜的屏障作用所致。预防措施：操作时严格无菌操作，动作轻柔，注意会阴部消毒。留置导尿后，要注意保持会阴部清洁，用呋喃西林棉球擦洗尿道口，每日1~2次。每日更换尿袋，将尿袋固定在床旁，尿袋不得超过膀胱高度并避免挤压，防止尿液反流。注意观察尿量和颜色。

（2）尿道损伤：因操作者技术不够熟练，导尿管插入不顺利，反复多次插管所致。男性患者尿道长，存在弯曲和狭窄部位，不易掌握插管深度，易造成损伤。下尿路有病变时，尿道解剖发生变化，如前列腺增生症插导尿管时，易致尿道损伤。烦躁、昏迷患者易发生导尿管脱出。预防措施：操作者应动作熟练，避免反复插管。操作前，应询问患者病史，对有尿路病变的患者应采取针对性的方法。留置导尿后，应嘱患者翻身时注意保护，以免发生导尿管脱出。对烦躁患者，约束、固定好四肢，预防患者强行拔管。当更换尿袋时，避免用力牵拉导尿管，观察导尿管是否扭曲、受压、移位或插入过深，以免损伤尿道黏膜。

（3）膀胱功能降低：因长期留置导尿管开放引流，导致膀胱功能障碍。预防措施：定时开放导尿管能有效地维持膀胱的正常张力，应每2小时放尿一次，保护膀胱的收缩功能。

（4）导尿管拔除困难：导尿管气囊坏损，抽不出气囊内的气体或液体。患者极度紧张，尿道平滑肌痉挛。长期留置形成尿垢，使导尿管与尿道紧密黏贴。预防措施：操作前认真检查球囊的完整性，无破裂。对于极度精神紧张者，要稳定患者的情绪，适当给予镇静药。应嘱患者多饮水，每日饮水量1500~2500 ml。

（5）导尿管引流不畅：导尿管引流腔堵塞，导尿管折断、打结。引流袋位置过低，拉力过大，导尿管受牵拉变形，直接影响尿液通畅。预防措施：妥善固定导尿管及尿袋，长期留置导尿者应每日进行膀胱冲洗，每个月更换导尿管1次。

6. 注意事项　①物品必须严格消毒灭菌，并按无菌操作进行，以防感染。②导尿管如误入阴道，应更换导尿管后重新插入。③选择光滑和粗细适宜的导尿管，动作轻柔，以免损伤尿道黏膜。④在插入导尿管之前，先向气囊内注入10~20 ml生理盐水，检查气囊充盈情况和是否漏气，然后再插入膀胱。⑤若膀胱高度膨胀，第一次放尿不应超过1000 ml，因大量放尿可导致腹腔内压力突然降低，膀胱突然减压，可引起膀胱黏膜急剧充血而发生血尿。⑥长期留置导尿的患者应每日行会阴擦洗及膀胱冲洗，指导患者多饮水，防止尿路感染。⑦尿袋集满尿液后，应及时倾倒，并记录尿量、颜色、性状。

7. 健康教育　①告知患者必须保持导尿管通畅，防止导尿管受压、扭曲，尿袋固定位置必须低于导尿管，不可压迫尿袋，防止尿液倒流造成感染。②如患者病情允许，鼓励患者多饮水，每日饮水 1500～2500 ml，达到自然冲洗膀胱的目的，鼓励患者多活动，预防出现感染和泌尿系结石。如出现烧灼感、疼痛等膀胱刺激征和尿液浑浊、沉淀和结晶等情况，应立即告知医护人员，及时处理。③告知患者保持会阴部清洁的重要性，预防感染。④向患者讲解长期留置导尿应定时开放导尿管的必要性。定时开放导尿管能有效地维持膀胱的正常张力，应每 2 小时放尿一次，以保护膀胱的收缩功能。

8. 留置导尿的操作流程（表 9-3）

表 9-3 留置导尿的操作流程

操作流程	实施要点
评估	1. 核对、确认患者，并做自我介绍 2. 解释留置导尿的目的，指导配合方法 3. 评估患者病情，询问患者身体状况，了解患者既往有无插管经历、尿道损伤等
环境准备	病房整洁、安静、安全、舒适，符合治疗要求
护士准备	修剪指甲，按七步洗手法洗手，戴口罩
用物准备	治疗车、导尿包、手消毒液、垃圾桶（内套黄色垃圾袋）、一次性垫巾
查对用物	均符合使用要求
操作前准备	1. 评估、查对、告知、遮挡患者 2. 协助脱去对侧裤腿并盖好 3. 取仰卧位，双腿自然分开，垫一次性垫巾
操作方法 插管	1. 打开手套外包装，戴左手套，将弯盘放于床尾 2. 右手持钳夹棉球消毒外阴 3. 撤去用物、脱左手套 4. 打开导尿包 5. 戴无菌手套、铺洞巾 6. 将用物置于洞巾下端 7. 将导尿管与尿袋相连接 8. 润滑导尿管前端 10 cm 9. 消毒尿道口 10. 插入导尿管，动作轻柔 11. 插入长度 6～8 cm 12. 见尿后再插入 1～2 cm 13. 留置导尿，气囊内注入生理盐水 10 ml 14. 轻拉导尿管 15. 撤去洞巾，脱手套 16. 撤去一次性垫巾，固定尿袋，整理用物、洗手、记录
拔管	1. 解释，暴露会阴 2. 使用注射器抽出生理盐水 10 ml 3. 轻拉导尿管，缓慢拔出 4. 将导尿管、尿袋放入黄色垃圾袋内 5. 交代注意事项 6. 整理用物、洗手、记录

9. 男性患者导尿术　用液状石蜡棉球润滑导尿管后，左手提起阴茎，使之与腹壁呈 60°，将包皮向后推，以显露尿道口，用消毒棉球消毒尿道口及龟头，手持导尿管，对准尿道口轻轻插入 20 ~ 22 cm，见尿液流出后再插入约 2 cm。操作过程中动作轻、慢、稳，切勿用力过猛。

包皮口、尿道口窄小可引起置管困难，如发生此种情况，应先用注射器将 5 ml 润滑油经包皮口、尿道口注入，然后再试插导尿管，如果不进，则更换小号导尿管。

尿道狭窄可引起置管困难，操作前应了解尿道狭窄的原因、部位和程度。然后先用注射器将 5 ml 润滑油经外尿道口注入尿道后插导尿管；当导尿管前进受阻时，可再从导尿管口缓缓注入润滑油，边注，边插，边调整导尿管方位及阴茎角度；若仍插不进，应改用动脉留置针金属导丝或尿道扩张器引导再插管。

10. 女性患者导尿术　用液状石蜡润滑导尿管前端后，左手分开并固定小阴唇，右手持消毒棉球自上而下、由内向外分别消毒尿道口及双侧小阴唇，尿道口再加强消毒一次。左手继续固定小阴唇，嘱患者缓慢深呼吸。右手将导尿管对准尿道口轻轻插入尿道 4 ~ 6 cm，见尿液流出后再插入 1 cm 左右，松开左手，下移、固定导尿管。

老年女性由于会阴部肌肉松弛，阴道肌肉萎缩牵拉，使尿道口陷于阴道前壁中，造成尿道外口异位。寻找方法：常规消毒外阴，戴手套，左手示指、中指并拢，当轻轻插入阴道 1.5 ~ 2 cm 时，将指端关节屈曲，然后将阴道前壁拉紧、外翻，在外翻的黏膜中便可找到尿道口。

第五节　腹（胸）腔引流管的护理

一、腹腔引流管

1. 概念　腹腔引流管是行腹部手术时，医师根据手术需要，在患者腹腔内手术野的下方放置橡皮引流管，将渗出液、脓液等引流出体外，以减少毒素的吸收，防止感染扩散和腹腔脓肿形成，保证缝合部位的良好愈合，减少炎症的发生。

2. 目的　①预防血液、消化液、渗出液等在腹腔内或手术视野内积聚，以免组织损伤，继发感染；②排除腹腔脓液和坏死组织，防止感染扩散；③促使手术野死腔缩小或闭合，保证切口良好愈合。

3. 适应证

（1）腹部手术止血不彻底，有可能继续渗血、渗液。

（2）腹腔或腹腔脏器积脓、积液切开后，放置引流管有利于排出积存于腹腔内的液体（包括血液、脓液、炎性渗液、胆汁、分泌液等），使切口腔隙逐渐缩小而愈合，减少并发症的发生。

（3）腹部伤口清创处理后，仍有残余感染。

（4）肝、胆、胰手术后，有胆汁或胰液从缝合处渗出或积聚。

（5）消化道吻合或修补后，有消化液渗漏。

（6）出血：多发生于术后、换药、换管和并发感染时。

（7）慢性窦道形成：由于引流不畅、反复感染、异物刺激、坏死组织或留有死腔、引流物放置时间过长而形成。

（8）损伤：由于引流位置较深，解剖关系不清，术者临床经验不足而损伤周围组织和脏器，如损伤肠管、肝、膀胱。

4. 禁忌证

（1）广泛腹膜粘连。

（2）有肝性脑病先兆、棘球蚴病及巨大卵巢囊肿。

（3）大量腹水伴有严重电解质代谢紊乱者禁忌大量放腹水。

（4）精神异常或不能配合。

（5）妊娠。

5. 并发症及预防

（1）感染：可因引流管选用不当、留置时间过久或在引流管护理时无菌操作不严格所致。开放式引流是利用腹腔内外压力差、虹吸作用、胃肠蠕动挤压作用来引流腹腔内积液，引流的两端为双向开放式通道，易引起逆行感染。预防措施：尽量采用负压闭式引流；腹外引流管及戳口处皮肤每日消毒，随时更换潮湿的敷料，严格遵守无菌操作规程。

（2）引流口出血：戳口处如损伤皮下或肌层内血管，可导致出血。预防措施：腹壁戳孔应在腹直肌外侧，避开大血管和腹壁下动脉。戳孔时如出血，应及时、妥善止血。

（3）引流管堵塞或引流不畅：原因很多，如负压吸引压力过高，将引流管周围大网膜等组织吸入侧孔内；未根据引流液的性质选择引流管的种类和直径；引流液稠厚或有凝血块。预防措施：选择的引流管应质地软、壁薄、腔大、易弯曲而不塌陷，管腔内外应光滑；放置引流管部位应在体腔或腹腔最低部位。如评估患者腹腔引流液性质黏稠，应采用双腔管，以方便冲洗。

（4）引流内口发生肠内疝环致肠梗阻、肠坏死：放置引流管的戳口过大或一个戳口放置2根以上引流管，腹腔内容物可进入内口或进入两根引流管之间的空隙，形成内疝，导致肠梗阻或肠内大网膜坏死。预防措施：一个戳孔放一根引流管；根据引流管的粗细戳孔，以引流管不受压为限；腹壁戳孔的内外口连线不要与腹壁垂直，引流管应呈一定角度斜穿进腹，可有效地防止腹内疝的发生。

（5）引流管在腹腔内断裂：长时间放置引流管，引流管老化、弹性降低，如拔管时用力牵拉，引流管极易折断。预防方法：选择优质的引流管，引流管放置时间不宜过长；放置过程中引流管在腹腔内要取"捷径"，防止扭曲、成角或过长，这样拔管时可较为顺利；一旦引流管断裂，不要搬动患者，在引流口处扩大切口，旋转、松动，拔除残存的引流管。

6. 注意事项

（1）术后妥善固定引流管，这是保证引流管通畅的有效措施。加强巡视，观察引流情况，避免引流管扭曲、受压或折叠，特别应防止引流管脱出，定时挤捏引流管，防止阻塞。

（2）引流袋的固定高度一定要低于腹壁戳孔的高度，防止引流液反流导致逆行感染。指导患者变换体位时，及时调整引流管的位置，避免牵拉甚至误拔引流管。

（3）严密观察并准确记录引流液的颜色、性状和量，注意引流液的变化趋势，若引流量突然增多且为血性，应警惕腹腔内出血，及时告知医师并积极配合处理。

（4）及时更换引流袋，通常采用抗反流引流袋连接于腹腔引流管，可有效地降低逆行感染的发生率。引流袋每周更换一次，操作过程中要严格遵守无菌操作原则。

（5）保持引流管引流的有效性。患者的生命体征稳定后，采取半坐卧位，以利于引流液顺利排出。

（6）腹腔引流管被动引流时容易被组织包裹或凝血块堵塞，所以一定要定时挤压引流管。挤压时，一手握住远端引流管 10~15 cm 处，使引流管闭塞；另一手示指、中指、环指、小指指腹及大鱼际肌肉用力挤压靠近腹腔段引流管。然后两手同时松开，如此反复操作，腹水即自行排出。也可采用定期冲洗、注入空气或转动引流管等方法，以保证引流管不堵塞。

7. 进行健康宣传教育。①当从事床上翻身、坐起等活动时，注意保护引流管，避免折叠、滑脱。②下床活动时，引流管要低于膝关节，并保持密闭，注意摆动幅度不要过大。③大便时，引流瓶要低于胸口平面，避免引流液反流。④注意保持引流管通畅，当外出检查及活动时，对于需要引流气体的患者，要保持引流管通畅，应告知医护人员，绝不可以随意夹闭引流管。⑤加强营养，适当增加蛋白质的摄入，如蛋、肉类、鱼类。⑥加强呼吸功能锻炼，鼓励晨起有效咳嗽及排痰。

8. 更换腹腔引流袋操作流程（表9-4）

表 9-4　更换腹腔引流袋操作流程

操作流程	实施要点
核对医嘱	双人核对医嘱和执行单，保证准确、无误
评估解释	1. 评估患者的病情、意识、合作程度、生命体征及腹部体征 2. 了解手术方式，管道留置的时间、长度，是否通畅，切口敷料有无渗液，引流液的量、颜色、性状 3. 向患者解释引流管护理的目的，取得配合
环境准备	环境安全，光线充足，适于操作
用物准备	治疗车：安尔碘、无菌棉签、无菌手套 1 副、无菌纱布 2 块、无菌引流袋 1 个、防水垫 1 块、洗手液、弯盘、止血钳、胶带、安全别针、治疗盘、黄色垃圾桶、量筒
护士准备	洗手，戴口罩
再次核对	携用物至患者病房，核对患者姓名，做好解释工作
更换引流袋	1. 协助患者取半卧位或平卧位 2. 充分暴露引流管，将防水垫置于引流管下方，放置弯盘，戴手套 3. 用止血钳夹闭引流管近端，取出新引流袋备用 4. 在无菌纱布的保护下分离引流袋和引流管 5. 使用消毒棉签沿引流管内口由内向外消毒 2 遍 6. 在新的无菌纱布的保护下将新的引流袋与引流管连接 7. 取下止血钳，观察引流是否通畅 8. 将换下引流袋中的引流液倒入量筒中，计量，引流袋弃于黄色垃圾桶，脱手套

续表

操作流程	实施要点
固定	将引流管用胶带 S 形固定于皮肤，防止滑脱。连接管用安全别针固定于衣服或床单上
整理、记录	整理用物，分类放置，洗手，正确记录引流液的颜色、量、性状
健康教育	告知患者下床活动或更换体位时勿拖拉、硬拽引流管

9. 腹腔引流管拔管指征　引流管拔除的时间一般根据不同引流的适应证及引流量决定。如拔除过早，分泌物引流不充分，重新积聚；如拔除过晚，感染的机会增加，影响切口愈合，甚至产生其他并发症。

（1）无菌手术体腔渗血引流：一般体腔内预防性引流物如渗出液（血）已停止或引流量少于 30 ~ 50 ml/d，可于手术后 24 ~ 48 小时一次拔除。拔除时，应先予以旋转、松动，使引流管与周围组织粘连分离，然后向外拔除。如有障碍，切不可用力猛拔，以免引流管断裂，可等待次日拔除，对内部有固定的引流物，更须注意。如有数根引流管，则分次取出。

（2）脓肿引流：当脓腔缩小，引流量显著减少（少于 10 ml/d）时，可更换细引流管或逐渐拔除，使切口由肉芽组织所填充，防止皮肤层过早愈合。有时可用 X 线造影检查或通过 B 超、CT 或 MRI 检查观察脓腔是否消失，再决定引流管能否拔除。

（3）肝、胆、胰、十二指肠，泌尿系手术缝合处附近引流管，一般保留至术后 5 ~ 7 天，待一切引流液停止，才可拔除。

（4）胃十二指肠减压管一般于术后 2 ~ 5 天拔除。拔管指征：①引流量减少，无明显腹胀，夹管后无腹胀；②肠蠕动恢复，肠鸣音正常；③肛门有排气或排便。

（5）胆总管引流管一般在术后 2 ~ 3 周拔除。拔除时应明确两点：①胆管内无感染；②胆总管远端畅通无阻。胆总管拔管指征：①体温正常，黄疸消退，胆汁清亮，无絮状物及结石残渣，显微镜检无脓球。②胆汁引流量逐日减少，粪便颜色正常。③引流管抬高，钳夹 3 天，无右上腹胀痛不适、发热、黄疸。④胆道造影：由引流管注入 12.5% 碘化钠溶液 20 ~ 60 ml，X 线检查证明胆总管下端无阻塞，无结石存在或 B 超检查 T 形管胆道镜检查正常。拔管后，切口以凡士林纱布覆盖换药，1 周左右即可愈合。如手术仅限于胆总管探查或取石，术后 10 天左右可拔除引流管，如胆道感染严重或肝胆管残留结石，引流时间应延长，并可经引流管胆道镜取石。胆道狭窄或损伤成形修补术后的引流支撑管，须保留数周至数月。如需二次手术，引流管不应拔除，以便手术时寻找胆总管。

二、胸腔闭式引流管

1. 概念　胸腔闭式引流是将引流管一端放入胸腔内，而另一端接入比其位置更低的水封瓶，以便排出气体或收集胸腔内的液体，使得肺组织重新张开而恢复功能。

2. 目的　①排出胸膜腔内积液；②排出胸膜腔内积气；③恢复和保持胸膜腔负压，维持纵隔正常位置，促使术侧肺迅速膨胀；④发现胸膜腔内活动性出血、支气管残端瘘等。

3. 适应证　①中、大量气胸，开放性气胸，张力性气胸。②气胸经胸膜腔穿刺术抽气肺不能复张。③血胸（中等量以上）、胸腔积液。④乳糜胸。⑤支气管胸膜瘘。⑥开胸手术后。⑦脓胸早期彻底引流，有利于炎症消散和促进肺复张。

4. 禁忌证　①结核性脓胸。②凝血功能障碍或有出血倾向。③肝性胸腔积液，持续引流可导致大量蛋白质和电解质丢失。

5. 常见并发症

（1）引流管脱出：因固定不妥、活动不当、拉脱所致。

（2）引流管阻塞：引流管扭曲、折叠、受压或未定时挤捏，使管腔被凝血块或脓块堵塞。

（3）复张性肺水肿：患侧肺或双肺在短时间内（数分钟至数小时内）得以复张。

（4）纵隔摆动：多为大量胸腔积液和积气引流过快、过多或剧烈咳嗽使气体过快排出胸腔所致。

（5）皮下气肿：多由于切口大于引流管直径，引流管不通畅或部分滑出胸腔，患者剧烈咳嗽致胸膜腔内压急剧增高，胸腔内气体沿引流管进入皮下。

（6）肺不张：由于患者术后未进行有效咳嗽、咳痰或引流不畅所致。

（7）胸腔内感染：由于引流液倒流入胸腔，引流时间过长引起切口逆行感染或未遵守无菌操作原则所致。

（8）血胸：多由于引流管固定不牢，患者躁动不安，频繁变换体位，管道摩擦血管而并发血胸。

6. 注意事项

（1）保持管道连接处衔接牢固，水封瓶长管没入水中 3～4 cm，并保持直立。胸壁切口引流管周围用油纱布包盖严密，水封瓶内为无菌用水，必须由医护人员更换底液，防止污染。

（2）在患者病情允许的情况下取半卧位，此体位利于呼吸和引流，鼓励患者进行咳嗽、深呼吸，有利于积液排出，使肺充分扩张。

（3）任何情况下，引流瓶不应高于患者的胸腔，以免引流液逆流入胸膜腔造成感染。防止引流管受压、打折、阻塞。检查引流管是否通畅的方法：观察引流管是否继续排出气体和液体；水封瓶内长管中的水柱是否随呼吸上下波动，如水柱无波动，患者出现胸闷、气促等症状，应及时通知医师。

（4）引流管长度约为 100 cm，妥善固定于床旁。运送患者时，要夹住引流管；下床活动时，引流瓶的位置应低于膝关节，并保持其密闭。若引流管从胸腔滑脱，应立即用手捏闭切口处皮肤，及时报告医师。

（5）如出血量多于 100 ml/h，呈鲜红色，有凝血块，同时伴有脉搏增快，提示有活动性出血的可能，应及时报告医师。

7. 健康教育　①向患者及家属讲解留置胸腔闭式引流管的作用以及戒烟、咳嗽、咳痰的重要性。②讲解置管期间的注意事项，解除患者的焦虑和恐惧。③保持引流管密闭、无菌、通畅。④妥善固定引流管，嘱患者下床活动时引流瓶应低于膝关节并保持密封。⑤观察并记录引流液的颜色、性状、量，如有异常，及时告知医护人员。⑥注意保持敷料干燥、清洁。

8. 更换胸腔闭式引流装置操作流程（表9-5）

表9-5 更换胸腔闭式引流装置操作流程

操作流程	实施要点
评估	1. 核对、确认患者，并做自我介绍 2. 解释胸腔闭式引流护理的目的，指导配合方法 3. 评估患者病情：①了解病情及生命体征；②观察胸腔引流及两肺呼吸音情况
环境准备	环境整洁、安静、安全、舒适，符合治疗要求
护士准备	修剪指甲，按七步洗手法洗手，戴口罩
用物准备	水封瓶准备（将无菌生理盐水或无菌蒸馏水500 ml倒入水封瓶内）、治疗巾、弯盘、止血钳2把、无菌纱布1块、聚维酮碘溶液、胶布
查对用物	均符合使用要求
操作方法	1. 携用物至患者床旁，核对、确认患者 2. 铺治疗巾，将弯盘放在治疗巾上 3. 用2把止血钳双重夹闭引流管，在无菌纱布保护下将胸腔闭式引流管与连接管从连接处分开 4. 将胸腔闭式引流管体外管端在无菌纱布保护下放入弯盘内 5. 用聚维酮碘消毒胸腔闭式引流管体外管端 6. 无菌纱布保护，将胸腔闭式引流管与水封瓶连接 7. 用胶布在连接处牢固固定 8. 松开止血钳 9. 将水封瓶放于安全处，保持水封瓶低于胸部水平60~100 cm 10. 嘱患者咳嗽，并挤压胸腔闭式引流管，观察引流管是否通畅及水封瓶内水柱波动情况 11. 协助患者取半坐卧位
整理用物	1. 整理床单位及用物 2. 再次核对、确认患者 3. 洗手，做好标识，记录引流液的颜色、性状及量
健康教育	1. 嘱患者床上活动时动作轻柔，切勿拖、拉、拽。引流管不能扭曲、折叠 2. 水封瓶应置于患者胸部水平下60~100 cm 3. 搬运患者时，要用2把止血钳夹闭引流管，妥善携带引流管

9. 引流装置的分类

（1）引流袋引流：适用于吸管引流，多用于引流胸腔积液。引流管直接接到一个密封的塑料引流袋。因没有水封瓶，不能产生负压，因此引流袋引流不适用于肺内仍有漏气的病例。

（2）胸腔闭式引流瓶引流：适用于大部分病例，可排出胸内积气、积液、积血及脓液。

（3）胸腔闭式引流瓶负压吸引引流：因能加大胸内负压，故适用于胸内肺膨胀不良，残腔较大的病例。

10. 拔管指征　胸腔闭式引流术后 48～72 小时，当观察引流液少于 50 ml，无气体溢出，胸部 X 线片呈肺膨胀或无漏气，患者无呼吸困难或气促时，可考虑拔管。拔管时，指导患者深吸一口气，吸气末迅速拔管，用凡士林纱布封住伤口，包扎固定。拔管后，应注意观察患者有无胸闷、呼吸困难等症状，有无切口漏气、渗液、出血和皮下血肿等。

第一节 认知疗法

一、概念

认知疗法（cognitive therapy）由亚伦·贝克（Aaron T. Beck）于20世纪60年代初期创立，是指使用一系列的干预措施和一种普遍的科学方法来治疗心理障碍。认知疗法已经从一种特定的治疗模式发展为一种科学的方法，其中包括各种各样的疾病特异性干预和治疗技术[51]。认知疗法最初是一种定期的、短期的、针对抑郁症的现实取向的心理治疗方法。这种方法直接解决当前的问题并修正功能不良的想法和行为，其强调的是心理的作用，尤其是认知因素对情绪和行为的决定作用，具体来讲，就是强调想法的重要作用，它是刺激和反应之间的中介变量。认知疗法通过改变思维或信念和行为的方法来改变患者的歪曲认知，达到消除不良情绪和行为的目的。经过数十年的探索和发展，认知疗法吸取了行为科学的理论和分析性心理治疗技术而日趋完善和系统化。图10-1为贝克情绪障碍的认知模式。

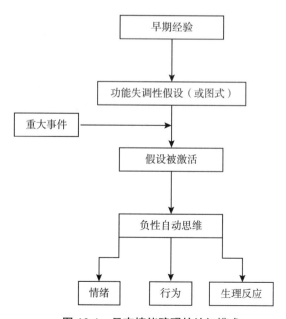

图10-1 贝克情绪障碍的认知模式

二、治疗要点[52]

1. 发展治疗关系，建立治疗关系　当第一次与患者接触时，与患者建立基本的信任与默契是十分重要的。为了完成此目标，需要向患者展示良好的咨询技能，与患者分享概念化和治疗计划，与患者一起作决定，向患者寻求反馈，使用不同的方法帮助患者减轻痛苦。

2. 制订治疗计划与会谈结构　治疗师可以向患者解释整个会谈的结构，然后按照结构进行治疗，从而使得患者对治疗的理解最大化。

3. 识别功能不良认知并对其做出反应　治疗师可以通过引导式发现和行为实验帮助患者评估其想法。

4. 强调积极的方面，修改核心信念和图式　大多数患者，尤其是抑郁症患者，倾向于过度关注负面信息。为了抵抗这种特征，需要持续不断地帮助患者注意积极的方面。进行若干次治疗后，治疗师和患者可能会注意到被激发的自动思维类型有一个一致的模式。这是因为自动思维和认知扭曲在功能上与更深层次的核心信念和图式相关。这些核心信念和图式的修改是预防复发的最好方法。

5. 在会谈之间促进认知和行为的改变（家庭作业），预防复发　治疗师帮助患者评估在未来1周可能遇到的负性自动思维，并做出应对。治疗师帮助患者拟定在未来1周可能会遇到的问题的解决方案，并执行。治疗师教会患者在未来1周可以进行练习的新技能。

三、实施要点

（一）治疗前准备

1. 自我介绍　治疗师应尊重患者，首先征询患者希望被如何称呼，再向患者介绍自己，也可以介绍自己的专业背景，这可以减少距离感，使患者感到更舒适，有利于建立良好的治疗关系。

2. 简单介绍会谈的框架　治疗师向患者介绍会谈包含的大致内容，并讨论保密事宜。在此过程中，治疗师要尊重患者的问题和关注的事件，让治疗关系有一个好的开始。

3. 评估　治疗师通过访谈、问卷和行为评估等评估工具收集患者的信息，包括人口统计学资料、问题呈现、家庭背景、个人成长史及精神状况。

4. 个案概念化和制订治疗计划　在评估和治疗之间，一个关键步骤是个案概念化。这是所有治疗师都必须学习的一项重要技能。只有通过个案概念化，治疗师才能依照认知行为模式提出假说，以理解患者的具体问题，并将其贯穿治疗的全过程，起到指导性的作用。在个案概念化完成之后，治疗师要制订治疗计划，将治疗目标加以明确。治疗师要时刻注意个案概念化是一个不断演进的过程，必须不断地对个案的进展状况进行评估，并调整治疗计划，以更好地适应患者的情况。

5. 获得具体证据　通过询问或提问患者某一特定事件来获得自动思维和认知扭曲的具体证据[53]。

6. 拟定假设和测试　假设："如果我努力活着，我也许能做一些别人以为我无法完成的事情。"

7. 向患者提供反馈　治疗师和患者的反馈会谈包括：①回顾患者的优势。②回顾患者的问题并对符合这些问题的诊断做出解释。③分享并讨论个案概念化。④推荐治疗方法。

（二）治疗阶段

治疗阶段采用的典型议程：心境检查；拟订议程；获取患者的最新消息；回顾家庭作业。安排各项议程的优先顺序；治疗师针对一个具体问题的情境教授患者认知疗法的技巧；进行后续讨论，并共同设置相关的家庭作业；提供或者引导患者进行总结；回顾新布置的家庭作业；引导患者进行反馈。

1. 与患者一起核查近 1 周的情况　治疗师和患者应该一起简单地回顾患者出现的问题，询问患者在评估之后有没有发生变化。

2. 与患者共同拟订会谈议程　告知患者治疗过程会带来什么，这时可以设置一次会谈的治疗过程，也可以设置整个治疗过程的治疗议程。

3. 回顾家庭作业　规律完成家庭作业的患者较不能完成者病情改进明显。在每次会谈时复习家庭作业能强化这个行为，传达进行各会谈之间连接工作的价值。

4. 根据治疗计划展开会谈　大多数治疗师会首先进行心理教育，将一些关于问题的本质以及对其最有效的治疗方法的知识传授给患者。

5. 布置新的家庭作业　通常基于会谈的主要内容布置新的家庭作业。

6. 与患者一起总结本次会谈　询问患者学到了什么。

7. 与患者一起再次进行核查　是否存在疑问、担忧或其他需要探讨的问题。

（三）治疗结束阶段

1. 治疗结束　一旦患者症状减轻，并且掌握了基本的技能，治疗师就可以取得患者同意，逐步减少治疗，以帮助患者做好准备结束治疗。治疗师应对从治疗开始到最后的强化治疗期间可能出现的复发情况告知患者，确保患者知道认知疗法的核心技术及其运用。治疗师将患者当前的状况和开始时的评估结果进行比较，使患者发现自己在治疗中所起的作用，并且认识到他们能够继续在今后的生活中独立发挥作用，成为自己的治疗师。

2. 帮助患者设定未来目标　治疗师帮助患者设定一个可行的完成目标的时间表，还要与患者一起讨论每个目标如何完成，从而帮助患者保持并扩展自己在治疗中的收获。

3. 讨论如何应对症状复发　问题确实会重复出现，最好的办法就是让患者对这些问题的出现做好准备，并将之正常化。患者要明白这些问题意味着他们有机会练习在治疗中学到的技能，治疗师也可以在治疗结束前与患者一起制作一张汇总表，将患者学到的技术都列出来。当日后遇到问题时，患者就可以看看汇总表，有助于自己想起在认知疗法中学到的技术。

四、治疗技巧

1. 识别负性自动思维　负性自动思维（negative automatic thought）是在特定情境下自动呈现在意识中的想法，常常不经逻辑推理突然出现，稍纵即逝。大多数患者往往觉得这些想法很有道理，情绪受其影响甚大。负性自动思维的消极性表现为三个方面：一是消极地看待自己，否定自己的成就、价值和能力；二是消极地解释自己的经历和经验；三是消极地看待未来，认为无论是现在、过去还是未来，只有失败等着自己。

（1）识别负性自动思维：在认知疗法的早期，治疗师需要帮助患者理解自动思维的概念，识别和发现患者的负性自动思维。负性自动思维的一个特点是缺乏反省和深思熟虑，逻辑上是不完善的，跟现实有偏差的。另外一个特点是，这些负性思维往往是非常简短的、稍纵即逝的，就像我们平时会脱口而出的那些负面的口头禅一样。所以去抓住它们、有意识地反省和批评它们，是认知行为疗法非常重要的一个部分。

（2）心理教育：治疗师通常在治疗开始时对自动思维的本质和它们如何影响情绪和思维做一个简单的解释。心理教育的方法：①组织小课。②在治疗中写下练习内容。③使用治疗笔记。④推荐阅读。⑤使用计算机辅助认知疗法。

（3）引导性发现：这是治疗中识别自动思维最常使用的技术。引导性发现的方法被用于帮助患者通过个人观察和实验来测试他们自己的思维，而不是通过哄骗或说服。通过这个过程，患者能够从确信模式转变为质疑模式。以下是处理自动思维的引导性发现中的一些技巧：①引发情绪的询问路线，如悲伤、焦虑或愤怒对患者来说是比较重要的标志。②明确对自动思维的探询总是在针对一个被清楚定义或难忘的情境时可取得较好效果，特定情境的例子可以引出重要的自动思维的发现。③关注近期而非很久以前的事件。④单路线单一主题询问。⑤深入。⑥使用共情技术。⑦依靠个案概念化引导。

（4）记录思维：在纸上（或在计算机上）写下自动思维是一种最有帮助、最常使用的认知疗法。记录的过程将患者的注意力引向重要认知，提供练习识别自动思维的系统性方法。

（5）意象练习：当人们在阐述他们的自动思维遇到困难时，意象练习可以起到很好的效果。这个技术包括帮助患者在他们的想象中重新体验重要事件，获得事件发生时他们的思想和感受。通常通过提问重新引起事件的回忆来帮助设定这一阶段。增强意象作用的策略：①解释这种方法。②使用支持性和鼓励性声调。③建议患者试着记起在事件之前他或她在想什么。④提出问题，促进关于事件发生的回忆。⑤当描述情境时，用激发性问题强化那些画面，帮助患者更深地记起自动思维。

（6）角色扮演：治疗师可以扮演患者生活中的某一个人，角色也可以倒过来，然后尝试模仿能引起自动思维的互动。当决定使用这一方法时，需要考虑治疗性关系的含义和患者与治疗师之间的界限。

（7）使用检查清单：研究最广泛的自动思维检查清单是 1980 年霍伦（Hollon）和肯达尔（Keridall）的自动思维问卷（the automatic thoughts questionnaire，ATQ），见附录 13。

2. 矫正自动思维

（1）苏格拉底式询问：这是一种引导性发现的方法，治疗师提出一系列精心安排的问题，以帮助定义问题、识别思想和信念、检查事件的意义或评估特定思想或行为的后果[55]。苏格拉底式询问是改变不良性思想的认知干预的主要方法。关键特征：①询问问题，找到改变的机会。②询问得到结果的问题。③询问使患者进入学习过程的问题。④提出的问题应当对患者有益。⑤避免引导性询问。⑥节省多重选择性提问。

（2）记录思维改变：内容包括情境、自动思维、情绪、合理反应结果。治疗师通常建议患者通过规律的家庭作业完成记录思维改变，并把这些记录带到治疗会谈中，有时患者能用他们的记录思维改变做出想法的本质性改变。

（3）引出合理选择：治疗师应该试着帮助患者以可能的理性的方法看待情境，并设计出适应的方法去应对。引出合理选择的方法：①尽可能地放开思想。②像过去的你一样去思考。③头脑风暴。④向他人学习。

（4）识别认知错误：通常，当治疗会谈中出现明显的逻辑错误的例子时，治疗师简洁地解释认知错误，然后布置家庭作业，以使患者更进一步地学习这个过程。对任何认知错误的识别，都能帮助患者更合理地思考和更好地应对他们的问题。

（5）验证：是矫正自动思维的一种强有力的方法，包括列出反对自动思维或其他认知真实性的证据，评估这些证据，然后改变这些思想，使之与新发现的证据一致。

（6）去灾难化：治疗师帮助患者应对害怕情境的出现，也可以帮助患者建立处理害怕局面的自信心。

（7）重归因：通过对概念的简洁解释及在纸上画图阐述归因的维度，开始讲授归因，然后提问促使患者探索并有可能改变他或她的归因方式。能用于矫正归因的一项技术是要求患者灵活地考虑负性结果的各种可能有利因素。

（8）认知演练：认真演练通常在患者已经做过改变自动思维的其他方法之后使用。步骤如下：①预先考虑情境。②识别可能的自动思维和行为。③用记录思维改变或其他认知疗法，干预矫正自动思维。④在脑海里演练思维和行为的适应性的方法。⑤实施新的策略。

（9）使用应对卡片：应对卡片可以帮助患者练习在治疗会谈中学到的关键的认知疗法。帮助患者写出有效的应对卡片的技巧有：①选择患者认为重要的情形。②制订以完成应对卡片为目标的干预计划。③评估患者是否准备好实施应对卡片的策略。④明确地确定某种情形或处理问题时要采取的步骤。⑤把指导归纳为要点。⑥实用。⑦提议在真实生活中经常使用应对卡片。

3. 识别图式　图式指的是稳定的认知模式。当一个人面对特定的环境时，与该环境相关的图式就会被激活。图式（定义为任何带有言语内容的心理活动）是塑造认知数据的基础[56]。图式分为三类：①成就（需要成功、高的表现标准）；②接纳（被人喜欢、被人爱）；③控制（要左右事物的发展、成为强者等）。

（1）运用多种询问技巧：图式不是显而易见的，也并非通过标准化的询问就可以显露。因此治疗师要对患者即将暴露的核心信念形成假设，然后就可以针对特定图式来组织提问。箭头向下技术是用于揭示图式的常用方法之一，利用一系列问题逐步挖掘更深层次的思想。

（2）实施心理教育：典型的做法是将心理教育同时运用到上述的询问技术中，也会推荐一些读物或其他有教育性的经验来帮助患者学习和认识自己的图式。此外，计算机辅助的认知疗法对于教育患者的认知尤其有用，因为它利用启发性的多媒体学习体验来指明通向深层认知的道路。

（3）确定自动思维模式：从自动思维模式中发现图式的方法有以下几种。①在治疗阶段找出一个主题。②在治疗阶段回顾思维记录。③布置检查思维记录的作业。④检查自动思维的书面清单。

（4）对过去的生活进行回顾：图式是由生活经历形成的，因此让患者回顾成长中可能促使其形成不适应的或适应性信念的事件是揭示基本信念的一种有效方法。它着重于已涉及的热点话题，包括人际关系、生活事件或环境因素，而非整个成长过程。以下问题能帮助患者更有效地回忆：①有影响力的人物。②从这些经历中形成的核心信念。③兴趣、工作、精神疗法、运动和其他重要的活动。④文化和社会的影响。⑤教育、学识及自学情况。⑥转变经历的可能性。

（5）利用图式清单：多种类型的图式列表可以提示患者，帮助他们认识到可能导致自己陷入困境或建立自尊的信念。常用的工具包括功能失调态度量表和杨氏图式问卷等。

（6）保存个人思维图式清单：将治疗过程以及家庭作业中学到的东西记录下来，对复习和有效利用认知疗法的概念是一个重要的步骤。一份个体化的思维模式清单是一种有效的方法，用于记录、保存和巩固关于适应性和不适应性的核心信念方面所获得的知识。

4. 矫正图式

（1）苏格拉底询问：如果提问运用得当，常常可以帮助患者发现其核心信念中的矛盾之处，体会到图式对情绪和行为的影响，从而开始转变。

（2）考察证据：考察图式的证据与考察自动思维相似，但由于不适应的核心信念长期存在，并且实际的负性结果、批评、不良的人际关系或创伤等因素往往会增加其强度，因此患者可能会找出大量证据来证实这些信念的正确性。这时治疗师要帮助他们重新解释负性生活事件，找出尽可能多的与其信念相反的证据，努力矫正其行为，使患者在将来获得更多的成功。

（3）列出优点和缺点：很多信念具有两面性，引导患者记录图式的优点和缺点，然后利用这些记录进行分析，思考如何使图式更具适应性，最后通过家庭作业来练习新的行为方式。比较图式的优点和缺点能够激发患者想改变的想法并得到一些修正其核心信念的好主意。

（4）利用思维的连续性：当图式以肯定的语气表达时，患者可能极端消极地看待自己，这时认知连续性技术可以帮助患者更全面地思考，使其思想变得恰当。

（5）产生可替代的图式：头脑风暴法对产生替代的图式并改变根深蒂固的思想是非常有用的。治疗师也可以关注其图式的表达方式，指出图式中绝对化的语气，帮助患者使用一些不是很极端的词汇，还可以帮助患者利用假设性的表达方式做出改变，让患者明白刻板的假设式信念是具有约束和限制性的，这样可以促使他们发展更灵活的思维方式。

（6）进行认知和行为演练：制订一份新的或矫正的图式计划，在治疗期间可以使用意象法来演练计划，制定克服困难的策略，并写下修改后的计划，同时布置家庭作业，让患者可以在真实环境里练习新的核心信念和适应性行为，在下一个阶段中回顾上一次家庭作业的成果，必要时对计划进行调整。在帮助患者矫正图式的过程中，要牢记"练习，练习，再练习"的策略。

五、注意事项

（1）要使认知疗法起作用，患者必须认可这种方法并愿意参与到这种疗法的核心技术中。

（2）当遇到治疗关系中的困难时，如果患者不愿意敞开自己的心扉，最好的办法就是直接提问，但要以共情的方式提问。对于说得过多的患者，治疗师应直接询问并试图发现为什么患者不能做到简洁。

（3）认知疗法不是对所有患者均有效。

（4）有效的认知疗法常常有副作用，主要表现在两方面：一是现有问题恶化，例如患者绝望或自杀；二是出现新的问题，如患者变得依赖治疗师。

第二节　接纳承诺疗法

一、概念

接纳承诺疗法（acceptance and commitment therapy，ACT）是认知疗法"第三浪潮"中最具有代表性的经验性行为治疗方法，由美国内华达大学临床心理学教授及其同事于 20 世纪末创立，目前正迅速成为全国流行的心理疗法之一。它以功能性语境主义（functional contextualism）为哲学取向，以关系框架理论（relational frame theory，RFT）为理论基础，因此也称为语境认知行为疗法（contextual cognitive behavioral therapy，CCBT）。ACT 的治疗（病理）过程为六边形的 Hexaflex 模型，分别以心理灵活性和心理僵化为核心（图 10-2）。患者产生心理问题的主要机制包括认知融合、经验性回避、概念化自我、概念化过去与恐惧化未来的主导、缺乏明确的价值和不动、冲动或回避 6 个方面。与之相对应，ACT 的主要治疗过程包括认知解离、接纳、以己为景、活在当下、价值导向和承诺行动 6 个过程。

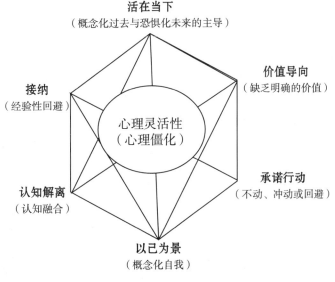

图 10-2　ACT 的治疗过程

较传统的认知行为疗法注重发现、反思与修正负面认知、情绪与信念不同，ACT 更注重与问题之间的关系，关注如何不受其打扰地根据人生价值来采取相应的行动。ACT 已经被证实在缓解慢性疼痛，减轻焦虑、抑郁情绪与心理痛苦等方面具有较好的效果，它旨在综合灵活多样的治疗技术，帮助疾病晚期患者增强心理灵活性，厘清生命的价值和意义，根据价值观，在生命末期采取相应的行动，对缓解生命末期患者身心痛苦具有重要意义，是安宁疗护心理护理中不可忽视的治疗方法。

二、实施要点

（一）摄入性谈话

通过摄入性谈话进行治疗前访谈，收集患者的资料，进行评估。收集生命末期患者详细的病历资料及社会背景资料，建立良好的咨询关系，填写评估量表，完成一些特殊测试（如心理健康状况测试）。填写知情同意书或签署治疗协议，与患者及家属共同讨论初步的治疗目标、治疗次数、治疗频率等。当患者拒绝交谈时，可以向周围的人（医务工作者或心理咨询师等）求助。如果时间允许，还可以增加一些简单的体验性练习，如正念吃葡萄干。

（二）创造性无望

1. 理解创造性无望的意义　通俗地说，创造性无望就是挑战常用的情绪控制策略。当患者意识到生命的逝去已经无法挽回时，可能会陷入沮丧、抑郁、失能的恶性循环，压抑内心的感受。而个体越尽力控制感受，就越会被负性情绪所困扰，难以觉察到生命的价值和意义。创造性无望的目的是增加对情绪控制策略的觉知，体验控制情绪是无效的，同时探索其无效的原因。

2. 认识创造性无望的方法　在这个阶段，可以和患者探讨在此之前为了控制失落、无望、悲观等感受都付出了哪些努力，生活是否变得更美好了，让其自身领悟行动的无效性。这将为患者接纳另外一种策略来改变当前的生活状态埋下伏笔。这个过程主要围绕以下 3 个问题进行：你曾经试过哪些方法？这些方法的效果如何？这些方法让你付出了什么代价？

3. 选择性决定是否接受创造性无望　在 ACT 干预中，患者可以选择性决定是否接受创造性无望干预。当患者过度依赖于情绪控制策略时（如暴饮暴食、疯狂购物），创造性无望就可以发挥最大的价值。但是在干预过程中，既不能将自己的价值观强加给患者，又不能改观患者认为其他情绪控制策略是无效。这些控制策略是否使生活变得丰富，最终还需要患者根据亲身体验来判断。

（三）认知解离

1. 认知融合与认知解离　认知融合是指罹患不可治愈疾病的个体陷入自身的想法之中，且行为受到其控制与支配的状态。认知解离是指生命末期患者的行为可以目睹想法的行迹，并独立于想法之外的存在。换句话说，认知解离就是从外面看想法，而不是从想法里往外看，关注想法，而不是被想法所支配。在这个阶段，当患者感觉想法阻碍自己过上有意义的生活时，可以提醒患者要注意的是，自身的行为其实是可以脱离想法而存在的。

2. 品味解离　通过带领患者体验解离技术（如唱歌和滑稽的声音、冥想）来品味解离。

3. 强调解离 使用"随它去吧"等隐喻故事强调解离，并澄清对解离的误解（解离的目的不是要摆脱不想要的想法并获得更好的体验感，而是减少无益的认知对行为的影响，并促进活在当下，专注于体验和过上正念的、有价值的生活）。

4. 总结 当行为越与想法融合，就会变得越僵化。因此，患者不必纠结想法的好与坏，唯一可以做的就是询问自己："当紧紧握住想法时，想法是否能帮助自己过上想要的生活？"

（四）接纳

1. 接纳的定义 接纳是指患者不受正性或负性的想法和感受的支配，对它们保持开放、顺其自然的态度，并允许它们按照本来的样子存在。患者处在生命末期，遭受各种不适的困扰，承受巨大的身心痛苦，负性情绪与认知伴随而来。接纳并非致力于消除负性情绪，而是采取开放的、不设防的心理状态，与负性体验亲密接触，从而为采取有价值的行动打基础。

2. 接纳的误区 在ACT视角下的接纳并不意味着对生命无能为力、悲天悯人、自怨自艾，也不强调"咬紧牙关，并忍受它"，甚至是尝试喜欢它。接纳是平等的，不存在任何取悦、抵触或对抗的情绪，只要让想法和感受在此时此刻按其本来的状态存在即可。

3. 接纳工具包 在练习接纳情绪的过程中，通常以一个较长的正念练习揭开序幕，它由8种不同的技术构建而成，包括观察、呼吸、扩展、允许、具体化、正常化、自我慈悲和扩展觉察。

4. 增强接纳 可以进行以下两个练习：一是允许你的感受按照本来的样子存在，不要试图改变或者控制它们；二是如果出现了一种难受的感受，如焦虑或者癌性疼痛，仅仅承受这种感受，通过默默地对自己说"这是焦虑的感受"或者"这是癌性疼痛的感受"来增强接纳。

5. 总结 接纳就是能为个体所有愉悦或痛苦的体验（包括想法、记忆、感情、冲动和知觉）积极、主动地腾出空间的过程。接纳和认知解离并非形同陌路，而是如影随形。一旦与个人体验进行直接接触，注意到自身的想法，并允许它们按照本来的样子存在时，真正的接纳就开始了。

（五）活在当下

1. 活在当下的定义 活在当下是指个体对此时此刻内部与外部环境进行灵活关注，做到不迷失在想法中，并对其全然意识。在这个过程中，生命末期患者往往会过于纠结或沉湎过去，期盼或焦虑未来，导致行事冲动或者盲目，并容易与当下的体验脱离。这时需要时刻提醒患者将注意力集中在此时此刻正在发生的事情上，关注内部与外部世界，以提升当下意识。另外，为了提高患者的效能感和满足感，要准确地把握此刻正在发生的事情，根据收集的信息决定患者是改变行为还是坚持行为。

2. 正念练习 运用正念呼吸、手部正念、正念吃葡萄干等正念练习让患者保持活在当下。

3. 总结 正念练习的主要目的是让患者充分地接触当下。正念练习贯穿ACT治疗的每一个过程，具有至关重要的作用。活在当下也与认知解离和接纳相互交融，因为解离或接纳的开端就是要注意和体验想法的存在。当患者越能与当下的情景和体验充分接触产生共鸣时，就越可能有效地采取行动，让生活变得更加充实。

（六）以己为景

1. 以己为景的定义　以己为景不是一种想法或者感受，而是一种可以观察想法和情绪的"视角"，是一个想法和感受可以在其中移动的"空间"。以己为景，通俗地说，是"全然觉知"或者"对自我意识的意识"。以己为景是一个可以观察、体验而不是被体验所困的"地方"。当生命末期患者出现以下4种情况时，可以通过不间断的正念练习体验到以己为景的感觉，让患者停止逃避痛苦，帮助患者找到一个内心的港湾：①患者依附概念化自我过深，需要认知解离时；②患者需要空间来促进有意识的选择和有效的行为时；③患者害怕被自己的内在体验伤害而需要促进接纳时；④需要患者区分概念化自我、经验性自我、观察性自我时。

2. 练习以己为景　目的是进一步促进解离和接纳。以己为景练习可以和正念练习结合在一起，使用"观看舞台剧"作为指导语，以促进解离和接纳。例如，生活就像一场舞台剧，舞台上是你所有的想法、感觉（结合正念呼吸），是所有你看到（结合手部正念）、听到、触到、尝到（结合正念吃葡萄干）以及闻到的一切。此时以己为景就是坐在观众席位观看整个舞台剧的你，你可以聚焦舞台上的每一个细节或者纵观整个舞台。

3. 总结　与活在当下一样，以己为景贯穿所有的正念练习和实践中。它其实不是一个真正的"自我"，而是一个可以观察到或注意到一切的地点、角度或心理空间。在对生命末期患者进行ACT的干预过程中，以己为景常被外化，以增强解离和接纳，并体会一种超然的自我意识。

（七）澄清价值

1. 价值的定义　价值是关于生活、学习、工作中所追求的、想要信奉的物质或意识，它是指引和激励前行的指导性原则。生命末期患者会出现回避、默然等行为动机匮乏的表现。澄清价值可以帮助患者与价值建立联结，从内部心理世界寻找突破口，如通过完成价值清单使患者更加明白在生命最后阶段真正在乎的是什么，真正想做的是什么，能够利用价值不断地激励和指导行为。

2. 澄清价值　5个关键点如下：①区别价值和目标。价值就像贯穿生命中的方向（像指南针），目标则是在生命过程中想要获得的或者完成的事物。②价值永远不需要被证明是合理的，但是可能需要求证所采取的行动是否合理。③价值常常需要在行动时进行排序。④需要意识到价值并与之建立联结，但并不是与之融合。⑤明白价值是可以自由选择的。

3. 总结　从技术层面来说，价值是行动中期望表现出的全部特征；用隐喻的话来说，价值像指南针，给予了一个前进的方向，并保证我们沿这个轨道前进。在澄清价值的过程中，价值不仅容易和目标混淆，而且会在解离和接纳之间徘徊。

（八）承诺行动

1. 承诺行动的定义　承诺行动意味着在价值的指引下，采取有效的行为提升生活的丰富度。满足感和意义感使患者过上有价值的生活。当患者需要将价值转化为有效的行动时，一方面通过价值来设定目标，并将其分解为具体的行动；另一方面需要帮助患者辨认行动中的阻碍，并采用 ACT 其他六大核心过程的策略克服困难，以达到最终目的。如患者通过"我的 5 个愿望"清单来决定在临终阶段是否接受积极的生命支持治疗，并签订生前预嘱，并识别行为过程中可能的阻碍（家人的不理解、传统孝道观的影响等），并克服困难，选择有尊严地离世。

2. 承诺行动的步骤 一是选择一个最想改变的生活领域；二是在该领域选择最想追求的价值；三是以价值为导向发展目标；四是采取正念行动。

3. 总结 承诺行动是在价值导向下采取持续的行动。在现实生活中，对于身患难以治愈伤病的患者而言，其行为很难做到几乎不受心理障碍的干扰，需要帮助其建立与价值的联系，并制定指引他们继续前行的、与价值一致的目标。承诺行动并不意味着迫切、完美地实现所有的目标，它代表对有价值的生活做出承诺，尽管生命行将结束，也将不断地朝着既定的价值方向前进。

三、注意事项

1. 全面收集资料 生命末期患者躯体症状多样、心理反应复杂，影响患者身心状况的因素包含多个维度，需要全面地收集患者的资料。在首次咨询时，患者资料的收集除了疾病与治疗的相关资料外，患者的创伤经历、家庭亲密关系情况、社会背景资料也非常重要，因为这可能会直接影响到后续咨询信任关系的建立。

2. 平等与尊重 咨询师与患者地位应平等。咨询师要避免出现"高人一等"和"优越感"的自我设定，也不要带着怜悯的目光看待患者。在咨询的过程中，尊重患者的感受与体验，不试图将自己的意念强加给患者，不以自我的认知代替患者的自我感知。

3. 从整体出发 ACT 的目的是提升生命末期患者的心理灵活性，而不只是针对某一种痛苦或者某一种疾病的症状或体征。无论是焦虑、抑郁情绪，还是疼痛等症状，这些状况出现的核心原因就在于心理灵活性不足以应对出现的问题。ACT 采用的是一种整体性、系统性思维，而非头痛医头、脚痛医脚的分析性思维，当个体的心理灵活性提升以后，其解决问题和接纳的能力也会得到提升。

4. 咨询速度与效果结合 患者在疾病末期通常受多种症状（如气促、疲乏）困扰，无法耐受很长时间的咨询，因此咨询的速度要适当放慢，一次内容安排不宜过多，节奏不宜过快，可以将每次咨询时间缩短或次数稍微增加，并观察患者的反应，不能为了完成咨询任务而忽略咨询的效果。

5. 顺序无优先 在整个咨询过程中，除第一步外，其他的几个步骤之间没有明显的分界线，在实际运用过程中不需要程式化地排列先后顺序，可以结合实际情况，围绕心理灵活性的六边形模型灵活地调整。

6. 体验式参与 在实施过程中，避免过多地说教，ACT 更多的是一种参与式、启发式的治疗方式，应投入更多的时间做一些体验式练习。对于疾病末期患者，咨询师需要选择合适的时机，关注其对活动的耐受性，选择适宜的体验式练习的强度，避免给患者造成过大的压力，从而导致他们中断治疗。

第三节　危机干预

一、概念

当个体面临突发或重大生活困难情境（problematic situation）时，其惯常的处理方式与支持系统无法有效应对目前的处境，超出了有效应对的范围，就会产生暂时的心理困扰，这种暂时性的心理失衡状态就是心理危机。心理危机包括冲击阶段、完全反应阶段、解决阶段。如果危机不能及时控制和有效缓解，就会造成个体生理、认知、情感、意志、行为上出现不同程度的功能障碍，严重者可能出现创伤后应激障碍、焦虑、抑郁等。危机干预（crisis intervention）是指对处于危机状态下的个体采取明确、有效的措施，充分调动处于危机之中个体的自身潜能，重新恢复或建立危机前的心理平衡状态，使之最终渡过危机，重新适应生活。

二、实施要点

（一）危机干预的目标

一般来说，危机干预有 3 个层次的目标，即最低目标、中级目标、最高目标。最低目标的核心是"劝阻"，帮助其调控情绪，防止生命末期患者出现自伤、自杀、攻击行为等过激行为或不当行为。中级目标的核心是"恢复"，通过鼓励患者充分表达自己的想法和情感，增进社会支持，激发自信心，恢复以往的社会适应能力。最高目标的核心在于"发展"，帮助患者正确地认识自我，从危机中发现积极的意义，将危机转化为一次成长的体验，并提高其解决问题的能力。

（二）危机干预的原则

1. 针对性原则　迅速确定需要干预的问题，强调以目前的问题为主，并立即采取相应的措施。

2. 行动性原则　帮助患者有所作为地对待危机事件。要积极地给予支持，给他们提供建设性的建议，明确在危机的当时应该做什么，怎样采取合适的、行之有效的应对行为。

3. 正常性原则　将心理危机当作心理问题处理，而不是当作疾病进行处理。

4. 完整性原则　心理危机干预活动一旦进行，应该采取措施确保干预活动完整开展，避免再次创伤。

5. 保密性原则　严格保护患者的个人隐私，不随便向第三者透露当事人的个人信息。

6. 支持性原则　不仅提供当下直接的支持，而且努力地寻求更多的来自家庭、单位、社区的支持。

（三）心理危机的评估

1. 心理危机的评估内容

（1）危机的严重程度

1）认知状态：对患者的思维方式进行评估，考察患者是否有注意力过分集中于危机事件而导致记忆和识别能力下降以及出现非理性和自我否定成分，如患者突然得知罹患不可治愈疾病而出现自责、无用感、夸大、以偏概全、非黑即白等认知障碍。

2）情感状态：当患者躯体症状逐渐加重，知道疾病治愈无望时，可能表现出过度的情绪化和失控，或严重的退缩与孤立。需要从这些情绪反应中判断患者对于危机的态度，是回避、否认，还是积极解决，判断该反应的正常程度，以及各种情绪反应的一致性状况。

3）行为表现：关注患者行为状况以及在假设情境下的计划与预期行为，以此了解患者的主观能动性和自控能力。

4）躯体症状：评估患者有无心悸、失眠、多梦、早醒、食欲缺乏、头痛、呼吸困难等多种躯体不适表现。

（2）情绪状态：对生命末期患者而言，患者不仅要承受生理上的巨大痛苦，其心理上也面临着严峻的挑战，容易出现负面情绪。患者常见的负性情绪有焦虑、抑郁、愤怒和恐惧等，贯穿检查、治疗、康复、复发等各个阶段，影响机体的生理和免疫功能，不利于恢复。

（3）自杀危险性：当突然的危机事件刺激过强，超过了患者的应对能力时，患者会出现眩晕、麻木、呆板、不知所措、惊慌或歇斯底里等"类休克状态"，持续一段时间后出现焦虑、痛苦、愤怒、罪恶感、退缩或抑郁等心理伤害的表现。在这种危机状态下，需要密切评估患者自杀的危险性。自杀危险性的检查和评估应该尽量在短时间内迅速做出，以便及时干预和抢救。自杀危险性评估包括两方面。

1）了解自杀危险因素。危险因素包括：①自杀家族史；②自杀未遂史；③已形成个别的自杀计划；④最近经历了心爱的人去世、离婚或分居事件；⑤陷入特别的创伤损失而难以自拔；⑥精神病患者；⑦有失败的医疗史；⑧有抑郁症；⑨有特别的行为或情绪特征突然改变；⑩有严重的绝望或无助感等。

2）评估自杀线索。自杀的线索包括言语、行为和状态线索3种。言语线索是指口头或书面地、直接或间接地表达自杀意图，如"我不想活了""活着真没有意思""这么活着还不如死了干净"；行为线索是有关自杀的各种行为，如提前为自己准备后事，购买自杀工具，穿着异常；状态线索是指患者目前所处的不利的生活状况，如罹患不治之症、离异丧偶、遭受重大经济损失。当患者同时具备其中4～5项危险因素时，即认为其处于自杀的高危时期。

2. 心理危机的评估方法

（1）访谈法：可以通过访谈评估患者的心理危机状况。在访谈时应注意：尽可能收集当事人的背景资料；谈话要遵循规范的标准程序；谈话所提问题要符合规范；掌握提问的技术。

（2）观察法：包括两种。一种是危机干预者作为一名旁观者，冷静地观察现场所发生的各种情况；另一种是危机干预者作为一个参与者参与到现场的活动之中。观察的内容包括情境、人物、行为频率和持续期4个方面。

（3）心理测验法：又称为心理测量法，是指采用标准化的心理测验量表，对患者危机相关的心理特质进行定量评价的方法，以发现其在危机中各种心理与行为的变化情况。心理测验法通常包括以下评定量表：生活事件量表（life event scale，LES）、90 项症状自评量表（symptom checklist- 90，SCL- 90）、社会支持问卷（social support questionnaire，SSQ）、应对方式问卷（coping modes questionnaire，CMQ）、贝克抑郁自评问卷（Beck depression inventory，BDI）、自杀态度问卷（suicide attitude questionnaire，SAQ）、自杀意念自评量表（self-rating idea of suicide scale，SIOSS）、抑郁自评量表（self-rating depression scale，SDS）、焦虑自评量表（self-rating anxiety scale，SAS）、汉密尔顿焦虑量表（Hamilton anxiety scale，HAMA）、汉密尔顿抑郁量表（Hamilton depression scale，HAMD）、简明精神病量表（brief psychiatric rating scale，BPRS）、三维危机检查与评估系统的分类评估量表（the triage assessment form，TAF）等。

（四）危机干预模式

危机干预模式分为平衡模式、认知模式和心理社会转变模式 3 种。

1. 平衡模式（equilibrium model） 该模式适合于早期干预，主要目的是帮助人们重新恢复危机以前的平衡状态。该模式认为危机状态下的个体由于以往的方式无法解决现有的问题，通常都处于一种心理情绪失衡的状态，所以此时危机干预的重点应该在稳定个体的情绪上，从而恢复危机平衡状态。

2. 认知模式（cognitive model） 该模式适合危机稳定后的干预。该模式认为危机导致心理伤害的主要原因是个体的主观判断失误，对危机事件发生了错误思维，而不在于危机事件本身。此时的干预重点应该是帮助个体认识其错误思维，重新获得思维中的理性和自我肯定成分，从而能自主地控制生活危机，重拾恢复平衡状态的信心。

3. 心理社会转变模式（psychosogical transition model） 该模式认为分析个体的危机状态应该从内部和外部两方面同时入手，不仅要考虑个体的心理平衡和应对能力，还要考虑外部环境中家庭、社会、职业、教育等的影响。这种模式的目的在于将个体内部的应对方式与外部环境因素结合起来，从而寻求更多解决危机的机会，获得对生活的自主控制。

（五）危机干预的实施步骤

1. 明确问题 使用倾听、探问、复述、接纳等沟通接纳技术了解患者现存的心理危机，从患者的角度理解其内心的问题，并经常与其进行交流。在接触患者时，要采用带有积极意义的语言刺激，鼓励患者说出内心的真实感受，消除现有的顾虑，增强患者的信心，建立良好的护患关系，及时了解患者的心理需要。如当前存在的主要问题是什么？有何诱因？什么问题必须首先解决？下一步需处理的问题是什么？是否需要家属和同事参与？有无严重的躯体疾病或损伤？有无自杀的危险性？

2. 保证患者安全 将保证安全作为危机干预的首要目标，把患者对自我和他人的生理、心理危险性降到最低。一是帮助患者离开危机情境。确保现实的安全，定时对环境进行安全检查，如有无锐器、绳子、药品，病房内的门窗情况；让患者感知安全，如"你现在正和我坐在这里，你很安全"。二是提供和保持稳定。保持患者生理状况和情绪的稳定，使患者不因破坏性的内在或外在刺激而陷入崩溃感。三是及时提供关于患者生命安全、危机事件的信息和如何正确应对应激反应的信息。四是评估危机事件对患者生理与心理安全的威胁程度，评估患者失去能动性的可能性和严重性。

3. 给予支持 无论患者态度如何，都以尊重、无条件积极关注的方式接纳患者，使患者的情绪危机得以解除。情绪得以稳定的主要方法包括共情、耐心和倾听，向患者提供疏泄的机会，不要试图说服他们改变自己的感受，通过语言、声调和躯体语言向患者提供支持。如当患者突然获知病情与死亡不可逆时，可能会出现发呆、反应迟钝、精神麻木、记忆丧失等情感休克的表现，可鼓励其宣泄，让其尽量哭出来或说出来，采用鼓励性和包容性的语言，如"您的感受我理解""不要怕""我们在这里"，适当地通过轻抚身体、拥抱等方式来增加其安全感。

4. 提出应对危机的方式 危机干预者要让患者认识到有许多其他更合适的变通方式可以选择，帮助患者探索其可以利用的替代方法，促使患者积极地寻求可以获得的环境支持、可以利用的应对方式，发掘积极的思维方式，给予患者希望，引导患者认识到有许多变通应对方式可供选择。环境支持包括家庭成员、朋友、社区的帮助资源等。应对机制为当事人可以用于战胜目前危机的行动、行为。当事人积极的、建设性的思维方式可用于改变自己对问题的看法，并减轻应激与焦虑水平。

5. 制订计划 在制订计划的过程中，危机干预者既要帮助患者拟订一个短期的行动计划，以帮助其走出当前的危机，还要拟订一个长期的行动计划，培养患者掌握更积极、恰当的应对方式。危机干预计划一般应满足以下两点：一是确定有另外的个人、组织团体或相关机构能够提供及时的支持；二是提供的应对机制必须是当事人现在能够采用的、具体的、积极的。当患者情绪稳定后，可以通过安宁疗护多学科团队的一系列措施促进患者舒适，减轻症状困扰，改善其身心痛苦，提高生命质量。

6. 获得承诺 是帮助患者承诺采取的确定的、积极的步骤，并从患者那里得到会明确按照计划行事的保证。在结束危机干预之前，应从患者那里得到诚实、直接和适当的承诺。约定共同遵守，以便患者能够坚持实施制订的计划。此外，注意来自父母及其他亲人，来自老师、领导和要好的同学和朋友，以及来自其他方面（如邻居和社区志愿者）的社会支持。一般经过4~6周的危机干预，可以帮助患者渡过危机，此时应该及时中断干预性治疗，以减少患者的依赖性。

（六）危机干预的主要技术

危机干预的技术主要包括支持性技术和问题解决技术。支持性技术包括建立相互信任、沟通良好的治疗关系，应用倾听、共情、关注、接纳、鼓励、解释、保证等干预技术，使当事人感到被理解、关怀和温暖，减少绝望感，缓解当事人的情绪危机，帮助当事人理性地面对危机事件。问题解决技术是指根据当事人的需要及可利用的资源，采用非指导性的、合作性或指导性的方式，让当事人找到应对危机和挫折的方法，帮助其渡过危机，增强其适应力。

三、注意事项

（一）个体化评估

不能一味地恪守某种固定的模式，即便是遭受同一危机事件的人群，也不都是呈现同样的症状，所以在干预之前，必须对干预对象进行个体化评估，灵活地为不同的对象实施不同的干预。

（二）实施动态干预

在实施干预时，要根据实际情况不断调整干预计划和措施，在干预对象发生改变和取得一定的进步时，要不断地进行回顾、总结和评价，不断强化对象对危机应对方式和外部环境资源的使用，增强其对危机的适应能力。

（三）保持心态稳定

当危机干预实施者面对失去理智控制的干预对象时，应该保持镇静，掌控并处理危机干预过程中的各种情况，为干预对象恢复心理平衡创造一个稳定、理性的氛围，保障干预对象安全。

（四）考虑地区和文化差异

危机干预者要充分考虑并理解地区和文化差异（国籍、民族、种族、经济、教育、政治、家庭等），并且理解干预对象的世界观，否则可能对干预对象造成更严重的心理损害。

第四节 冥 想

一、概念

冥想是通过关注训练意识和注意力的自我调控练习，使精神得到更高的控制，让个人获得宁静、明晰和专注，达到身心放松的状态。冥想存在于世界各地的文化、精神传统和治疗系统中。它是一种身心练习，并有许多方法和变化，所有这些都是建立在充满同情、不带评判的意识的基础上的。虽然冥想的实践很大程度上植根于世界的精神传统，但冥想的实践和心理护理技能的应用并不需要信仰任何特定的文化体系。它是一项独特的技能，能使大脑得到休息，达到与平时完全不同的意识状态。冥想的时候，个人是完全清醒和觉察的，大脑不会去关注外部世界或周围发生的事情。个人的意识并没有沉睡、做梦或幻想。相反，它是清晰、放松和专注于内在的。

二、实施要点

（一）清理

首先做好身体的准备。淋浴或者只是简单地洗脸、洗手、洗脚都有助于找到这种清新的感觉。如果在清晨，冥想之前完成排泄，身体会感到更加舒适。当身体感到精力充沛、舒适、轻盈、放松时，冥想是最容易顺利进行的。

（二）设定目标

选定某一个患者喜欢去拥有、去为之工作、去实现、去创造的事物作为冥想的目标。它可以是任何事物：一份工作，一座房子，一个关系，一个自身的改变，一个更富足、更快乐、更健康、更美丽、更好的身体状况，或者解决一个家庭或社区问题。一开始的时候，选择那些患者比较容易相信的、在不久的将来就有可能实现的目标。这样患者就无须去处理那些来自他（她）自身的负面抗拒因素，同时也可以在学习冥想的时候强化成功的信心。当患者有了更多的实践经验的时候，才能选择那些较为困难、具有挑战性的难题作为冥想目标。

（三）伸展

有些人发现，在一整晚的睡眠之后，身体会僵硬、酸痛。当遇到这种情况时，洗一个温水澡并做一些缓慢的伸展练习，能够帮助身体恢复到适合冥想的状态。哈达瑜伽体位法可以用于保持身体健康，会使冥想者更加舒适地适应冥想坐姿。

哈达瑜伽体式会柔和地唤醒冥想者，帮助放松肌肉，减轻精神压力，集中注意力。所以，在冥想之前需要 5～10 分钟用于拉伸身体，做好充分的热身准备。

（四）身体放松

完成伸展练习之后，进行简短的放松练习会十分有益。舒适地平躺下来，让背部紧贴地板或垫子。在头部下方垫一个薄的垫子，身上盖一条毯子或者披肩。双臂置于身体两侧，手臂与躯干微微分开，掌心向上，双腿以舒适的距离打开。确保身体重量均匀分布、没有扭转或倾向一侧。头部要摆在中央位置，不要倒向一侧，否则会给颈部造成压力。在这个体式中，患者只需安静、放松地平躺着。轻轻闭上双眼，花几分钟时间关注呼吸：用鼻子轻柔吸气，再用鼻子缓慢呼出来，吸气和呼气之间不要有间断或停顿。

以这种姿势平躺着，就可以引领自己做简短的放松练习了。按照顺序关注自己的每个主要肌群，再逐渐关注整个身体。如果患者感兴趣，还可以使用辅助放松的音频、录音带。练习时间不宜过长，不应超过 10 分钟。提醒患者要保持意识清醒，因为对于大部分人而言，此时大脑都更倾向于进入睡眠状态。

（五）神经系统的放松

冥想之前，使用专门的坐姿进行瑜伽呼吸练习，可以使精神趋于平静，有助于内在的专注、集中与稳定。某些患者一开始会抵触，不太愿意在这些练习上耗费时间。但是，一旦完成这些练习，他（她）会发现它们对深化冥想极其有效。呼吸的状态对情绪的平衡和心理的稳定能起到神奇的作用。

三、注意事项

（1）身体的疼痛或注意力不集中会妨碍练习。

（2）清晨是最佳的冥想时间，因为这时身体已经消化掉了前一天的食物，变得清新而轻盈。

（3）大量食用肉类后要过 3～4 小时再进行冥想，因为消化过程本身以及身体对食物的反应对冥想有着巨大的影响。选择新鲜、健康、易于消化的食物，可以使思维清晰并且身心平和，这对冥想来说至关重要。

（4）酒精及其他易导致情绪发生波动的致幻剂、麻醉品会严重干扰冥想，因为它们会让身体躁动，让意念分散，而酒精则会制造一种迟钝、嗜睡的状态，给冥想造成障碍。

（5）睡眠与饮食一样对冥想有着显著的影响。睡眠严重不足会让患者在练习时昏昏欲睡，难以保持清醒。但睡眠过多同样会破坏冥想，使人无精打采、昏昏沉沉，无法集中注意力。随着练习质量的提升，睡眠的需求会降低，因为冥想为身心提供了更深度的调养。

第五节　放松疗法

一、概念

放松疗法又称松弛训练，属于行为疗法的范畴。它是训练患者依次放松单个肌群，并调整呼吸，以达到放松全身的目的。

放松疗法建立在一个最简单的假设之上，那就是人不能同时处于紧张和放松两种状态。当预感到有压力源存在时，人以交感神经系统兴奋为主，伴以一定的生理反应，表现为呼吸变浅、瞳孔散大、心率加快和肌肉紧张，出现注意力不集中、食欲减退、烦躁、失眠等症状，同时还伴有情绪变化。如果压力源持续存在，将导致机体的防御系统崩溃而发生疾病。放松疗法的作用结果是增强机体副交感神经系统的兴奋性，减轻机体的应激反应，以保护和促进健康，从而使人的身体、心理、精神重新恢复平衡和协调。

二、实施要点

（一）放松疗法准备

1. 患者思想准备　患者愿意接受放松疗法，理解放松疗法的意义和目的。

2. 环境准备　整洁、安静、光线柔和、温度适宜，避免干扰因素。

3. 患者准备　排空大小便，于进餐30分钟后进行。穿着宽松的衣物，解除所有束缚身体的物品，如皮带、手表、眼镜等物品，脱掉帽子和鞋。

（二）常用的放松疗法

放松疗法是在意识的控制下，通过调身（姿势）、调意（呼吸）、调心（意念）而达到"松、静、自然"的放松状态。

1. 渐进式肌肉放松疗法　在安静的环境里，患者取舒适的体位（坐位或平躺），微闭双眼。在指导语的引导下，进行收缩、放松交替训练，每次肌肉收缩5~10秒，然后放松20~30秒。做一次深而长的吸气，保持吸气末的状态几秒钟，慢慢地呼气。再做一次深而长的吸气，同时将足趾向上翘，收紧大腿和小腿的肌肉，体会紧张感。呼气，放松紧张的肌肉。再做一次深吸气，闭住气，两手用力握拳，收紧手臂和肩部肌肉，体会紧张感。呼气，放松紧张的肌肉。再做一次深吸气，闭住气，咬紧牙关，收缩面部肌肉，体会紧张感。呼气，放松紧张的肌肉。再做一次深吸气，闭住气，收缩腹部和颈部的肌肉，体会紧张感。呼气，放松紧张的肌肉。再做一次深吸气，闭住气，收缩全身肌肉，保持到能有紧张感为止。呼气，全身放松。

2. 整体放松练习　这种方法能够放松骨骼肌，消除疲惫和紧张感，让身心充满活力。在练习的过程中，让大脑保持清醒，逐步放松肌肉，同时关注呼吸。这项练习在初始阶段只应持续10分钟，因为如超过10分钟，意念通常就会分神，会发现自己已经昏昏欲睡。

（1）采用平躺法躺好，双眼轻闭。用鼻吸气，再用鼻呼气，呼吸要缓慢、平稳、深入，没有任何噪声、抽动或停顿。让气息自然流动，吸气与呼气之间不要停顿。身体保持静止。

（2）用意念关注自己身体的各个部位，放松头顶，放松额头，放松眉毛、眉心、眼球、眼皮、面颊、鼻。完整地呼气，完整地吸气，横膈膜呼吸4次。

（3）伴随着呼气，放松嘴部、下颌、颈部，放松双肩、上臂、小臂、手腕，放松双手、手指、指尖。感觉呼吸从指尖开始，经由手臂、双肩、面部到达鼻。然后呼气，感觉气息回到指尖。完整地吸气与呼气4次。

（4）放松指尖、双手手指、手腕、前臂、上臂、双肩、上背部和胸部。将注意力放在胸部中央位置，完整地吸气与呼气4次。

（5）放松上腹部、下腹部、下背部、臀部，放松大腿、膝盖、小腿，放松足踝、足掌、足趾。

（6）呼气的时候感觉整个身体都在呼气，吸气的时候感觉整个身体都在吸气。呼气的时候释放一切紧张、担心和焦虑。吸气的时候吸入能量、祥和与放松，完整地吸气与呼气4次。

（7）放松足趾尖、足掌、足踝、小腿、大腿、膝盖、髋部、下背部、下腹部、上腹部、胸部。将意念集中在胸部中央，完整地吸气与呼气4次。

（8）放松上背部、双肩、上臂、前臂、手腕、手掌、手指、指尖。完整地吸气与呼气4次。

（9）放松指尖、手指、手掌、手腕、前臂、上臂、双肩、颈部、下颌、口、鼻腔。完整地呼气与吸气4次。

（10）放松面颊、眼皮、眼球、眉骨、两眉之间的眉心、前额、头顶。让大脑关注呼吸的平稳与安静，持续30～60秒。让意念轻轻地、有意识地引领自己平缓、安静和深入地呼吸，不要有任何噪声和停顿。

（11）轻柔地睁开双眼，拉伸身体。一整天都要尽量保持这种平静、祥和的感觉。

3. 横膈膜呼吸　又称腹式呼吸，可以分三步完成。

（1）平躺仰卧：当仰卧时，胸腔基本上是不动的，而脐区会随着呼吸明显起伏。人们有时称这种呼吸为腹式呼吸。这并不是横膈膜呼吸的最终阶段，但的确能够消除使用胸腔进行呼吸的不良习惯。在练习的这个阶段，可以养成许多良好的呼吸习惯：让自己的呼吸变得深入、平稳、无声且没有停顿。如果要加强横膈膜呼吸，可以在这个姿势的基础上放置沙袋进行练习。

用一个薄垫子垫在头部和颈部下方。两腿分开，双臂分开，离开躯干，掌心向上，闭上双眼，让身体静止下来。放松胸腔部位的肌肉，直至胸部和肋骨可以稳定。然后，开始观察呼吸的流动，关注每次呼吸时腹部的起伏。不要刻意将腹部向上扩张，而是要让腹部随着横膈膜的运动自然起伏。横膈膜下降时，腹部自然上升，这就是吸气。而在呼气时，感受腹部下降。每次呼吸结束时保持放松，然后开始下一次呼吸。气息从每一次吸气自然地流动到呼气，中间没有停顿，之后再从呼气流动到吸气，中间也不要有停顿。呼吸要深入、平缓，不要抽气，也不要试图控制呼吸。吸气和呼气的时间应大致相等。另外，伴随着呼吸的深入和平缓，气息的流动要安静。最后，要一遍一遍地反复观察呼吸，就好像是身体在呼吸，而你只是在旁观。再继续关注呼吸5分钟，之后让意识放松下来。

（2）鳄鱼式俯卧：采用鳄鱼式俯卧的时候，练习者胸腔下方的肋骨在呼吸过程中可以自由运动，它们在吸气时打开，在呼气时收回。俯卧时，背部也会随着呼吸起伏。这个阶段的呼吸训练不仅要注意腹部，还要注意体侧和背部，这可以让我们更完整地感受横膈膜呼吸的变化。将两小臂叠加置于头顶下方，将额头放在手臂上，双腿可以并拢，也可以分开，足趾可以向内，也可以向外，放松整个身体。观察呼吸的流动，在每一次呼吸过程中感受背部的起伏：每次吸气，背部上升；每次呼气，背部下降。下一步，观察胸腔两侧的运动，每次吸气，肋骨扩张；每次呼气，肋骨收回。最后一步，吸气时感受腹部贴向地板，呼气时感受腹部收回。关注身体的呼吸，关注整个躯干的运动，包括背部、胸腔两侧和腹部的运动。保持关注 5 分钟，然后随着对呼吸的关注使神经系统和大脑得到放松。

（3）直立坐姿：在使用直立坐姿时，腹部和下背部肌肉需要保持必要的紧张，这对呼吸会有帮助。与鳄鱼式俯卧一样，身体的前部、两侧及后背部在练习中会随着吸气扩张。相对于身体腹部的起伏，要将注意力更多地集中于下肋部向两侧的扩张上，后背的起伏只要稍加关注即可。让身体静止下来，放松胸部肌肉、下背部和腹部，保持直立的坐姿。观察呼吸的流动，感受下腹部随着每一次吸气扩张，每一次呼气收缩。注意呼吸导致的躯干两侧、前侧和后侧的微微扩张与收缩，以及这些部位之间的平衡关系。坐立练习中的腹部运动没有仰卧时明显，但身体两侧的运动会更加明显。用 5 分钟来关注呼吸，然后放松。学会在坐着的时候关注横膈膜呼吸，同时让想法自由出现，并保持对呼吸的觉察。

三、注意事项

（1）第一次放松疗法时，护士作示范，也应同患者一起做。这样可以减轻患者的羞涩感，也可以为患者提供模仿对象。事先应告诉患者，如果不明白指示语的要求，可以先观察一下护士的动作，再闭上眼睛继续练习。

（2）会谈时进行的放松疗法，护士最好用口头指示，以便当遇到问题时能及时停下来。护士还可以根据情况主动控制训练的进程，或者有意重复某些放松环节。

（3）在放松的过程中，为了帮助患者体验其身体感受，护士可以在步骤的间隔指示患者，如"注意放松状态的沉重、温暖和轻松的感觉""感到你身上的肌肉放松"或者"注意肌肉放松时与紧张的感觉差异"。

（4）向患者说明学习放松和学习其他技巧一样，需要定期练习。

第六节　沙盘游戏疗法

一、概念

沙盘游戏疗法（sand-play therapy）即箱庭疗法，是由瑞士分析心理学家多拉·卡尔夫（Dora Calf Jung，1904—1990）于二十世纪五六十年代在分析心理学、世界技法和东方哲学的基础上创建的一种心理治疗技术。在这个技术中，求助者在心理咨询师的陪伴下，利用各种沙具和沙子，在沙盘中制作一个场景以展现求助者的潜意识、促进意识与潜意识的交流与融合，并且通过将集体潜意识的原型表现在沙盘中，使原型进入意识层面而促进这些原型的发展，最后实现心理治疗。

沙盘游戏的研究已经有近 100 年的历史，其最初创意来源于 1911 年英国作家威尔斯（H. G. Well，1866—1946）的"地板游戏"和 20 世纪 30 年代英国心理学家玛格丽特·洛温德（Margaret Lowender，1890—1973）的"世界技法"。随后不久，瑞士的多拉·卡尔夫（Dora·Karf Jung）在荣格分析心理学的基础上建构了正式的沙盘游戏疗法体系。它是目前国外比较流行的一种将分析心理学理论与游戏疗法相结合的心理疗法。强调创造过程本身的自发性和自主性是沙盘游戏疗法的基本特点，充分利用非言语交流和象征性意义是沙盘游戏疗法的本质特征。

目前，国际上有几十个沙盘游戏疗法组织和专业研究机构，沙盘游戏疗法早已作为一种独立的心理治疗体系而存在。

二、实施要点

（一）环境及用物准备

1. 沙盘游戏疗法室环境要求　沙盘游戏疗法室的基本要求就是要让求助者感到温馨、安全。基于这样的考虑，沙盘游戏疗法室不应过大，也不能过小。过大会让求助者感到空旷而不安全，过小又会让求助者感到压抑。一般情况下，沙盘游戏疗法室面积在 15 m² 左右为宜。

沙盘游戏疗法室的墙壁可以粉刷成浅黄色、浅蓝色或者浅绿色，灯光也要选择比较柔和的颜色，这样可以营造出舒适、放松的感觉，有利于求助者投入到沙盘游戏疗法之中。墙壁上可以适当点缀一些书画，也可以悬挂一些咨询室的工作制度，便于求助者对心理咨询的设置有所了解。空地上可以放置一些绿色植物或者花草，用于净化室内空气。

房屋的另一端可以放置一套简洁明快的桌椅，生活中常见的圈椅和玻璃茶几就十分适合。在这里，沙盘游戏疗法咨询师可以和求助者进行初次会谈，也可以一起讨论沙盘游戏疗法过程中的问题。如果沙盘游戏疗法室和一般心理咨询室共用，这套桌椅还可以用于进行其他心理咨询。

沙盘游戏疗法室有个体沙盘游戏疗法室和团体沙盘游戏疗法室之分。个体沙盘游戏疗法室是用于接待 1 位求助者进行沙盘游戏疗法的地方，而团体沙盘游戏疗法室是用于接待 4~8 位求助者（甚至最多可达 10 人）共同进行沙盘游戏疗法的地方。

由于参与者的人数不同，个体沙盘游戏疗法室和团体沙盘游戏疗法室的布置也会略有不同。团体沙盘游戏疗法室的面积要略大一些，应能够满足一个团队同时活动。另外，由于团体沙盘游戏疗法要做好几轮，所以沙盘游戏疗法咨询师应该拍摄每轮作品的照片。结束之后，把每一轮照片用电子计算机或投影仪展示给大家，让参与者针对每一次的场景进行讨论。所以团体沙盘游戏疗法室需要配置一台电子计算机，如果条件允许，最好还能配有投影仪。

2. 沙盘游戏疗法工作室的主要用具　基本配置：沙子、沙盘（即沙箱）和沙盘游戏疗法玩具（简称沙具，也就是各式各样的小玩具）。其他材料：面巾纸、有柄水壶或装水的容器、保护地板的防水布、照相机。

（1）沙子：沙盘游戏疗法对所使用的沙子并没有严格的要求，海沙与河沙都可以。在使用沙子之前，要进行筛选和洗涤，清除特别大的沙砾和尘土，留下比较细腻的沙子，这样使用效果会更好一些。除了天然的海沙、河沙，还可以使用其他颜色的石英砂，以营造不同的沙盘氛围，如有人使用白色的石英砂来表现冬天白雪皑皑的场景。沙盘游戏疗法室内最好配备这些具有颜色的沙子，以满足不同求助者的需要。

使用沙子是沙盘游戏疗法的一大特征。沙子有其固有的特点，如流动性、可塑性，使人感觉细腻、凉爽，几乎每一个人都有过玩沙子的经历。当触碰到沙子时，常常会有回到无忧无虑的童年时期的感觉，顿时可以消除紧张和焦虑的情绪。当细细的沙子从手中流下时，又会让人产生生命流动之感，就像沙漏代表时间那样，使得抽象的时间和生命变得生动、真实。感触沙子还可以让求助者聚焦于此时此地，帮助他们获得身体的感觉，暂时抛却烦恼。所以，沙子对于沙盘游戏疗法来说是必不可少的重要道具。沙子的高度以沙盘壁高度一半为宜。沙子不可过多，也不可过少。沙子过多会容易溢出沙盘之外，而且还容易给人以拥堵的感觉；沙子过少，则不能在沙盘中堆积山脉。

除干沙外，还可以使用湿沙。咨询师可以为求助者提供一盆清水，这样求助者可以把水倒入沙盘，形成真正水的感觉；或者只是把沙子弄湿，可以塑造出不同的沙雕，从而使沙子游戏内容更丰富，更能满足求助者的心理需要。

（2）沙盘："世界技法"沙盘是由美国心理学家玛格丽特·洛瓦（Margaret Lowenfeld）发明的，使用的沙盘大小为 29.5 英寸 ×20.5 英寸 ×2.8 英寸（75 cm×52 cm×7 cm）。多拉·卡尔夫（Dora·Karf Jung）在沙盘游戏中使用的沙盘大小为 28.5 英寸 ×19.5 英寸 ×3 英寸（72 cm×50 cm×8 cm）。卡尔夫认为，这种大小的沙盘可以让求助者有一定的自由想象空间，同时又使得这种想象有一定的限制而不是漫无边际，这样对求助者既有保护作用，又可以进行心理调节。目前国内比较流行的沙盘内径为 72 cm×57 cm×7 cm，沙盘游戏室配置的沙盘一般都是这个大小，因而也可以称为标准沙盘。

沙盘的材质较多使用木质，也有人为了便于求助者在沙盘中使用水而采用有机玻璃或者塑料材质。无论采用何种材质，沙盘外壁为材质本色即可，也可以涂成较深的颜色。沙盘内壁则一定要涂成蓝色，因为当移动的沙子露出沙盘底部的时候，会给人一种水的感觉，能够代表江河湖海，可以使求助者创造的世界更加丰富。水还是生命之源，是人类生存必不可少的物质，在沙盘中制造出水的感觉，可以为求助者提供心灵成长的力量。沙盘四壁的蓝色会让求助者联想到蓝色的天空。如此，在沙盘之中，既有江河湖海，又有蓝天白云，还有大地和山丘，再放入各式的沙具，俨然是一个五彩缤纷的世界。

（3）沙具：是沙盘游戏疗法的语言，是求助者用于表现内心世界的形象物。沙具放在沙盘之中就变成了富有象征意义的无意识意象，这些意象可以帮助将无形的心理有形化，将无意识意识化，从而更清晰地感受到自己的内心，并在治疗者的帮助下实现意识与无意识的整合。

沙具就像字典里的字一样，字越多，写起文章来也越丰富。同样的道理，沙具越多，种类越全，求助者越容易表达出内心的无意识意象。不过，沙具也没有必要过度求多、求全，配有几个基本类别的沙具就可以开始沙盘游戏疗法了。以下是常见的沙具类型。

1）人物模型：普通人，如从事各种休闲活动中的人物，各种不同职业人物，幻想人物、神话人物和魔幻人物，格斗、战争和被奴役的人物，死亡人物，精神人物和物件，不同的种族和文化的人物和物件，身体各部位。

2）动物模型和实物附属物：陆上、海里和空中的野生动物模型，家养动物模型，已绝迹的动物模型，神话动物模型和幻想动物模型，动物的栖息地模型，真实的骨和羽毛。

3）植物：天然和人造的植物，处于植物生命周期各个阶段的植物。

4）矿物：岩石、天然和人造的宝石、大理石和玻璃珠。

5）环境物件：不同地域的住所、篱笆和桥。

6）运输工具：陆上、水上和空中的运输工具，紧急状态的特殊交通工具和军事交通工具。

7）其他物件：自然环境象征物、反射性物件、照明物件、成瘾和医疗象征物、芳香物件、沟通物件、容器、食物及建构材料。

（二）个体沙盘游戏疗法的操作步骤

沙盘游戏疗法是一个连续的过程，每一次操作步骤不完全相同。求助者第一次制作沙盘时，往往可以采取以下步骤。

1. 介绍沙盘游戏　沙盘游戏疗法的引入也是需要一定过程的。对于那些已经比较了解沙盘游戏疗法，或者说不是第一次进行沙盘游戏疗法的求助者，咨询师只要告诉他沙具放在什么地方，沙盘游戏疗法有什么样的设置就可以了。而对于那些不是很了解沙盘游戏疗法的求助者，在心理咨询中如果突然引入沙盘游戏疗法，可能让求助者不了解，有可能因求助者的不了解而引起求助者的抗拒。因此，咨询师应向求助者介绍沙盘游戏疗法对解决其心理问题的益处，这样就有可能促成求助者的期待和配合。比如，咨询师可以说"我咨询过几个类似的案例，通过沙盘游戏疗法，他的问题得到了很好的解决，您也可以尝试一下。"

一旦求助者同意进行沙盘游戏疗法，咨询师就可以详细地向求助者介绍沙盘游戏疗法的理论、沙具的放置、沙的作用以及制作过程。然后咨询师可以让求助者用手触摸一下沙子，也可以移动沙子向求助者示范。并且可以移动沙子露出沙盘的底部，然后向他解释沙盘底部的蓝色看起来像水，而箱子侧面的蓝色看起来像天空。

咨询师还要告诉求助者他可以坐着、站着，也可以用求助者感到舒服的方式对沙盘进行调整，求助者可以沉默，也可以讲话，或者向咨询师要求协助等（咨询师只是作为一个陪护者见证沙盘游戏疗法的过程，一般不参与沙盘的制作）。

当第一次进行沙盘游戏疗法时，咨询师可以告诉求助者："你可以在沙盘内做游戏，并且按照你的意思从沙具架上选择沙具，如果你找不到沙具，可以问我，我会告诉你在哪里可以找到，或者可以用哪些沙具代替，在制作过程中，我会保持沉默，除非你需要我的帮助。"

另外，沙盘游戏疗法室内还要准备一桶水，以备求助者希望用湿沙制作各种沙子造型时使用。

2. 求助者制作沙盘作品　咨询师介绍完沙盘游戏疗法的有关设置之后，求助者就可以进行沙盘作品的制作了。在制作过程中，咨询师一般要坐在沙盘的侧面，要默默关注求助者无意识世界的流露和表达。尽管是不讲话的，但是咨询师可以通过目光、身体语言以及偶尔的应答，让自己的无意识与求助者的无意识进行交流，帮助求助者的自行显现并逐渐整合自己的心理。

在这个过程中，咨询师要为求助者创造一个自由且安全的环境，让求助者在沙盘作品制作过程中体验到回到童年的感觉，就像在妈妈身边那样安全而受保护，这是沙盘游戏疗法中至关重要的。咨询师还要有共情理解的态度，即设身处地地体验求助者的心理和情感感受。咨询师要随着求助者的思路走，以一种包容的态度来对待求助者制作的场景，如同在心理咨询过程中对求助者无条件的积极关注一样，而不能在求助者制作沙盘作品时表现得无所事事。咨询师在求助者需要的时候给予帮助，会让求助者感受到被关爱和支持，有利于沙盘游戏疗法的进行。总之，沙盘游戏疗法的过程是一个治疗和个人体会的过程，咨询师要做的是传递给求助者信任和支持，而这种传递不是语言的或行为的，而是心灵的。

在沙盘作品制作过程中，咨询师还要记录沙具摆放的顺序以及求助者挑选沙具的顺序和处理方式，注意求助者对哪些沙具感到吸引、排斥或者感兴趣。在沙盘游戏疗法制作作品过程中，咨询师还要注意以下细节：

（1）注意求助者接近沙盘、选择沙具以及创造沙盘作品的方式，记录求助者的特点。这些信息有助于了解求助者做事的风格，帮助咨询师理解求助者和求助者的作品。

（2）注意求助者挑选沙具的属性，如颜色、质地、尺寸、形状和大小比例。大小比例是否协调可能是表示求助者心理的协调性，也可能是突出某个重要事物。

（3）咨询师要注意几个人物沙具或者对立两个任务沙具的朝向，也要注意其他沙具的朝向，他们是否偏离或朝向其他沙具，偏离或朝向咨询师或求助者。这些人物的方向有可能表明求助者对待咨询师的态度或者自己与这些人物的互动关系。

（4）注意沙具在沙盘中的位置，高于表面或低于表面，被埋起来还是隐藏起来。尤其是被埋藏起来的沙具，对于求助者都是具有重要意义的，要么是不敢面对的事物，要么是要珍藏起来的事物。

（5）要注意沙具的分离或者分割，是否构成几个区域。分割成几个区域往往是求助者心理不整合的象征。

（6）记录沙盘作品制作开始的时间和结束的时间。

咨询师要特别注意的是，暂缓（不要试图进行）自己的任何诠释和假设，即便是产生了，也只能在治疗阶段与求助者进行探讨。如果求助者制作得过快，可以帮助求助者进行深入的体验，或者鼓励求助者讲述沙盘中的故事，并认真倾听。如果时间快到了，可以温和地向求助者提醒。

3. 让求助者感受和调整沙盘作品

（1）用心感受自己所创造的世界：当求助者制作完成沙盘作品时，咨询师应该安排2~5分钟的时间让求助者感受沙盘作品，实际上是促使其意识与无意识的交流。咨询师可以告诉求助者："这个世界是你的世界，花一些时间畅游其中，让他接触你的内在心。不只用你的眼睛，同时也要用你所有的感官来感受它、体验它、探索它，并且了解它。你可以保持沉默，或者分享涌现在你身上的任何状况"。在这一阶段，咨询师不要对求助者的作品做出任何评价，咨询师的任务就是无条件地接纳求助者的创作。这时求助者讲话，咨询师只需要进行一些反应性的回应。如果求助者表现出情绪反应，咨询师可以引导他感受自己的情绪，比如可以说："这幅作品似乎深深地触碰到了你的内心"，而不是进行诠释和建议，也不要提问题。咨询师还可以建议求助者围着沙盘走一圈："从不同的角度看事情或事物，它们看起来就会不同，你可以围绕着沙盘走，并且从侧面、上面看看你的世界"。如果求助者过快地结束本阶段，可以建议他再一次进入自己的内心。

（2）对沙盘作品进行调整：当求助者体验过沙盘作品之后，他们可能希望改变自己的作品。这时咨询师可以说："既然你已经全部体验过了，你可能感觉它就是你希望要的样子，也可能感到有些地方不是自己最想要的样子，想对它进行改变。如果你需要改变的话，你可以移动任何沙具，添加或者移除任何你觉得合适的沙具"。求助者进行调整后，要让他进行重新体验，并对求助者的改变进行记录。

4. 就沙盘作品进行讨论与交流　沙盘游戏疗法是以多拉·卡尔夫荣格分析心理学为基础的，这是毋庸置疑的。因此，沙盘游戏疗法不可避免地会深受分析心理学技术和方法的影响。在多拉·卡尔夫荣格心理治疗技术之中，就有对梦的分析。多拉·卡尔夫认为，梦的语言都是象征的语言，传递着无意识的信息，如果读懂这些象征，也就了解了无意识，促进了心理的成长。沙盘作品本身就相当于求助者的梦，咨询师读懂其中的象征，帮助求助者意识到这些象征，就是一种治疗。所以说，要想用沙盘游戏疗法进行治疗，显然要了解、分析心理学的治疗方式。

当然，沙盘游戏疗法也有其自身的特点，如它的可知觉性、可反复观摩性，这是梦所不具备的。所以在沙盘游戏疗法中，可以更多地启发求助者自己去观察、体验，从而自己感悟到自己的无意识，以实现治疗。具体来讲，咨询师的做法如下。

（1）倾听求助者的故事：求助者制作和感受完自己的作品之后，咨询师可以邀请求助者介绍一下其沙盘世界里的故事，以便了解求助者的感受和想法。这时咨询师可以说："你是这个世界的创造者，我对这个世界了解不多，你是否可以带我游览一番，详细向我说明这个世界是如何形成的，并且让我认识这个世界中的人物和沙具"。如果求助者与咨询师之间建立了良好的咨询关系，他可能会滔滔不绝地向咨询师介绍沙盘中的事物和故事，有时还会联想到现实中的一些事情。但是，在咨询关系尚未稳固、求助者还没有充分信任咨询师，或者对自己内心思考不多的时候，面对咨询师的询问，他可能只是一个简单的回顾。这时咨询师要引导求助者详细介绍他所创造的这个世界。如果求助者保持沉默，不想对沙盘作品进行描述，咨询师也必须尊重他的需要，可以说："你想要告诉我这个世界的任何事情吗？或者只想陪它一段时间而不想谈论它？"如果对方表示不想说话，咨询师就陪伴他一起静默一段时间，来感受沙盘作品。

由于求助者所创造的世界是其无意识的流露，不管呈现的方式是什么样的，咨询师必须对求助者所描述的事情持开放的态度，并且表现得好像除个案赋予的意义外，别无所知一样。在这个过程中，咨询师不要用任何方式（无论是身体的，还是精神上的）来评论求助者创造的世界。因为这是求助者自己的世界，别人是不可能完全理解的，更不能将自己的理解强加给求助者。

当求助者描述完所创造的世界以后，咨询师要注意求助者的面部表情和身体反应。咨询师可以问一些话，但不要带有暗示性，而是以中性语言来问。如"你的身体哪个地方有感觉"或者"你似乎感受到悲哀、生气或不舒服"，如果求助者表示没有，则不再继续；

如果求助者有情绪体验，咨询师要鼓励求助者停留在情绪中，求助者可能不愿意停留在难过之中，应借这个机会帮助求助者把情绪和现实联系起来。

有时求助者会在沙中埋一些沙具，或者不提到某些沙具。当遇到这种情况时，咨询师要用讨论的语气询问求助者为什么会这样做。咨询师可以说："我发现那里有一个××，你能说一下它的事情吗？"这时候要观察和求助者探讨可能性，一般情况下，这样的沙具对求助者都会具有重要意义。该阶段通常需要 5 ~ 10 分钟。

（2）治疗性介入：咨询师可以以讨论和询问的方式引导求助者觉察到自己无意识的心理冲突，从而促使求助者实现无意识的意识化。最初，咨询师要将讨论集中在沙盘作品上，而不是求助者本身。比如，求助者可能会在沙盘中摆放一只老虎正在靠近水源，求助者表示老虎就是自己，并且说自己很饥渴。这时咨询师只能说"这只饥渴的老虎正靠近水源"而不是"你正靠近水源"。因为只有这种中立的态度才有利于求助者对问题的充分解释，也有利于减少求助者的阻抗。

咨询师还可以引导求助者从某一个局部进行探索，但不是情绪化的画面。然后慢慢深入，帮助求助者探索自己的无意识。在治疗阶段，咨询师可以根据自己的专业特长选择不同的技术。比较常用的一种技术是空椅子技术，就是让人物之间进行对话，比如说"假如青蛙和小鱼谈话，他们会说些什么"，通过创造性的想象演出，求助者得以直面关系中的问题。

在治疗阶段，另外一个了解求助者内心的技术就是让求助者寻找自我像，也就是在沙盘中选择代表求助者的沙具。在进行了一定的交流的基础上，咨询师可以询问求助者："沙盘之中有你吗？哪个是你啊？"有些求助者的沙盘作品中没有自我像，这有可能是求助者自我比较弱小的表现，有的求助者用植物或动物来代表自己，则可以根据这些沙具的象征意义来了解求助者的性格特征和自我评价。寻找自我像是了解求助者内心的一把钥匙，也是引发求助者思考的很好方法。如一个求助者制作了一个家园的沙盘作品，院子里放有饭桌，一个女人端着食物在伺候另外几个人。在寻找自我像时，求助者选择了那个端着食物的女性作为自己的代表，由此说明，在家中她可能是一个总是照顾全家人而缺乏被照顾的角色。

另外，咨询师还应帮助求助者将沙盘作品与现实生活联系起来。有很多方法可以帮助求助者将沙盘世界与现实世界的生活问题或回忆联系起来，如咨询师可以说："你刚刚创造和经历了一个世界，在沙盘中的情况与你现实的生活有什么样的类似之处呢？"

介入性治疗通常需要 10 ~ 15 分钟（有时需要更长的时间）。当时间快到时，咨询师可以告诉求助者："今天的时间快要到了，现在你可以按照自己的意思，保留这个世界，也可以调整这个世界，或者拆除这个世界。在拆除这个世界之前，请再体验一下你创造的世界，给它起个名字。"让求助者命名，也是一种了解求助者内心的方法。对于与求助者讨论的内容，咨询师也应该进行记录。

5. 为沙盘作品拍照　为求助者拍摄一张沙盘作品的照片，这对于求助者来说是很有纪念价值的。求助者把沙盘游戏疗法作品的照片带回家之后，可以继续从自己的作品中获得感悟，继续受到沙盘游戏疗法的影响。因此，沙盘治疗室应配备一部一次性成像的照相机，为求助者拍照使用。

为求助者的沙盘作品拍照有一定的要求。关于拍照的角度，一般相机与作品平面之间呈 45°，或者直接和作品平面平行。关于拍照的位置，一般应从求助者的位置拍摄一张，从咨询师的位置拍摄一张。然后对于求助者关注的部位、被隐藏的部位以及有特殊意义的部位分别拍一张。也可以让求助者根据自己喜欢的角度进行拍摄。

6. 结束本次沙盘游戏疗法　沙盘游戏疗法是求助者进行无意识外显的一个过程，就像睁着眼睛做了一次梦一样，等到"梦"结束的时候，咨询师应该帮助求助者从梦境中回到现实。

咨询师可以在求助者离开之前，建议求助者自己拆除沙盘作品，按原来的位置把沙具归置回沙具架。让求助者自己拆除沙盘作品，对求助者来说也是有意义的，这意味着他们有能力创建一个世界，也有能力取消他们做过的事情，可以补救自己的过错，这有利于增强其控制感和自信心。对于一些人来说，拆除世界还可以使行动得以全部完成，并且打开了新的创作通道。

如果求助者不愿意拆除作品，可以待求助者离开之后，由咨询师拆除。咨询师在使用沙盘游戏疗法时，要注意：以上六步操作方法是基本的操作方法，但是每一次治疗过程的侧重点是不一样的。最初，咨询师更多的是倾听求助者的介绍，并进行适当鼓励式、讨论式交流。当治疗进行到一定程度，咨询关系比较稳定之后，咨询师可以在第四步治疗阶段用更多的时间进行更深入的治疗。

此外，对咨询师的要求也不是一概而论的，对于初用沙盘游戏疗法的咨询师，重点要做的是熟悉技术，陪伴求助者。而对于较多使用沙盘游戏疗法的咨询师而言，就需要学习分析心理学，以便进一步提高分析技能。

（三）结束咨询

在沙盘游戏中，求助者的沙盘一般可以分为两个阶段，第一个阶段为治疗阶段，也可以称为呈现阶段。在这个阶段中，求助者的沙盘作品会表现为混乱、创伤、空虚、无力等主题，称这个阶段为治疗阶段的原因在于呈现的就是治疗的原理。第二个阶段为疗愈阶段，这个阶段的沙盘作品会变得有秩序、有生机，还会突出表现一些具有转化象征的沙具。一般情况下，当求助者的沙盘作品出现以下情况时，代表求助者的治愈。

1. 沙盘作品由无序变得有序　当求助者意识与无意识之间是强烈矛盾冲突状态时，或者无意识冲动不被意识所控制恣意宣泄时，求助者的沙盘作品往往是混乱的。这种混乱表现了求助者心理的创伤和混乱。沙盘作品变得有序表明求助者内在秩序的建立，是心理疗愈的表现。

2. 沙盘作品由分裂走向整合　沙盘作品的分裂象征着制作者内心世界的不统一，正是这种不统一造成了其心理问题的产生。当沙盘作品表现得统一时，也代表求助者内心的统一。

3. 沙盘作品具有生机和活力　存在心理问题的人制作的沙盘作品往往缺乏生命力，反映的是制作者内心心理能量的缺失。当沙盘作品中出现水、绿色植物，显现出生机和活力时，体现了求助者心理能量的复苏。

4. 沙盘作品表现出流畅的和谐感　沙盘作品中各个沙具之间的和谐搭配体现了求助者心理能量的流畅性。沙盘作品不流畅，也就是沙具之间和谐度不高，比如在一张桌子上放了一个马桶，体现了求助者心理能量的堵塞与混乱。当求助者的沙盘作品由不流畅变得流畅时，表明求助者心理能量有了合理的宣泄渠道，心理能量流动起来了。

5. 沙盘作品中突出表现具有转化象征意义的沙具 有一些沙具是具有转化和治愈的象征的，如高山、寺庙、塔代表了精神追求和心灵的方向。当这些东西出现在沙盘作品中时，代表着求助者的治愈。蛇、蝴蝶、蟾蜍以及蝉等动物具有转化的象征，这些沙具在沙盘作品中象征着求助者进入了转化阶段。鱼跃龙门、鱼化龙等沙具是超越的象征，当这些沙具出现在沙盘作品中，象征着求助者超越功能被激发。不过，这并不意味着这些沙具只要出现就是转化和治愈的象征，只有这些沙具在整个沙盘中被突出的表现出来的时候才有这样的意义。

三、注意事项

（1）沙盘游戏疗法的禁忌事项：①对沙盘游戏有强烈的抵触情绪。②求助者的成熟水平不足。③求助者有过多的情绪能量。④求助者的自我力量弱，例如求助者患有精神病、严重的人格分裂或具有边缘化人格。⑤求助者具有强迫性行为和思维。⑥求助者对治疗室以外的危险保持警惕。⑦会谈后，求助者需要保持高理性的行为表现。

（2）沙盘游戏疗法是一种心理治疗技术，它可以帮助咨询师感受和理解求助者的心理，判断求助者的问题所在，但是沙盘游戏疗法主要应用于心理治疗，求助者进行沙盘游戏的过程也就是心理治疗的过程。

（3）如果求助者只停留在表面水平，咨询师可以用语言的方式探索他正在体验的是什么。如果求助者仍然过于防卫而无法释放内心，咨询师要更换其他方法来治疗。

（4）引入沙盘最合适的时机：①求助者具有焦虑、恐惧等情绪时，沙盘游戏可以很好地用于缓解这些情绪。②求助者年龄较小或者存在语言表达困难的情况，咨询师可以借助沙盘游戏帮助他们表达。③如果求助者对于自己受到的困扰表达不清或者自己也不是很清楚时，咨询师可以借助沙盘游戏来帮助求助者澄清自己的问题。④在使用其他技术咨询的过程中，如果出现以下情况，也可以引入沙盘游戏：咨询无法深入、求助者找不到合适的词汇表达自己的想法、求助者被阻塞在某种情感之中等。

第七节　家庭会议

一、概念

召开家庭会议（family meeting, family conference）是一种医务工作者向患者及家属传递患者疾病相关信息，评估患者及家属的需求，给予情感支持，讨论照护目标和照护策略并达成共识的有效方法。家庭的特征主要包括：两个或两个以上的成员；组成家庭的成员应以共同生活、有较密切的经济和情感交往为条件。

中国香港学者马丽庄在《家庭社会工作》一书中指出"家庭社会工作就是指帮助求助的家庭发展并运用自身的及社会的资源，增强家庭日常功能，改善家庭关系和解决家庭问题"。家庭和亲人对于生命末期患者至关重要。患者在家庭中的位置往往关系到其得到照顾的程度。家庭会议具有重视家庭自身所具有的潜力、重视每一位家庭成员的存在以及以家庭为本的功能。

二、实施要点

（一）实施目标

以下目标将作为介入方向，旨在促进家庭成长，使每一位成员（尤其是患者）得到应有的照顾。

（1）商讨解决家庭正在面临的困难和危机。

（2）协调家庭因患者导致的变化着的关系。

（3）协助患者获得较为适宜的休养环境和居家照顾，提高生命末期质量。

（4）传播安宁疗护服务理念，动员家庭发现优势，改善认知，提高应对困境的能力，促进家庭正常运转及发展。

（二）实施时机

一般情况下，当患者出现复杂状况时才需要召开家庭会议。这些复杂的状况包括：患者的症状难以控制、病情发生变化、公布难以接受的诊断信息、制订预立医疗计划、患者的家庭社会情况较为复杂且难以在治疗方案上达成一致、患者的合并症较多、伦理上的冲突、患者的照护目标比较具有挑战性、需要对患者的生命质量或者临终事宜做艰难的决定等。

（三）实施前准备

1. 人员准备

（1）医师：大多数情况下，患者的主管医师会出席家庭会议。医师需要在家庭会议召开前掌握患者以往的疾病治疗过程、目前的疾病状态、治疗方案、患者对治疗的反应、疾病预后、症状控制等，必要的情况下需要咨询其他医师以了解全部的信息。

（2）护士：作为接触患者及家属最多的医疗人员，相较于多学科团队里的其他成员而言，护士更容易了解患者及家属的需求，更善于与患者及家属建立信任关系，有更多的机会与他们讨论价值观和他们倾向的治疗方式，给予情感支持，帮助患者及家属作决定，并启发他们去谈及临终的相关事宜。在会议开始之前，护士应该收集患者的病历资料，咨询医疗团队的其他成员以了解患者最新的疾病及治疗信息，并且可以向社工询问患者的相关问题。

（3）其他医疗服务团队成员：内科医师、外科医师、肿瘤科医师、放疗医师、心理治疗师、社工、营养师、药师、物理治疗师、社区照护的工作人员、个案管理师及多学科团队里的其他成员也会经常被邀请参加生命末期患者的家庭会议。

（4）家属：参加会议的家属必须是患者家庭的核心成员，患者的主要照顾者或患者的医疗决策代理人。一般情况下不建议儿童参加家庭会议，如果患者为儿童，可以邀请其兄弟姐妹参加。

（5）患者：患者本人是否参加家庭会议，存在较大的争议。多数学者认为患者在身体状况允许的情况下应该出席家庭会议，但是患者的参加让家属表达痛苦情绪的意愿下降；关于疾病预后、预立医疗计划、临近死亡时患者会经历的症状、家属健康相关内容的讨论会减少。

2. 确定会议主持人和参与人　主持人可以是医师、护士、社会工作者，也可以是患者及患者家庭都信任并对问题和家庭有足够了解的人。

3. 场地准备　家庭会议应该在一个安静、独立、不被打扰的房间内进行，最好是以圆桌的方式举行会议，以便参与者能相互面对面交流。房间内应该备有足够的椅子，并且参与者能随意选择自己的座位。房间内最好配备视频设备，这样可以让不能到场的重要家属或者多学科团队成员通过电话或者视频的形式参加会议。

4. 物品准备　需要为患者及家属准备健康教育资料，作为口头信息的补充。这些资料应该包括介绍医疗机构所提供的服务、治疗和药物信息的宣传册等。

5. 会议目标和议程确定　在召开家庭会议之前，必须有明确的目标和合适的计划。如没有明确的目标，将会导致会议不成功。家庭会议的主要目标包括：①告知患者目前的健康状况，公开难以接受的诊断信息（坏消息）。②了解家庭成员及患者之间的感受，表达家属的感受和愿望，确定家庭主要照顾者。③解释安宁疗护的目的，确定医疗决策代理人。④讨论患者的安宁疗护照护计划，解决冲突或争议。⑤加强与患者家属的沟通，为哀伤辅导做准备。会议开始之前，要制订会议的议程，包括会议的内容、持续时间、地点、参加的人员，以分发给参加会议的人员。

6. 采集信息和问题归类　通常从了解患者开始，之后是照顾者和其他家庭成员。获得真实、有价值的信息的基础是建立信任关系。需要说明的是，信息的获得并非一劳永逸。随着工作的深入，双方信任度增加，还会有新的或更多的信息补充进来，这些信息也许就是家庭问题的症结所在。

濒死者有 8 项基本需要：友情、自主决定、个人价值感、承担角色、知情或了解事实、有尊严地死去、进行生命回顾、控制疼痛。家庭问题的形成往往与患者及患者家庭成员的不同需要紧密相连，分析来自调研过程的各种信息，以由表及里的归类方法，可将患者及其家庭呈现的不同形式的问题和需求归类，了解患者家族系统、生命周期、家庭动力及功能，以及家庭权力及决策，发现患病这一事实对家庭的影响及派生出的问题和需求。了解这些问题和需求在不同阶段的表现形式，为召开家庭会议寻找合适的切入点。

（四）实施步骤

家庭会议的过程分为 4 个步骤：介绍和开场、交换信息、总结、结束。

1. 介绍和开场　首先由参加会议的医务工作者向患者及家属做自我介绍及解释自己在医疗团队中的职责，并请患者家属进行自我介绍。然后介绍会议的目标、持续时间（一般不超过 2 小时）、基本要求（如每位参与者都有发言和提问的机会，一位参与者发言时其他人不要打断）。

2. 交换信息　挖掘患者家属对患者疾病现况的了解程度，回顾患者的病情、目前的治疗方案及预后，与患者及家属讨论患者的照护目标、期望的治疗方案等，了解患者及家属遇到的问题并探讨解决的方式，对患者及家属的情绪反应（如生气、焦虑、伤心）给予疏导，并引导患者及家属做决定。

3. 总结　总结会议内容，并感谢和肯定家属的参与，对接下来的工作做简要计划。

4. 结束　家庭会议结束后，将患者及家属送至床旁，协助患者取舒适卧位。完成文本记录，记录的内容包括参加的人员、患者存在的问题、症状评估信息、患者家属对患者现状的了解程度、患者家属的担忧、达成的共识和接下来的计划，并分发给患者的照护团队。另外，要向患者或家属提供会议主要内容的副本，并在该患者的病历中提交一份副本。

三、注意事项

1. 着装　着职业服饰，整洁、干净、便于工作。

2. 态度　合乎礼节，大方且稳重，能表示对参会人员的尊重、对患者及家属的关心。同时，医务工作者应积极聆听，有同理心，能及时察觉到患者或家属的情绪变化并给予安慰。

3. 掌握技巧

（1）利用人际沟通技巧，获得患者家属及团队的信任，更好地收集主观资料，注意观察与评估，进行指导与咨询。

（2）在举行会议的过程中，医务人员必须用平实易懂的语言向患者及家属解释患者的病情及治疗的措施，并且要不断确认患者及家属是否理解。

（3）医务人员应该充分尊重患者及家属，使用开放性问题，不要回避家属及患者提出的问题，注意照顾到每一位参加会议的家属，并鼓励其说出自己的想法和感受，尽可能多地提供患者及家属提问和发表感想的机会。

（4）医务人员的表述应该直接且清晰，避免给患者及家属不切实际的希望，允许会议过程中出现沉默或哭泣，避免站在患者及家属的对立面。

4. 尊重　认真收集家庭会议参与者的各项信息与资料，尊重原生家庭的沟通方式、文化背景、社会经历，保守家庭的秘密，确保决策的自主性。

5. 保持一定界限　医护人员应注意不要让自己的态度、价值观、信仰等影响患者及家属作决策，以客观的态度考虑问题，会议主持人不可带入主观意识来干预会议及影响患者的家庭功能。

6. 时间　会议时间一般控制在 2 小时内。会议主持人需要具备掌控会议全过程的能力，引导参会人员围绕议题展开讨论并取得最终的结果，尽量使患者满意。

7. 环境　在医院单独的中小型会议室，会议主持人只能提建设性建议，尽量避免介入因经济纠纷引起的家庭矛盾和决策。避免被打扰或由于会议室过大而影响效果。

8. 会议前做好充分的准备　在会议开始之前，医师与护士均要进行充分准备，包括相关文字资料的准备、对患者病情的评估，对家庭成员价值观、社会背景的了解，会前与患者家庭建立良好的医患关系。

第十一章　精神抚慰技巧

第一节　生命回顾

案例

某患者，47岁。8个月前被诊断为Ⅳ期乳腺癌。1周前，患者因肠梗阻、脱水、恶病质住进了安宁疗护病房。患者有一个未成年的儿子，患者和前夫已经离婚多年，现在不怎么联系，现有一男朋友对患者关爱有加。自患者疾病确诊以来，男朋友一直陪在患者身边，且患者已经签署了授权书给他。被送往医院后，患者说："过去4个月我体重已经轻了20斤，我现在100斤。我的内心告诉我，还有儿子需要抚养，我很希望自己能顺利恢复，但是这个愿望显然无法实现。我接纳这个现实情况，我想顺其自然死去。希望儿子的父亲能好好培养孩子，这是我唯一的愿望。""我很痛苦，我努力一生，但是最后如此凄凉，我的一生非常失败。"患者一直有未了的心愿，无法与自己和解。

请思考：

（1）应为该患者实施哪种精神照护技能？

（2）实施生命回顾时，护士需要掌握哪些技能？需要注意哪些事项？

一、概念

生命回顾可以帮助患者有效地重温生命的历程，让患者认清自己历经苦难和取得的成就对一生的意义，提高其心理、精神健康，是精神抚慰的重要方法之一。生命回顾即系统性地协助患者以一种崭新的观点去回顾其生命中以往的种种伤痛或快乐的过程。从生命回顾中寻找经历的意义，使患者能体会到他并未白活一遭，并借由创造与工作、价值与爱，以及对所有苦难的另一种诠释，来体验生命的意义。

在临终状态时，患者身体脱离开启临终世界，社会角色与价值的脱离，临终者失去自我认同和精神上依靠，这三个层面交杂在一起，构成了临终整体性的处境。而其精神需求有未了的心愿（将儿子培养成才）、寻求生命的意义（找到生命的意义）、自我实现、希望创造、信念与信任、平静与舒适（经历的心路历程，焦虑、愤怒、忧郁和孤独，不能正确面对死亡，与死亡正确告别）、希望获得支持、爱与宽恕（与前夫的关系没有和解，需要和亲人联系，获得原谅与宽恕）等。此时，显露出来的是患者在生命终末期精神上的需要，漂泊的心灵在寻找依靠，心灵的安置则成为精神照顾最重要的关键。

二、实施要点

（一）回顾提纲

护士在为患者准备开始生命回顾时，需要列出生命回顾的提纲：①请您回顾您的一生，有哪些事是快乐的、有成就的？有哪些事是挫折的、痛苦的？②如何重新看待它们？③如果有机会回顾一生，您最想为自己做些什么事？

（二）实施方法

护士为患者执行生命回顾 6 次，每次 20 ~ 30 分钟。每次生命回顾分为以下 4 个阶段。

1. 关系互动阶段　首先评估影响患者生活焦点的因素，如护士运用同理心及倾听方法等技巧与患者建立信任关系，了解患者参与生命回顾的意愿，当患者同意时，开始深入沟通。如在交流中，了解到某患者童年生活条件一直较为优越，青年时父亲突然离开了患者，自此患者经常处于不安之中，努力学习，对待工作特别认真，患者想通过优秀来弥补内心的不安全感。工作后为人随和、富有爱心，由于才华突出加上严谨、认真，工作一直很忙碌，忽视了对孩子的培养，与前夫关系破裂，很长一段时间处在深深的愤怒之中。

2. 融入阶段　与患者一起进入回顾情境中，回顾患者的一生，有哪些事是快乐的、有成就的？什么事是挫折的、痛苦的？童年期：童年期是患者最难忘的，与兄弟姐妹快乐相处的愉快时光、童年住的木房子、童年最亲的奶奶、最喜欢读的书和梦想，回忆这种单纯的快乐让患者处于非常愉快的情景中。青少年期：了解对患者影响最大的事、最快乐的生活、最大的难题、求学的过程，此时需注意患者对探访的反应与感觉。由于父亲的突然离世，患者的人生就此改变，患者变成了一个敏感的、缺爱的、高冷的、忧郁的、漂亮的、成绩特别好的女孩。成年期：回顾患者的第一份工作，患者因为勤奋、努力，被评为优秀员工，又很快被提拔；同时也有了前夫，第一段婚姻生活是大家眼中公认的郎才女貌，彼此懂得，孩子聪明伶俐，工作顺利。在患者以为幸福生活会持续一辈子时，前夫突然要离婚，给了患者沉重的精神打击，年轻加上要强，冲动地结束了第一段婚姻，独自承担养儿的酸甜苦辣。由于内心偏执，导致前夫和儿子之间越来越生疏，儿子缺乏父爱，越来越叛逆，患者无法控制，等到明白时却为时已晚。患者母亲的去世让患者觉得自己成为一个孤单的人。因此这次生病的体验，自觉非常恐惧。接着回顾一生，了解整个过程，患者一生中最有趣的是童年阶段，漂亮无忧，学习成绩好，人缘好，深受老师和同学喜爱，有很多很好的朋友。患者最大的成就是尽力完成了自己想要完成的事，成为一个真实的自我。最苦难的遭遇是历经一次失败的婚姻，对生命的感觉是人生一世如白驹过隙。此时护士协助患者整理重要事件，并和患者讨论如何解决问题。假如生活可以重新来一次，患者喜欢怎样的生活，什么是患者想要改变的、患者所担心的、未完成的心愿。在该阶段，可以从以下几方面帮助患者。

（1）转换生命价值观：协助患者对生命价值进行理性思考，帮助患者重新探索自己面对世界的态度，探讨《追逐日光》的主人翁留给子女和家人的精神力量，形成新的生命价值观，患者准备给孩子留下一个坚强的形象，还是一个充满怨气的母亲形象？给孩子留下一个什么样的精神价值，让孩子多年后想起母亲能充满力量吗？与患者探寻生命与死亡的意义，当下该如何"活出意义"，在短暂而有限的时间内活出以往人生中从来没有过的新体验。和患者讨论《大学》《中庸》中的有关观点"君子素其位而行，不愿乎其外。素富贵，行乎富贵；素贫贱，行乎贫贱；素夷狄，行乎夷狄；素患难，行乎患难。君子无入而不自得焉。"讨论其意义，君子只求就现在所处的地位来做他应该做的事，不希望去做本分以外的事，处在富贵的地位，就做富贵人应该做的事；处在贫贱的地位，就做贫贱时应该做的事；处在夷狄的地位，就做夷狄应该做的事；处在患难的地位，就做患难时应该做的事。寓意君子能安心在道、乐天知命、知足守分，故能随遇而安，无论在什么地方，都能悠然自得，也就是随时随地能掌控自己的心境。而患者的疾病和死亡也是患者必须面对、逃无可逃的，要帮助其明白与其做无谓的挣扎，让心处在枷锁中，还不如放下心来，以坦然的心态去应对离世，让心灵获得安身立命之处。和患者探讨王阳明心学中的"格物致知""心外无物，心外无理"，一切理和道都在我们的内心，悟道可以不假外求，"理即心，心即理""无善无恶心之体，有善有恶意之动，知善知恶是良知，为善去恶是格物"，内心有定海神针，则世上的名利是非、荣辱得失，甚至生死问题都能自我束缚，成为一个心灵自由的人。生病的意义让患者思考人生，思考对子女的影响，对以往生活价值观的一次重新审视，要让生死都不能乱其心的境界，真正实现心灵自由。

（2）处理未了事务，完成最后心愿：协助患者妥善处理各种日常事务，达成最后心愿。患者最后的愿望包括希望与前夫达成和解，向他道歉，希望他能和儿子关系和谐，前夫能将儿子培养成人；死亡时没有痛苦；希望回到家中去世；希望去世时美美的、和家人保持正常的互动，孩子能陪伴在身边；希望被看成有感觉、有思想、有价值、有尊严的人；告知死亡情境时希望家人如何做；对身后事有安排；希望临终时放弃抢救；愿意签订器官或遗体捐赠。护士一一记下，并和家人表达患者的愿望，家人与患者认真交流，向患者保证完成患者的生前愿望。

（3）重新构建人际关系：协助患者重新构建与亲人、朋友乃至整个社会的关系。由于前夫的不忠导致婚姻破裂，给孩子造成了不可弥补的伤害，患者对此一直无法释怀。倾听并帮助患者化解过往的恩怨和愤怒，重新与亲人建立和谐的关系，不留遗憾。护士联系其前夫并告知患者的想法与愿望。前夫和儿子来到患者身边，患者正确表达对前夫与儿子的爱，勇敢地对儿子和前夫说"谢谢你""对不起""我原谅你""没关系""再见"，以及接受他们对患者的爱；儿子回来后和患者分享了学校的成绩以及对妈妈疾病的担忧与难过，然后一家人一起探讨如果妈妈离世后，他们将如何保持对彼此的思念并坚强地活着。案例中患者的希望是前夫能将孩子培养成人，而通过临终照护者的努力，患者和前夫已能坦诚相待，并彼此表达对对方的爱与对过往的抱歉。前夫对患者充分肯定，并表示要将孩子照顾好、培养好，患者心中的牵挂能释然，安心等待最后时光的到来。

3. 回缩期　这是从过去回到现实，将患者引到正向情绪，此时需陪伴患者并接受其情绪变化，做好死亡教育。此案例中，患者虽然已经知道即将面临死亡，但是对死亡依然充满恐惧，患者需要为自己的死亡做好准备，一方面包括财产等身外之物，另一方面则是信念的笃定与心情宁静。患者及家属对死都非常忌讳，回避死亡的话题，不谈论死亡。照护者和患者谈及死亡时，患者总是沉痛，认为不吉祥、不应该、不干净，一想到死亡，就开始阴沉、恐惧、焦虑。正确面对死亡，消除对死亡的恐惧是生命回顾历程中的重要环节。患者虽然忌讳谈及死亡，但经过一段时间对疾病的正确认知，开始坦然面对不可避免的死亡结局。死亡是不可抵抗的自然规律，患者意识到剩余时间的宝贵，尽可能组织好一生最后的时间，如将嘱托儿子的心愿通过视频、书信等方式表达；安排好后事，做好死亡之前的准备。一切安排妥当之后，患者开始思考精神财富，如何给儿子留下一个美好母亲的形象，患者希望儿子记忆中的母亲是乐观、坚毅、勇敢、善良、美丽、高贵的。于是，患者决定让生命发挥积极的状态，每天一个好的心情，化淡妆，写日记，读书，和儿子谈告别，和前夫、男朋友谈告别。患者开始坦然面对即将死亡的事实，而其家属（儿子、男朋友）却难以接受即将死亡的事实，异常悲哀、悲痛欲绝、精神痛苦更为强烈，且持续时间很长。家属情绪又影响患者对死亡的接受。照护者对家属实施生死教育，患者离开家属们只是时间问题，那么趁着最后的时光要留下美好的回忆，而不是陷入悲伤无法自拔。接受患者即将离去的现实，将悲伤转化为长久的回忆。护士在实施精神抚慰照顾的过程中，对生命终末期患者及家属都实行死亡教育，使患者及家属能够正确认识死亡、接受死亡、最终能安详、有尊严地死亡，消除对死亡的恐惧。教育家属接受死亡的同时，尽快从悲痛中解脱出来，让"死者安息，生者安心"。

4. 结束期　回忆过去所有体验，记住快乐及愉悦的情景。首先，帮助患者静下心，细细揣摩患者未了的心愿，思考人生的意义，树立终末期的主要目标：儿子能被培养成才。其次，协助患者专注于如何完成自己主要未完成的心愿，鼓励和协助患者与前夫积极沟通，告知患者的心愿，而不是让悲伤、自我怜悯等情绪扰动内心，抱残守缺。再次，让患者积极接纳生老病死的现实情况。在这个过程中，患者保持了非常平和、现实的心态，放弃对世界或他人的抱怨，让对解决问题毫无用处的恨、焦虑等负面情绪平息下来，再以一种积极、冷静、乐观的态度去应对所遇到的一切事情，让内心迸发出巨大的能量，心平气和地面对死亡，并在终末期去努力做自己应该去做的事。与前夫沟通，希望他能将儿子培养成人，希望他能原谅过去的不愉快，前夫告知患者对过去早就释怀，对儿子会用心培养；和男朋友表达爱，感谢他的坚守与陪伴，在最困难的时候不离不弃、鼓励和支持，遗憾这一辈子不能和他幸福到老，希望下辈子还能成为知心爱人。男朋友对患者说会永远守护患者，认识患者是此生最幸福的事。儿子说要让妈妈放心，他会好好成长，会永远想念妈妈，想妈妈时会抬头看天上那颗最明亮的星星，他相信那是妈妈。几天后患者安宁、平和离世。亲人们没有过分悲伤，他们都因为这样有效的沟通而将悲伤、不舍转换为永恒的思念。这就是精神抚慰达到的最高境界。精神抚慰赋予患者生命的目的与意义，好好地活在当下，引导其价值取向，以爱、喜悦、平静与成就感帮助其自我超越，成就他人与自己，并与自我、他人及外在建立互动关系的核心，形成一种强烈、稳固的价值与信念系统。

三、注意事项

实施生命回顾干预措施时应注意：①在生命回顾过程中，有些主题（如死亡）可能引起患者的负面情绪，应根据患者的反应及回顾的经历选择合适的时机讨论。②在生命回顾中，应灵活运用生命回顾指南，无须严格按照顺序逐一提问。每个引导性问题要根据患者的故事展开，保持连贯性，允许患者跨阶段讲述，但讲完后应回到当前的模块，最重要的是生命回顾干预应涉及整个人生经历的回忆、评价和整合。

第二节 陪 伴

案例

太太："他（患者）不是一位好丈夫。"

护士：（体会患者家属的感受和愿望）"为什么这么说？"

太太："他安静不语，我们几乎没有任何交流，我不清楚他的任何想法，这让我抓狂。"

护士：（继续体会患者家属的感受和愿望）"你想帮助他却无能为力，你担心他？"

太太："是的。我们一起生活了一辈子。"

护士：（注意了解患者家属的其他感受）"你担心如果有一天他走了，你将无依无靠？"

太太："我无法想象，没有他，我怎么活下去。他一直在我身边。"

护士："所以，想到自己一个人生活，你感到很凄凉。"

太太："除了他，没有人会和我生活在一起。他是我的全部，他照顾了我一辈子，包容我，理解我。我女儿甚至都不和我讲话。"

护士："想到你女儿，你似乎就很伤心，你希望你们的关系能好些？"

太太："是的。但女儿很自私。我不知道我为什么要生女儿？生女儿有什么好？"

护士："在你先生病重的时候，你希望能有亲人在你身边和你一起面对？"

太太："是的，他病得这么重，我不知道该怎么办才好，除了你，我家人没有办法来帮助我，而他总是沉默不语。你看看，他一句话也没有！"（患者保持着沉默）

请思考：

（1）应为该患者实施哪种精神照护技能？

（2）实施陪伴时，护士需要掌握哪些技能？需要注意哪些事项？

一、概念

陪伴属于交往的方式，意味着在生命的最后时刻，当患者进入与陪伴者（医护人员、社工等）不同的存在模式之后，照顾者（患者的家属）依然希望能够在已有经验层面上和患者有深入的交流。从这样的经验出发，陪伴者有可能和眼前的患者获得深度缔结的机会，照顾者能够有和患者"在一起"的机会。

二、实施要点

（一）保持自然轻松、泰然自若的情绪

临终者常常会感到拘谨和不安，本案例中患者保持沉默来掩饰自己的状态。临终者常常不轻易说出他们内心真正的想法，亲近他们的照护者也常常不知道该说什么或做什么，也很难发现他们想说什么，或甚至隐藏了什么。患者妻子困扰不安的原因是患者不言不语，有时候患者也不清楚自己的想法。陪伴者用简单而自然的方式，缓和紧张的气氛，与患者建立信任关系，营造一种轻松、和谐的氛围，让临终者在充满信任、和谐的环境中把他真正想说的话说出来。鼓励其尽可能表达对临终和死亡的想法、恐惧和情绪。该案例中，患者保持沉默，患者的妻子坐立不安，担心患者去世后自己孤苦无助以及和女儿之间关系紧张，不能保持亲密关系。

（二）陪伴与分担，共同面对

作为一名陪伴和聆听者，引导家属把对丈夫的担心、对女儿压抑已久的不良情绪倾诉出来，应用合理情绪理论疏导。

（三）处理未了事务，完成心愿

患者一直保持沉默不语，患者家属无法与患者坦诚沟通。护士应设法单独与患者沟通，了解其潜在的心愿。患者担心他去世后妻子一个人生活，希望女儿能和妻子和解，以后承担起照顾母亲的责任，能够在他去世前来到病房，一家人和和美美地照一张团圆照片。护士单独联系其女儿，将父亲的心愿告知女儿，并了解女儿与父母之间的问题，让女儿最终放下对父母的偏见，来到病房并向父母坦诚表达情感，并承诺父亲会照顾母亲，请他放心。沉默不语的父亲终于释然。

（四）重新构建人际关系

精神表现在人与自己、与他人、与自然环境的共融关系之中，可分为以下4个维度。

1. 人与他人之间　包含认识他人、同感、爱、和好。患者妻子对女儿充满愤怒情绪，觉得女儿根本不关心他们而陷入精神困扰中。首先，肯定患者母女之间的关系，让患者的妻子回顾与女儿之间存在的问题。患者的妻子要负责照护患者，女儿没有关心患者并提供必要的帮助，患者妻子认为养儿来防老，可是女儿却没有在父亲最后的日子陪伴和关心，让患者妻子愤怒不已。而女儿因为有两个孩子，家里没有人帮忙，工作压力大，父亲生病等，本来就心存愧疚，希望找到一个好的解决方案，而母亲的抱怨让患者的女儿处于崩溃的边缘，于是采取逃避的方式，不来病房。护士从中协调和沟通，消除彼此的误会。引导

患者妻子讲话时注意语气和方式，以积极的态度和女儿互动，说出心中的恐惧，需要女儿的爱，理解女儿的不容易。帮助女儿理解母亲并向父母道歉、道谢，消除隔离和怨恨。彼此重新认识，心怀感恩。

2. 人与自然环境之间　包含爱、和好、美。让患者体力较好时走进自然界，体会自然变化的美好。

3. 人与自己之间　包含认识自己、激励自己、超越自己、创造力、自由、爱、和好。帮助患者认识自己为家庭的付出，发现自己的优点，如性情温和、热心、友善。

4. 转换生命价值观　鼓励患者珍惜现在的时间，由于母女关系缓和，患者内心放开，开始和妻子讲话，他担心妻子因为他的离世而悲伤过度不能好好照顾自己，希望妻子明白她好好活着他才能安心，一家人重新建立链接关系。感谢妻子在自己生病时不弃不离、精心照顾、体贴入微，告诉妻子自己很感谢她。

三、注意事项

1. 建立良好沟通模式　首先以诚恳、和蔼、用心的态度取得患者的信任，建立良好的沟通模式、护患关系，便于实施精神照护。

2. 坦诚表露情绪　让临终者顺利转换心境，接受生命或好好地面对死亡。给患者完全的自由，让他充分说出他想说的话。

3. 耐心聆听　当临终者决心开始谈及他最私密的感受时，不要打断、否认他的诉说。生命末期患者正处于生命最脆弱的阶段，需要发挥陪伴者的技巧、敏感、温暖和慈悲，让患者把心思完全透露出来。学习倾听，学习静静地接受一种开放、安详的宁静，让他感到已经被接受。

第三节　倾　听

一、概念

倾听不仅是了解情况的必要途径，也是建立良好的治疗关系和给予患者帮助的手段。倾听并非仅仅是用耳朵听，更重要的是要用心去听，去设身处地地感受患者的体验。倾听不但要听懂患者通过言语、行为所表达出来的内容，而且要听出患者在交谈中所省略的和没有表达出来的内容，甚至患者本人都没有意识到的心理倾向。倾听不单是听，还要注意思考，要及时而迅速地判断患者的谈话是否符合常理，是否符合逻辑。有学者提出，不被倾听是一种伤害，被听见就表示被重视。护士倾听要学会听到内心的需求，倾听讲出的话、没讲出的话、内心无法表达的话3个层次。

二、实施要点

第一层次为讲出的话，即患者说出，护士也能听得懂的话。一般情况下，护士应该具有基础的倾听能力。例如患者说："我一生行善，从未做过对不起别人的事，为什么会受这么多的痛苦？为什么这么年轻就要死？"有经验的护士马上能意识到患者有精神困扰，需要信仰与价值体系以及苦难生病的意义开导。

护士在倾听的过程中能听出患者的需求，并明白信仰是一种坚实、肯定的人生观与价值观，对超越世界的信念，与超越的造物者之间的关系，以及终极意义与死后生命的回答，某一程度是一种积极的促进。生命末期患者常会对痛苦问题质疑，要获得精神平和，需要某些仪式或者价值取向获得精神支持。

第二层次为没讲出的话，即患者没有说出，但是他自己内心知道的事。若护士能够"听出"患者没讲出的话，护士就具备了精神照护能力。

生命末期患者若心怀怨恨，就没有心灵平静可言了，此时患者需要宽恕及和好，将过去的恩怨作一了结，才能使他获得平静。

第三层次为内心无法表达的话，患者没说出且自己也不知道的事。若护士能够"听到"患者此部分内心的话，即达到倾听的最高境界。护理人员实施精神照护，要帮助患者学习接纳自己的不完美。帮助患者自我揭露、接纳自我，可以维护患者的自我价值感。练习接纳自己的用语"我虽然……，但是……"。练习如何饶恕自己的用语"我虽然犯下……，我仍然决定原谅自己"。

一般护士至少能够倾听到第一层次的话。而身为安宁疗护护士，至少需要倾听到第二层次的话。若是能够倾听到第三层次的话，即达到倾听的最高境界，为优秀的安宁疗护护士。

三、注意事项

在倾听过程中，护士应注意以下事项：①明白话语的意义，即对方独特字句的意义。②摒弃"先入为主"的观念，避免无法明白对方话语的意义。③避免焦虑。④避免因防卫而成为过度保护自己的护士。⑤避免成为以工作为导向、有目的的护士。⑥避免成为价值观有偏见的护士。

第四节 同 理

一、概念

同理是一种艺术、态度、能力、沟通技巧，把自己放在既定已发生的事件上，想象自己因为什么心理以致有这种行为，从而触发这个事件。同理心又称换位思考、共情，指站在对方立场设身处地思考的一种方式，即在人际交往过程中，能够体会他人的情绪和想法，理解他人的立场和感受，并站在他人的角度思考和处理问题。同理心主要体现在情绪自控、换位思考、倾听能力以及表达尊重等与情商相关的方面。

二、实施要点

（一）同理三步骤

1. 理性认知　先查阅患者的病历，了解其目前状况。
2. 同情　试问自己："如果我在患者目前的处境，会有何感受？"
3. 同理　完成前两个步骤后，开始准备与患者会谈。

（二）表达同理心的七个阶段

1. 第一阶段　患者与护士准备就绪。（请问您准备好要谈了吗？）
2. 第二阶段　患者表达其经验。（患者诉说。）
3. 第三阶段　护士表示接受与共鸣。（喔！点头、专心地注视对方。）
4. 第四阶段　护士表达对患者经历的觉察。（您的经历是？感受是？）
5. 第五阶段　患者表达护士正确地了解其感受。（是的！就是这样！）
6. 第六阶段　患者感受到护士的同理心，且愿意诉说自己的故事。（您真是了解我，再告诉您。）
7. 第七阶段　护士进一步表达意义与感觉。（回到第三阶段。）

由第七阶段的会谈回至第三阶段，可以进行更进一步的同理，如此循环，达成循环性同理的境界。

三、注意事项

（1）我怎么对待别人，别人就怎么对待我。

（2）想他人理解我，就要首先理解他人。将心比心，才会被人理解。

（3）别人眼中的自己才是真正存在的自己。学会站在他人的角度看待问题，并据此改进自己在他人眼中的形象。

（4）只能修正自己，不能修正他人。想成功地与人相处，让他人尊重自己的想法，唯有先改变自己。

（5）真诚坦白的人，才是值得信任的人。

（6）真情流露的人，才能得到真情回报。

第五节　精神抚慰

一、概念

每个人都有精神，其需求就像生理和心理的需求一样，是人性的一部分。精神健康偏重于个人的灵魂安适。精神健康可以帮助个体实现更有意义的人生，其作用高于心理层面。精神健康是健康的重要组成部分，尤其在遭受疾病痛苦（如癌症）的时候，精神健康的维护显得更加重要。人有别于万物的特质有无限之多，但最基本的还在于人有精神、意识和理性。古希腊的哲人曾经指出，人间最最幸福之事不在肉体感官的享乐，而在灵魂的无痛苦。已有的研究表明，健康的精神即个人对目前及未来的生活感到有目的与意义，是心理健康的重要资产。普遍认为的人的精神需求有：①追寻有意义的人生目标的需求。②被爱及联系的需求。③被谅解和宽容的需求。④希望的需求。⑤寻找超越途径的需求。当精神需求得到满足时，个人也就得到了精神的健康。

二、实施要点

1. 帮助寻找生命的意义 生命意义治疗认为人拥有肉体、精神及心理 3 个层面。潜意识的精神层面是一切意识的本源，一切良心、爱、美感都被引发出来。人拥有自由，即人可以在各种境遇中选择自己的态度，可超越生理、心理及社会情境，甚至自身以外，在残酷的环境中内在精神是自由的。通过意义治疗，了解自己的责任、意义及价值体系，不注重过去，努力向前，注重此时此地，向着有价值的目标迈进。在疾病受苦和即将死亡中发现生命的价值，指引患者走向有意义、有较高的自我价值的目标与定点。

人在临终时，会自然地回顾自己的生活史，过去的种种事情浮上心头，企图从人生经验中发觉生命的意义，也希望最后这一段日子能留下些什么。患者可从中找寻受苦的意义、爱的意义和死亡的意义。如患者处于生命末期，最后的愿望是想见见上学时的两个好友，曾经给予患者大力帮助的人。在家人的多方努力下，实现了患者的愿望，三位姐妹一起回忆美好的岁月，有艰辛、有甜蜜，有挫折、有成长，姐妹们苦过、爱过，久违的笑容呈现在脸上，思绪漂移在久远的时光中，是那么的美好。

对于生命意义的质疑及回答，每个人都有独特的答案，并没有通用的答案。生命的意义可以透过生命意义治疗来使患者体会人活着的价值，包括创造性价值和经验性价值。创造性价值指带领人们去执行开创性的事，使人们体会由无到有的过程，以此过程肯定自己的生命意义；而经验性价值是运用生命回顾的方式，回忆自己一生中对其有意义的事件。

2. 宽恕与和好 生命末期患者若心怀怨恨，就没有心灵平安可言了，此时患者需要宽恕与和好，将过去的恩怨作了结，才能使其获得平安。如李先生是一位十分成功的商人，肝癌晚期。他结了两次婚，与前妻有一个儿子，与现在的妻子有一个女儿。由于对婚姻不忠，导致婚姻破裂。离婚时，5 岁的儿子判给了前妻，20 年没有来往。知道自己来日不多，回忆往事，他觉得最对不起的是他的前妻和儿子，不知道他（她）们生活得怎样，他想当面道歉。随着病情进展，这种心情越来越迫切。其实离婚后，前妻和儿子生活十分艰难，前妻是一个坚强的人，靠一个人的力量把儿子培养成了一名研究生，成绩十分出色，爸爸这个称呼是他们生活中的一个禁忌。前妻了解到李先生的这种情况，感情上有怨恨，也有担心，理智上觉得是时候告诉儿子真相了。经过一番思想斗争，患者前妻向儿子讲述了 20 年前的事情和现在的情况，商议是否接受这个迟来的道歉，母子二人最后还是决定放下过去。前妻带着儿子来到了李先生的床前，一家人抱头痛哭，儿子喊出了"爸爸"，看到自己的儿子这么优秀，李先生了却了心中的牵挂。

3. 饶恕、爱与平和 人若无法饶恕、原谅自己，罪恶感就会束缚着自己，无法走出"死胡同"，会一生带着罪恶感而活着。练习如何饶恕自己的用语是"我虽然犯下……，我仍然决定原谅自己"。例如患者张女士自觉对婆婆有愧，婆媳关系一直不融洽，一度自责。

丈夫告知张女士其实婆婆早就将过去的恩怨化解，等待张女士心平气和的时候来看张女士，患者及家属之间重新获得爱与平和。

4. 喜悦与希望　喜悦即个人内心的一种欣喜、快乐的感受。林笑于 2000 年提到精神是一种似有若无、形而上的心理状态，会使人感觉生活很愉悦、舒服（即他人可以从您身上感受到的轻松、自在、愉快、无负担、无压力的状态）。快乐（happy）是短暂的心理欣慰感受，会消逝；而喜悦（joy）为内心的一种丰富和满足的状态，人活着的动力在于对未来的盼望，希望象征成就事情的愿景。

5. 勇气与应对能力　刘淑娟于 1999 年提出精神是个人透过自我超越的方式体会到人生的意义与价值。自我超越即训练自己成为拓荒者（frontiersman），做一些开创性的、别人从未做过的事情。伯纳·韦伯（Bernard Weber）在 2004 年出版的绘本《勇气》中，总结许多培养人胆量的方式，如试做自己以前不敢做的事（跳水、攀岩、高空弹跳）。

精神抚慰主要是通过不断地调整患者的意识，帮助患者认识自我，改变认知体系，帮助生命末期患者进入一个宁静、舒适的境界中，提升洞察力，对世间的事物关系以及生死加深理解和认知，灵活自如地控制自己的情绪，而陪伴让患者心灵不再孤独和漂泊。

第十二章 中医护理

中医学是以中医药理论与实践经验为主体，研究人类生命活动中健康与疾病转化规律及其预防、诊断、治疗、康复和保健的综合性科学。中医学发源于中国，有着数千年的悠久历史，是中华民族传统文化的重要组成部分，是中华民族在长期的生产、生活和医疗实践中，认识生命、维护健康、防治疾病宝贵经验的积累和总结，是历代传承并发展创新的原创性医学理论体系，为中华民族的繁衍昌盛做出了巨大的贡献。中医学传播到世界各地，对全人类的健康保健和疾病防治产生了重要的影响和促进作用。

基于五行生克的中医辨证施治，体现了以人为本的整体观。传统医学根据患者木火土金水的盛衰乘侮，结合舌脉症状，运用各种抑强扶弱的治法，如补肝养心法、益火生土法、培土生金法、清金滋水法，着手于心肝脾肺肾，调理阴阳，壮火以消阴翳，滋水以制阳光，让全身气血流通，脾胃健运，睡眠改善，疼痛缓解，情绪舒畅，能明显提高安宁疗护患者的生命质量。

安宁疗护是指为生命末期患者提供的全方位照护，包括生理、心理、精神和社会支持，目标是提高患者的生命质量，使患者舒适、平静、有尊严地离世。中医学作为中国独特的医疗体系，其理念与安宁疗护中的舒适护理、疼痛管理、保持生命末期患者尊严、提高患者生命质量不谋而合。

第一节 癌性疼痛

一、概念

现代中医将癌性疼痛归于痛症的范畴，其病因、病机也离不开不通则痛及不荣则痛的基本范畴。中医学认为癌性疼痛的病因为外感六淫、内伤七情、失节饮食、正气本虚四大类[57]。不同的医家对其病机有不同的认识，但多归类于气滞血瘀、痰浊内蕴、湿热蕴结、经络闭塞、正气内虚等。

二、实施要点

1. 内治法

（1）气郁痰瘀

1）临床表现：胸膈痞闷，脘腹胀满，或胀痛不适，或隐痛或刺痛，善太息，神疲乏力，纳呆食少，便溏或呕血、黑便，或咳嗽咳痰，痰质稠黏，痰白或黄白相间；舌苔薄腻，质暗隐紫，脉弦或细涩。

2）治法：行气解郁，化痰祛瘀。代表方：越鞠丸合化积丸。越鞠丸由香附、苍术、川芎、栀子、神曲组成；化积丸由三棱、莪术、阿魏、海浮石、香附、槟榔、苏木、瓦楞子、五灵脂、雄黄组成。前方行气解郁，化痰散结；后方活血化瘀，软坚消积。若以气郁为主，加柴胡、白芍、郁金、枳壳、八月札；痰湿重者，合用六君子汤加石菖蒲、白芥子、苏子、竹茹、全瓜蒌；如疼痛较明显，加郁金、延胡索、五灵脂、石见穿；肿块明显者，加鳖甲、炮山甲、海藻、浙贝母、土鳖虫。

（2）热毒炽盛

1）临床表现：局部肿块灼热疼痛，发热，口咽干燥，心烦寐差，或热势壮盛，久稽不退，咳嗽无痰或少痰，或痰中带血，甚则咯血不止，胸痛或腰酸背痛，小便短赤，大便秘结或便溏泄泻；舌质红，舌苔黄腻或薄黄少津，脉细数或弦细数。

2）治法：清热凉血，解毒散结。代表方：犀角地黄汤合犀黄丸。犀角地黄汤由犀角（用水牛角代）、牡丹皮、生地黄、赤芍组成；犀黄丸由牛黄、麝香、没药、乳香、黄米饭组成。前方清热解毒，凉血散瘀；后方清热解毒，活血止痛。临床可加半枝莲、白花蛇舌草、山慈菇、龙葵等。若口咽干燥、干咳，加南北沙参、天花粉、玄参、芦根、知母；若咯血、呕血或尿血，加小蓟、蒲黄、三七粉、白及、白茅根、仙鹤草、茜草根；若腑气不通，加生大黄、桃仁、瓜蒌、芒硝。

（3）湿热郁毒

1）临床表现：时有发热，恶心，胸闷，口干口苦，心烦易怒，胁痛或腹部阵痛，身黄，目黄，尿黄，便中带血或黏液脓血便，里急后重，或大便干稀不调，肛门灼热；舌质红，苔黄腻，脉弦滑或滑数。

2）治法：清热利湿，解毒散结。代表方：龙胆泻肝汤合五味消毒饮。龙胆泻肝汤由龙胆草、黄芩、栀子、泽泻、木通、车前子、当归、地黄、柴胡、生甘草组成；五味消毒饮由金银花、野菊花、蒲公英、紫花地丁、紫背天葵组成。前方泻肝胆实火，清下焦湿热；后方清热解毒，消散疔毒。如腹痛较著，加香附、郁金、延胡索；如大便脓血黏液、泻下臭秽，加白头翁、败酱草、苦参、马齿苋；如身目发黄、口干口苦、尿黄、便秘，合用茵陈蒿汤加金钱草、田基黄、白花蛇舌草。

（4）瘀毒内阻

1）临床表现：面色晦暗，或肌肤甲错，胸痛或腰腹疼痛，痛有定处，如锥如刺，痰中带血或尿血，血色暗红，口唇紫暗；舌质暗或有瘀点、瘀斑，苔薄或薄白，脉涩或细弦或细涩。

2）治法：活血化瘀，理气散结。代表方：血府逐瘀汤。本方由当归、生地黄、桃仁、红花、枳壳、赤芍、柴胡、甘草、桔梗、川芎、牛膝组成。若伴发热，加牡丹皮、丹参、白薇；若胸痛明显，加延胡索、郁金；若口干舌燥，加沙参、天花粉、玄参、知母；若纳少、乏力、气短，加黄芪、党参、白术。

2. 外治法

（1）外敷法：又分为痛处中药外敷法和穴位敷贴法。郝淑兰等[58]将癌症镇痛膏（由生南星、干蟾皮、姜黄、乳香、白芷等制成）外敷于患者疼痛部位，治疗中、重度癌性疼痛，止痛效果良好。也有专家用蟾酥、大黄、黄柏、乳香、川乌等研细末，用白醋调成糊状进行痛处外敷。穴位敷贴法是依据癌症类型选取不同的穴位，进行中药穴位敷贴。临床试验显示，中药穴位敷贴能使药物通过皮肤直接到达病灶，具有显著的镇痛效果，同时还能有效地减少硫酸吗啡缓释片的用量，减轻患者的痛苦。

（2）针灸法：针刺治疗癌性疼痛的研究已有很多，普通针刺、电针、耳针、腕踝针等针刺方法在治疗癌性疼痛方面都有较好的效果。蒯乐等[59]报道体针穴位的选择以足三里、合谷、内关和阿是穴较多，有的再根据原发病变和疼痛部位配合相应的配穴和背俞穴。

（3）耳穴法：通过按压耳部穴位，刺激全身精气、调节经络气血，达到止痛作用。顾亮亮等[60]采取耳穴压籽法，神门、皮质下、交感和以癌症所侵犯的主要脏器相应穴。姜义明等[61]通过临床观察发现耳穴压豆疗法，主穴为皮质下、神门、交感、三焦和肝，可以有效地缓解患者的疼痛及焦虑、抑郁等情况，提高患者的依从性。

（4）其他疗法：有临床试验证明，中药离子导入法、中药熏蒸法、穴位按摩法、穴位埋线法可缓解癌性疼痛。

第二节　癌性厌食

一、概念

中医理论认为癌性厌食多属于"厌食、纳呆"等病证范畴，多表现为食欲缺乏、脾胃运化功能低下。中医认为其发生机制主要为肿瘤本身或放疗、化疗等抗肿瘤药物损伤脾胃，导致脾气亏损，脾失健运。肿瘤患者厌食的病机为脾胃虚弱，经脉气机阻滞，以健脾和胃、调理气机为治疗方法。

二、实施要点

1. 内治法

（1）脾气虚

1）临床表现：饮食减少，食后胃脘不舒，倦怠乏力，大便溏薄，面色萎黄，舌淡，苔薄，脉弱。

2）治法：健脾益气。代表方：加味四君子汤。本方由人参、黄芪、白术、炙甘草、茯苓、扁豆组成。若胃脘满闷、恶心呕吐、嗳气，加半夏、陈皮；若食少纳呆、脘腹饱胀、食积不化，加神曲、麦芽、山楂、鸡内金；若腹痛即泻、手足欠温，加肉桂、炮姜；若胃下垂、脱肛、腹部坠胀，可改用补中益气汤；若伴各种出血，可用归脾汤。

（2）脾胃阴虚

1）临床表现：口渴，唇舌干燥，不思饮食，甚则干呕，呃逆，大便燥结，面色潮红，舌红少苔，脉细数。

2）治法：养阴和胃。代表方：益胃汤。本方由生地黄、麦冬、沙参、玉竹、冰糖组成。若口干唇燥津亏甚，加石斛、天花粉；若不思饮食甚者，加麦芽、扁豆、山药；若呃逆，加刀豆、柿蒂；若大便干结甚者，原方之冰糖改为蜂蜜。

（3）脾阳虚

1）临床表现：面色萎黄，食少，形寒，神倦乏力，少气懒言，大便溏薄，肠鸣腹痛，每因受寒或饮食不慎而加剧，舌淡，苔白，脉弱。

2）治法：温中健脾。代表方：附子理中汤。本方由人参、白术、炙甘草、炮附子、干姜组成。若寒凝气滞，腹中冷痛较甚，加高良姜、香附或丁香、吴茱萸；若食后腹胀及呕逆，加砂仁、半夏、陈皮；若阳虚腹泻较甚，加肉豆蔻、补骨脂。

（4）气血双亏

1）临床表现：形体消瘦，面色无华，唇甲色淡，气短乏力，动辄尤甚，伴头昏心悸，目眩眼花，动则多汗，口干舌燥，纳呆食少，舌质红或淡，脉细或细弱。

2）治法：益气养血，扶正抗癌。代表方：十全大补丸。本方由人参、白术、茯苓、甘草、当归、熟地黄、白芍、川芎、黄芪、肉桂、生姜、大枣组成。若血虚明显，加阿胶、鸡血藤；若纳呆食少，加砂仁、薏苡仁、山楂、神曲、炒谷麦芽；若下利清谷、腰酸膝冷，加补骨脂、肉豆蔻、吴茱萸、五味子。

2. 外治法

（1）针灸法：取穴双侧足三里、双侧阴陵泉、中脘、双侧上巨虚、双侧天枢、双侧下巨虚、双侧曲池、双侧内关。

（2）穴位埋线法：取穴足三里、不容、中脘、胃俞。

（3）其他：推拿法、耳穴压豆法等疗法。

第三节　癌因性疲乏

一、概念

中医认为疲乏属于"虚劳、虚损"的范畴，以脏腑亏损，气血阴阳虚衰，久虚不复成劳为主要病机。罹患大病重病，邪气偏盛，耗伤脏气，气血阴阳亏损。久病迁延不愈，精气耗伤。

二、实施要点

1. 内治法

（1）心气虚

1）临床表现：心悸，气短，劳则尤甚，神疲体倦，自汗，舌质淡，脉弱。

2）治法：益气养心。代表方：七福饮。本方由人参、白术、炙甘草、熟地黄、当归、酸枣仁、远志组成。若气虚卫表不固，自汗较多，加黄芪、五味子；若食少便溏，加砂仁、山药；若舌暗或有瘀斑瘀点、舌下脉络瘀紫，加丹参、川芎、三七。

（2）肾气虚

1）临床表现：神疲乏力，腰膝酸软，小便频数而清，白带清稀，舌质淡，脉弱。

2）治法：益气补肾。代表方：大补元煎。本方由人参、山药、炙甘草、杜仲、山萸肉、熟地黄、枸杞子、当归组成。若神疲乏力甚者，加黄芪；若尿频较甚及小便失禁，加菟丝子、五味子、益智仁；若脾失健运而兼见大便溏薄，去熟地黄、当归，加肉豆蔻、补骨脂。

（3）心阳虚

1）临床表现：心悸，自汗，神倦嗜卧，心胸憋闷疼痛，形寒肢冷，面色苍白，舌淡或紫暗，脉细弱或沉迟。

2）治法：益气温阳。代表方：保元汤。本方由人参、黄芪、肉桂、甘草、生姜组成。若心脉瘀阻而心胸疼痛，酌加郁金、川芎、丹参、三七；若阳虚较甚，形寒肢冷，加附子、巴戟天、仙茅、仙灵脾、鹿茸。

（4）气阴两虚

1）临床表现：神疲乏力，口咽干燥，盗汗，头晕耳鸣，视物昏花，五心烦热，腰膝酸软，纳差，大便秘结或溏烂；舌质淡红少苔，脉细或细数。

2）治法：益气养阴，扶正抗癌。代表方：生脉地黄汤。本方由人参、麦冬、五味子、地黄、山萸肉、山药、茯苓、牡丹皮、泽泻组成。若阴虚明显，加北沙参、天冬、石斛、炙鳖甲；若气虚明显，加生黄芪、太子参、白术、仙鹤草；若口渴明显，加芦根、天花粉、知母；若咳痰不利、痰少而黏，加贝母、百部、杏仁；若五心烦热、潮热盗汗，加知母、黄柏、地骨皮、煅龙骨、煅牡蛎；若下利清谷、腰酸膝冷，用四神丸。

2. 单方验方

（1）刺五加：健脾益气，补肾安神，适用于肺脾气虚、心脾两虚及脾肾阳虚等证。5~10 g，水煎服。

（2）黄精：滋阴润肺，补脾益气，适用于肺、脾、肾亏虚及气血两虚之证。9~15 g，水煎服。

3. 外治法

（1）针灸法：取穴大椎、关元、气海、足三里、三阴交等，用补法针刺或艾灸（阴虚慎灸），能起到扶助正气，促进气血阴阳恢复的作用。每次2~3穴，交替进行。同时，还可根据五脏虚证的不同，加选五脏的背俞穴（如肺俞、心俞、肝俞、脾俞、肾俞）治疗。

（2）艾灸法：常取穴足三里、气海等进行治疗。

（3）其他：常用穴位按压、电针、经皮穴位电刺激等疗法，对癌因性疲乏有效，可缓解症状。

第四节 恶心、呕吐

一、概念

胃居中焦，为仓廪之官，主受纳和腐熟水谷，其气下行，以和降为顺。外邪犯胃、饮食不节、情志失调、素体脾胃虚弱等病因，扰动胃腑或胃虚失和，气逆于上则出现呕吐。病后损伤脾胃，中阳不振，纳运失常，胃气不降则吐；胃阴不足，胃失润降，不能承受水谷，也可发生呕吐。

二、实施要点

1. 内治法

（1）肝气犯胃

1）临床表现：呕吐吞酸，或干呕泛恶，脘胁胀痛，烦闷不舒，嗳气频频，每因情志不遂而发作或加重；舌边红，苔薄腻或微黄，脉弦。

2）治法：疏肝和胃，降逆止呕。代表方：四七汤。本方由半夏、厚朴、茯苓、苏叶、生姜、大枣组成。若胸胁胀满，疼痛较甚，加川楝子、郁金、香附、柴胡；若呕吐酸水，心烦口渴，加山栀子、黄连等；若兼见胸胁刺痛，或呕吐不止，诸药无效，舌有瘀斑，可酌加桃仁、红花。

（2）脾胃虚寒

1）临床表现：饮食稍多即欲呕吐，时发时止，食入难化，胸脘痞闷，不思饮食，面色白，倦怠乏力，四肢不温，口干不欲饮或喜热饮，大便稀溏，舌质淡，苔薄白，脉濡弱或沉。

2）治法：温中健脾，和胃降逆。代表方：理中丸。本方由人参、白术、干姜、甘草组成。若呕吐较甚，加砂仁、半夏；若呕吐清水不止，可加吴茱萸、生姜；若久呕不止，呕吐之物完谷不化，汗出肢冷，腰膝酸软，舌质淡胖，可加制附子、肉桂等。

（3）胃阴亏虚

1）临床表现：呕吐反复发作，或时作干呕，恶心，胃中嘈杂，似饥而不欲食，口燥咽干；舌红少津，苔少，脉细数。

2）治法：滋养胃阴，和胃降逆。代表方：麦门冬汤。本方由人参、麦冬、半夏、粳米、大枣、甘草组成。若呕吐较剧，可加竹茹、枇杷叶；若口干、舌红，热甚，可加黄连；若大便干结，加瓜蒌仁、郁李仁、火麻仁；若伴倦怠乏力，纳差舌淡，加太子参、山药、薏苡仁。

2. 单方验方

（1）生姜嚼服，适用于干呕吐逆不止。

（2）干呕不息，蔗汁温服半升，每日3次，入姜汁更佳。

（3）胃冷呕逆，气厥不通，母丁香3个，陈橘皮1块，去白，水煎热服。

（4）百合45 g，鸡子黄1枚，用水洗百合浸一夜，待白沫出，去其水，再用清水煎，加鸡子黄，搅匀再煎，温服，适用于神经性呕吐。

（5）豆蔻15 g，生姜汁1匙，将豆蔻研末，用生姜汁为丸，每服1~3 g，开水送服，适用于胃寒呕吐。

3. 外治法

（1）针灸法：主穴选内关、中脘。配穴选足三里、公孙、丰隆、阳陵泉、肝俞、脾俞、隐白。针法：先针主穴，中等强度刺激手法，宜留针。如食滞呕吐，加针公孙、足三里；

若痰多，加丰隆；若肝逆犯胃，刺肝俞、脾俞、阳陵泉。灸法：脾胃虚寒宜灸隐白、脾俞。

（2）耳穴压豆法：取穴神门、肝穴、脾穴及胃穴。

（3）穴位按摩法：取穴内关、合谷。

第五节　肿瘤相关性失眠

一、概念

失眠在中医学中称不寐，指每因饮食不节，情志失常，劳倦、思虑过度及病后、年迈体虚等因素，导致心神不安，神不守舍。不寐的病理变化总属阳盛阴衰，阴阳失交。一为阴虚不能纳阳，一为阳盛不得入于阴。不寐的病理性质有虚实之分，但久病可表现为虚实兼夹，或为瘀血所致。

二、实施要点

1. 内治法

（1）心胆气虚

1）临床表现：虚烦不寐，胆怯心悸，触事易惊，终日惕惕，伴气短自汗，倦怠乏力，舌淡，脉弦细。

2）治法：益气镇惊，安神定志。代表方：安神定志丸合用酸枣仁汤。安神定志丸由人参、石菖蒲、龙齿、茯苓、茯神、远志组成；酸枣仁汤由酸枣仁、知母、川芎、茯苓、甘草组成。前方益气、镇惊、安神；后方养血、清热、除烦。若心肝血虚，惊悸汗出，重用人参，加白芍、当归、黄芪；若木不疏土，胸闷，善太息，纳呆腹胀，加柴胡、陈皮、山药、白术；若心悸甚惊惕不安者，加生龙骨、生牡蛎、朱砂。

（2）心脾两虚

1）临床表现：不易入睡，多梦易醒，心悸健忘，神疲食少，伴头晕目眩，面色少华，四肢倦怠，腹胀便溏，舌淡苔薄，脉细无力。

2）治法：补益心脾，养血安神。代表方：归脾汤。本方由人参、黄芪、白术、茯苓、酸枣仁、龙眼肉、木香、炙甘草、当归、远志、生姜、大枣组成。若心血不足较甚，加熟地黄、白芍、阿胶；若不寐较重，加柏子仁、五味子、夜交藤、合欢皮；若夜梦纷纭，时醒时寐，加肉桂、黄连；如兼脘闷纳差，苔滑腻，加二陈汤；若兼腹泻，减当归，加苍术、白术之类。

（3）肝火扰心

1）临床表现：不寐多梦，甚则彻夜不眠，急躁易怒，伴头晕头胀，目赤耳鸣，口干而苦，不思饮食，便秘溲赤，舌红苔黄，脉弦而数。

2）治法：疏肝泻热，镇心安神。代表方：龙胆泻肝汤。本方由龙胆草、黄芩、泽泻、木通、车前子、当归、柴胡、生地黄、栀子、生甘草组成。若胸闷胁胀，善叹息，加香附、郁金、佛手；若肝胆实火，肝火上炎之重症出现头痛欲裂、大便秘结，可服当归龙荟丸。

（4）痰热扰心

1）临床表现：心烦不寐，胸闷脘痞，泛恶嗳气，伴头重，目眩，舌偏红，苔黄腻，脉滑数。

2）治法：清化痰热，和中安神。代表方：清火涤痰汤。方中用胆南星、贝母、竹沥、姜汁化痰泄浊；柏子仁、茯神、麦门冬、丹参养心安神；僵蚕、菊花息风定惊；杏仁、橘红豁痰利气。得效后可改为丸剂，服用一段时间以巩固疗效。一般轻症可用温胆汤。

2. 单方验方

（1）炒酸枣仁 10 ~ 15 g，捣碎，水煎后，晚上临睡前顿服。

（2）炒酸枣仁 10 g，麦门冬 6 g，远志 3 g，水煎后晚上临睡前服。

（3）酸枣树根连皮 30 g，丹参 12 g，水煎一两个小时，分 2 次在午休及晚上临睡前各服 1 次，每日 1 剂。

3. 食疗　酸枣仁粥：炒酸枣仁 20 g，牡蛎 30 g，龙骨 30 g，粳米 100 g。先以 3 碗水煎煮酸枣仁、牡蛎、龙骨，过滤取汁备用，粳米加水煮粥，待半熟时加入药汁再煮至粥稠，代早餐食。酸枣仁粥适用于心脾两虚之不寐。

4. 外治法

（1）针灸法：主穴选四神聪、神门、三阴交；心脾两虚配穴心俞、脾俞，心肾不交配穴心俞、肾俞、太溪，心胆气虚配穴心俞、胆俞，肝阳上亢配穴太冲，脾胃不和配穴足三里。留针 30 分钟，每日 1 次，10 次为一个疗程。

（2）耳穴压豆法[61]：主穴选神门、心、皮质下、垂前；心脾两虚配穴脾、小肠，心肾不交配穴肾，心胆气虚配穴胆，肝阳上亢配穴肝、三焦，脾胃不和配穴胃、肝，痰热内扰配穴耳背、心、脾。操作方法：将王不留行贴附于 0.6 cm × 0.6 cm 大小的胶布中央，用镊子夹住贴敷在选用的耳穴上，嘱患者每日自行按压 3 ~ 5 次，每次 3 ~ 5 分钟，使之产生酸麻胀痛感，每 3 ~ 5 日更换 1 次，双耳交替施治，5 次为一个疗程。

第六节　便　　秘

一、概念

便秘主要是由外感寒热之邪，内伤饮食情志，病后体虚，阴阳气血不足等，热结、气滞、寒凝、气血阴阳亏虚，致使邪滞胃肠、壅塞不通；肠失温润，推动无力，糟粕内停，大便排出困难，发为便秘。便秘的病性可概括为虚、实两个方面，久病阳损及阴，则阴阳俱虚。

二、实施要点

1. 内治法

（1）阴虚秘

1）临床表现：大便干结，形体消瘦，头晕耳鸣，两颧红赤，心烦少寐，潮热盗汗，腰膝酸软，舌红少苔，脉细数。

2）治法：滋阴增液，润肠通便。代表方：增液汤。本方由玄参、生地、麦冬组成。若口干面红，心烦盗汗，可加芍药、玉竹；若便秘干结如羊矢状[62]，加火麻仁、柏子仁、瓜蒌仁；若胃阴不足，口干口渴，可用益胃汤；若肾阴不足，腰膝酸软，可用六味地黄丸；若阴亏燥结，热盛伤津，可用增液承气汤。

（2）阳虚秘

1）临床表现：大便干或不干，排出困难，小便清长，面色白，四肢不温，腹中冷痛，腰膝酸冷，舌淡苔白，脉沉迟。

2）治法：补肾温阳，润肠通便。代表方：济川煎。本方由肉苁蓉、当归、牛膝、枳壳、泽泻、升麻组成。若寒凝气滞、腹痛较甚，加肉桂、木香；若胃气不和，恶心呕吐，加半夏、砂仁。

2. 单方验方

（1）蜂蜜 30 g，凉开水冲服。

（2）生何首乌 30 ~ 60 g，水煎服。

（3）鸡血藤 60 g，水煎服。

（4）草决明子炒研粉，每次 5 ~ 10 g 开水冲服。

（5）效蓉丸：肉苁蓉 2 份，沉香 1 份为末，麻子仁汁打糊为丸如梧子大，每服 70 丸，空心米饮送下。

（6）苏麻粥：麻子仁、苏子，二味研烂，水滤取汁，煮粥食之。

3. 外治法

（1）针灸法：针刺大肠俞、天枢、支沟等穴，实秘用泻法；虚秘用补法；冷秘可加艾灸；热秘可加针刺合谷、曲池；气秘加针刺中脘、行间；气血虚弱加针刺脾俞、胃俞；冷秘可加灸神阙、气海。

（2）腹部按摩：取穴归来、天枢、长强、中脘、水道、合谷等。

（3）穴位贴敷：采用麦冬、玄参、大黄、生地黄、芒硝，用少许蜂蜜调成膏剂糊状，取穴神阙，用无菌纱布外敷。

（4）火熨法：用大黄 30 g，巴豆 15 g 为末，葱白 10 枚，酒曲和咸饼，加麝香 0.9 g，贴脐上，布护火熨，觉肠中响甚去之。

第七节　肿瘤中医的一般护理

一、健康教育

对患者及家属进行适当的健康教育，可帮助患者掌握和了解疾病的发病过程、可能预后及转归。详细介绍各种饮食忌宜，纠正不正确的饮食、护理观念。协助医师对患者的个性化治疗措施进行宣教，实施用药指导、不良反应护理等措施。

二、生活起居

（1）病室宜整洁、舒适、安静、空气流通。

（2）生活要有规律，保证充足的睡眠。

（3）生活起居应顺应四时季节的变化、阴阳变化的规律。春季是万物生发的季节，起居宜晚睡早起，初春乍暖还寒时注意衣着保暖，防止感冒。夏季是万物繁茂的季节，起居宜晚卧早起，中午暑热最盛之时宜适当午睡，以避炎热。秋季是万物成熟的季节，起居宜早睡早起，衣着要根据季节的变化添减。冬季是万物收藏的季节，起居宜早卧晚起，衣着尤其应注意保暖。

（4）恶病质或水肿者，做好基础护理。保持局部皮肤清洁、干燥，每2小时更换体位，避免皮肤长时间受压，预防压疮的发生。

三、舒适护理

舒适的环境有利于患者配合治疗，对疾病的治疗和预后有明显的益处。因此，在实际治疗过程中，要为患者提供安静、舒适的环境，保持通风和适宜的温度（18～25℃）、湿度（50%～60%），促使患者保持愉悦的心情。

四、情志调护

《黄帝内经》有"怒伤肝""喜伤心""忧伤肺""思伤脾""恐伤肾"的记载，阐述了每一种情志的变化可直接影响或导致脏腑功能失调而导致病情加重。

（1）针对患者忧思恼怒、恐惧紧张等不良情志，指导患者采用移情相制疗法，转移其注意力，缓解负性情绪。

（2）针对患者焦虑或抑郁的情绪变化，可采用暗示疗法。

（3）多与患者沟通，了解其心理状态，指导患者家属多陪伴患者，给予患者安慰、精神支持，帮助患者建立积极乐观的人生态度，以提高机体的抗癌能力。

（4）鼓励病友间多交流疾病防治经验，视病情而定，鼓励患者参与丰富多彩的文化娱乐活动。

五、饮食调护

（1）宜进食细软、易消化的食物，可多吃新鲜蔬菜、水果，并可增加优质蛋白质的摄入量，忌暴饮暴食。

（2）忌口宜根据病情、病性、用药阶段、不同个体特点决定，不提倡过度忌口。一般需要限制辛辣刺激、油炸、烟熏烧烤、油腻生冷的食物。

（3）可根据体质适当食用有抗癌功效的食物，如蔬果类（芦笋、胡萝卜、西兰花、卷心菜、西红柿、薯类、猕猴桃等）、食用菌、坚果、海藻类、薏苡仁、大豆及其制品。

（4）建议患者观看美食节目，通过有幸福感的食谱以及色香味俱全的美食，刺激味蕾，增强食欲，提升生命质量。

六、运动疗法

（1）生命在于运动，运动是强身健体的良方，能起到活血通络、防病治病、调和气血、平衡阴阳的作用。运动能提高癌症患者的生命质量，增强体能，调节情绪，延长生存期。

（2）根据体质、病情和耐受情况进行体育锻炼，如下棋、打牌、散步、练气功、打太极拳、做保健操。

（3）因人、因时、因地、因证制宜，灵活选用不同的运动康复方法。每天运动 1～2 次，每次 30 分钟，以不感到疲劳为宜，循序渐进。

（4）长期卧床的患者适合进行床上的关节主动、被动运动和腹式呼吸等呼吸运动，预防并发症的发生。

（5）应用抗肿瘤药物期间适当减少运动的时间和强度，保证充足的睡眠。

（6）康复期患者可根据具体情况参加传统的体育运动，如八段锦、太极拳、五禽戏。

结合西医不同疗法，分类、分期辨证论治。中医药结合西医手术、化疗、放疗治疗癌症，有提高疗效或减毒增效的作用。癌症患者手术后常出现发热、盗汗或自汗、纳差、神疲乏力等症状。中药可补气生血，使免疫功能尽快恢复，同时又有直接抗癌作用，常以健脾益气、滋阴养血为法。癌症放化疗的患者常出现消化障碍、骨髓抑制、机体衰弱及炎症反应等毒性反应及副作用，以阴虚毒热、气阴两伤、气血不足、脾胃虚弱、肝肾亏虚等为常见，常用治法为清热解毒、益气养阴、生津润燥、补益气血、健脾和胃、滋补肝肾等。

附录 1　疼痛数字分级评分法（NRS）

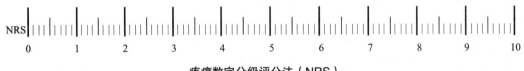

NRS

| | | | | | | | | | | |
|0|1|2|3|4|5|6|7|8|9|10|

疼痛数字分级评分法（NRS）

注：数字 0~10 代表不同程度的疼痛：0 为无痛，1~3 为轻度疼痛（不影响睡眠），4~7 为中度疼痛，7~9 为重度疼痛（不能入睡或睡眠中疼醒），10 为剧痛。患者自评，圈出一个最能代表过去 1 周疼痛程度的数字。

附录 2　面部表情疼痛评估法（FPS-R）

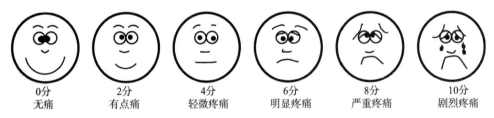

| 0分 | 2分 | 4分 | 6分 | 8分 | 10分 |
| 无痛 | 有点痛 | 轻微疼痛 | 明显疼痛 | 严重疼痛 | 剧烈疼痛 |

注：该方法用 6 种面部表情（从微笑至疼痛哭泣）来表达疼痛程度。

附录 3　简式 McGill 疼痛问卷（SF-MPQ）

I疼痛分级指数（PRI）						年 - 月 - 日	年 - 月 - 日	年 - 月 - 日
	疼痛性质	疼痛程度						
B	情感	无	轻	中	重			
1	软弱无力	0	1	2	3			
2	厌烦	0	1	2	3			
3	害怕	0	1	2	3			
4	罪、惩罚感	0	1	2	3			
情感项总分								
II视觉模拟评分法（VAS）								
无痛（0）（10 分）极痛								
III现时疼痛程度（PPI）								
0 无痛 1 轻度不适 2 不适 3 难受 4 可怕的 5 极痛苦								
检查者								

注：评分的项目通常包含四个部分：

（1）视觉模拟评分（visual analogue scale，VAS）。

（2）选出词的数目值（number of words chosen，NWC）。

（3）现时疼痛强度（present pain intensity，PPI）是一种评测患者全身疼痛强度的工具，一般使用 0~5 分表示疼痛强度：①无痛（0 分）；②轻微的疼痛（1 分）；③引起不适感的疼痛（2 分）；④具有窘迫感的疼痛（3 分）；⑤严重的疼痛（4 分）；⑥不可忍受的疼痛（5 分）。

（4）疼痛评估指数（pain rating index，PRI）依据患者在表中选出词的位置可以得出一个对应的数字，选出词的数值之和即为疼痛评估指数，通常包含 11 个感觉类和 4 个情感类的词义描述，每个项目均用 0~3 分表示，分别对应"无""轻""中""重"的程度。

附录 4　简明疼痛量表（BPI）

大多数人一生中都有过疼痛经历，如轻微疼痛、扭伤后痛、牙痛。除这些常见的疼痛外，现在你是否还感到有其他类型的疼痛？（1）是（2）否。请你在下图中标出您的疼痛部位，并在疼痛最剧烈部位以"x"表示。

请选择下面的一个数字，以表示过去 24 小时内您疼痛极剧烈的程度。

（不痛）0 1 2 3 4 5 6 7 8 9 10（最剧烈）

请选择下面的一个数字，以表示过去 24 小时内您疼痛最轻微的程度。

（不痛）0 1 2 3 4 5 6 7 8 9 10（最剧烈）

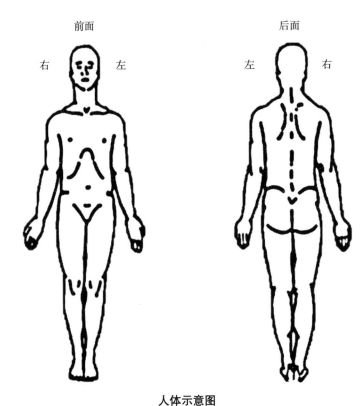

前面　　　　　　　　　　　　后面

右　　　　左　　　　　　　左　　　　右

人体示意图

请选择下面的一个数字，以表示过去 24 小时内您疼痛平均的程度。

（不痛）0 1 2 3 4 5 6 7 8 9 10（最剧烈）

请选择下面的一个数字，以表示过去 24 小时内您目前的疼痛程度。

（不痛）0 1 2 3 4 5 6 7 8 9 10（最剧烈）

您希望接受何种药物或治疗控制您的疼痛？

在过去的 24 小时内，由于药物或治疗的作用，您的疼痛缓解了多少？请选择下面的一个百分数，以表示疼痛缓解程度。

（无缓解）0 10% 20% 30% 40% 50% 60% 70% 80% 90% 100%（完全缓解）

请选择下面的一个数字，以表示过去 24 小时内疼痛对你的影响

对日常生活的影响：（无影响）0 1 2 3 4 5 6 7 8 9 10（完全影响）

对情绪的影响：（无影响）0 1 2 3 4 5 6 7 8 9 10（完全影响）

对行走能力的影响：（无影响）0 1 2 3 4 5 6 7 8 9 10（完全影响）

对日常工作的影响：（无影响）0 1 2 3 4 5 6 7 8 9 10（完全影响）

对与他人关系的影响：（无影响）0 1 2 3 4 5 6 7 8 9 10（完全影响）

对睡眠的影响：（无影响）0 1 2 3 4 5 6 7 8 9 10（完全影响）

对生活兴趣的影响：（无影响）0 1 2 3 4 5 6 7 8 9 10（完全影响）

注：疼痛强度评估 5 个条目采用 0~10 评分。0 为无痛，10 为最痛；疼痛影响评估 7 个条目，包括疼痛对日常生活、情绪、行走能力、日常工作、人际关系、睡眠和生活兴

趣。影响程度亦采用 0~10 评分，影响越大，则峰值越大。

附录5　整体疼痛评估量表（GPS）

0代表无痛，10代表最痛		
A 疼痛	1. 我目前的疼痛	0 1 2 3 4 5 6 7 8 9 10
	2. 过去 1 周，我最轻的疼痛	0 1 2 3 4 5 6 7 8 9 10
	3. 过去 1 周，我最严重的疼痛	0 1 2 3 4 5 6 7 8 9 10
	4. 过去 1 周，我感到的平均疼痛	0 1 2 3 4 5 6 7 8 9 10
	5. 过去 3 个月我感到的疼痛	0 1 2 3 4 5 6 7 8 9 10
0代表非常不同意，10代表非常同意		
B 情绪感受	6. 过去 1 周，我因疼痛感到害怕	0 1 2 3 4 5 6 7 8 9 10
	7. 过去 1 周，我因疼痛感到沮丧	0 1 2 3 4 5 6 7 8 9 10
	8. 过去 1 周，我因疼痛精疲力竭	0 1 2 3 4 5 6 7 8 9 10
	9. 过去 1 周，我因疼痛而焦虑	0 1 2 3 4 5 6 7 8 9 10
	10. 过去 1 周，我因疼痛而紧张	0 1 2 3 4 5 6 7 8 9 10
	11. 过去 1 周，疼痛影响我睡眠	0 1 2 3 4 5 6 7 8 9 10
C 临床表现	12. 使我感觉不舒服	0 1 2 3 4 5 6 7 8 9 10
	13. 使我不能独立完成某些事	0 1 2 3 4 5 6 7 8 9 10
	14. 使我无法工作	0 1 2 3 4 5 6 7 8 9 10
	15. 我需要服用更多的药物	0 1 2 3 4 5 6 7 8 9 10
D 日常行为	16. 不能去商场购物	0 1 2 3 4 5 6 7 8 9 10
	17. 无法做家务活动	0 1 2 3 4 5 6 7 8 9 10
	18. 无法和家人、朋友愉快相处	0 1 2 3 4 5 6 7 8 9 10
	19. 无法锻炼包括散步	0 1 2 3 4 5 6 7 8 9 10
	20. 无法参加最喜欢的业余爱好	0 1 2 3 4 5 6 7 8 9 10

注：评分标准：整体疼痛评估量表每一个条目均为 0 ~ 10 分评分，各条目分数相加后除以 2 即为总分，得分越高，提示疼痛及疼痛影响越严重。

附录6　Borg 评分法

姓名	性别	年龄	病案号
入院日期		记录日期	
试验前	心率（次 / 分）	血压（mmHg）	呼吸频率（次 / 分）
试验后	心率（次 / 分）	血压（mmHg）	呼吸频率（次 / 分）
试验前	血氧饱和度（%）	试验后	血氧饱和度（%）
6分钟步行距离（米）		是否完成试验　　是　　否	
试验后 Borg 呼吸困难评分			
试验后症状			
Borg 呼吸困难评分标准：			
0分：完全没有，"没事"代表你没有感觉到任何费力，没有肌肉劳累，没有气喘吁吁或呼吸困难			
0.5 分：刚刚感觉到（非常微弱，刚刚有感觉）			
1分：非常轻微（"很微弱"代表很轻微的费力。按照您自己的步伐，你愿意走更近的路程）			
2分：轻微（"微弱"）			
3分：中等（代表有些但不是非常的困难。感觉继续进行是尚可的、不困难的）			
4分：稍微严重			
5分：严重（"强烈 - 严重"非常困难、劳累，但是继续进行不是非常困难。该程度大约是"最大值"的一半）			
6分：5 ~ 7分之间			
7分：非常严重（"非常强烈"，您能够继续进行，但是你不得不强迫自己而且你非常劳累）			
8分：7 ~ 9分之间			
9分：非常非常严重（几乎达到最大值）			
10分：最大值（"极其强烈 - 最大值"是极其强烈的水平，对大多数人来讲这是他们以前生活中所经历的最强烈的程度）			

注意事项：

　　可能在步行过程中气喘或精疲力竭。你可以减缓步行速度或停止步行，并得到必需的休息。你可以在休息时靠墙站立，但是你必须尽可能地在可以步行的时候继续步行。这个试验中最重要的事情是你应该尽量在 6 分钟之内走尽可能长的距离，但不可以奔跑或慢跑。我会告诉你时间，并在 6 分钟时让你知道。当我喊'停'的时候，请站在你当时的位置不动。

Borg 指数

0 分一点也不觉得呼吸困难或疲劳

0.5 分非常非常轻微的呼吸困难或疲劳，几乎难以察觉

1 分非常轻微的呼吸困难或疲劳

2 分轻度的呼吸困难或疲劳

3 分中度的呼吸困难或疲劳

4 分略严重的呼吸困难或疲劳

5 分严重的呼吸困难或疲劳

6~8 分非常严重的呼吸困难或疲劳

9 分非常非常严重的呼吸困难或疲劳

10 分极度的呼吸困难或疲劳，达到极限

附录 7　生命质量核心问卷 QLQ-C30

我们想了解有关您和您的健康的一些情况，请您亲自回答下面的问题，这里的答案并无"对"与"不对"之分，只在最能反映您情况的地方打"√"。您所提供的资料我们将会严格保密。

在过去的 1 周内	没有	有点	相当	非常
1. 您从事一些费力的活动有困难吗，比如说提很重的购物袋或手提箱？	1	2	3	4
2. 长距离行走对您来说有困难吗？	1	2	3	4
3. 户外短距离行走对您来说有困难吗？	1	2	3	4
4. 您白天需要呆在床上或椅子上吗？	1	2	3	4
5. 您在吃饭、穿衣、洗澡或上厕所时需要他人帮忙吗？	1	2	3	4
6. 您在工作和日常活动中是否受到限制？	1	2	3	4
7. 您在从事您的爱好或休闲活动时是否受到限制？	1	2	3	4
8. 您有气促吗？	1	2	3	4
9. 您有疼痛吗？	1	2	3	4
10. 您需要休息吗？	1	2	3	4
11. 您睡眠有困难吗？	1	2	3	4

续表

在过去的 1 周内	没有	有点	相当	非常
12. 您觉得虚弱吗？	1	2	3	4
13. 您食欲缺乏（没有胃口）吗？	1	2	3	4
14. 您觉得恶心吗？	1	2	3	4
15. 您有呕吐吗？	1	2	3	4
16. 您有便秘吗？	1	2	3	4
17. 您有腹泻吗？	1	2	3	4
18. 您觉得累吗？	1	2	3	4
19. 疼痛影响您的日常活动吗？	1	2	3	4
20. 您集中精力做事有困难吗，如读报纸或看电视？	1	2	3	4
21. 您觉得紧张吗？	1	2	3	4
22. 您觉得忧虑吗？	1	2	3	4
23. 您觉得脾气急躁吗？	1	2	3	4
24. 您觉得压抑（情绪低落）吗？	1	2	3	4
25. 您感到记忆困难吗？	1	2	3	4
26. 您的身体状况或治疗影响您的家庭生活吗？	1	2	3	4
27. 您的身体状况或治疗影响您的社交活动吗？	1	2	3	4
28. 您的身体状况或治疗使您陷入经济困难吗？	1	2	3	4

对下列问题，请在 1～7 之间选出一个最适合您的数字并画圈。

29. 您如何评价在过去 1 周内您总的健康状况？

1	2	3	4	5	6	7
非常差						非常好

30. 您如何评价在过去 1 周内您总的生命质量？

1	2	3	4	5	6	7
非常差						非常好

附录 8　焦虑自评量表（SAS）

填写说明：①请根据您 1 周来的实际感觉，在适当的选项上画上"√"，不要漏评任何一个项目，也不在相同的一个项目上重复地评定；②量表中有部分反向（即从焦虑反向状态）评分的题，请注意保障在分、算分评分时的理解；③本表可用于反映测试者焦虑的主观感受，对心理咨询门诊及精神科门诊或精神病住院患者均可使用，但由于焦虑是神经症的共同症状，故 SAS 在各类神经症鉴别中作用不大；④关于焦虑症状的临床分级，除参考量表分值外，主要还应根据临床症状，特别是要害症状（要害症状包括与处境相称的痛苦情绪体验、精神运动性不安、自主神经功能障碍）的程度来划分，量表总分值仅能作为一项参考指标而非绝对标准。

序号	题目	没有或很少时间有	有时有	大部分时间有	绝大部分或全部时间有	评分
		1	2	3	4	
1	我觉得比平常容易紧张和着急（焦虑）					
2	我无缘无故地感到害怕（害怕）					
3	我容易心理烦乱或觉得惊恐（惊恐）					
4	我觉得我可能将要发疯（发疯感）					
5	我觉得一切都很好，也不会发生什么不幸（不幸预感）					
6	我手脚发抖打颤（手足颤抖）					
7	我因为头痛、颈痛和背痛而苦恼（躯体疼痛）					
8	我感觉容易衰弱和疲乏（乏力）					
9	我觉得心平气和，并且容易安静坐着（静坐不能）					
10	我觉得心跳很快（心慌）					
11	我因为一阵阵头晕而苦恼（头昏）					
12	我有晕倒发作或觉得要晕倒似的（晕厥感）					

续表

序号	题目	没有或很少时间有	有时有	大部分时间有	绝大部分或全部时间有	评分
13	我呼气、吸气都感到很容易（呼吸困难）					
14	我手脚麻木和刺痛（手足刺痛）					
15	我因为胃痛和消化不良而苦恼（胃痛或消化不良）					
16	我常常要小便（尿意频数）					
17	我的手常常是干燥温暖的（多汗）					
18	我脸红发热（面部潮红）					
19	我容易入睡并且一夜睡得很好（睡眠障碍）					
20	我做噩梦					

附录9 癌症患者生命质量测定量表（FACT-G）

填报说明：以下是一些与您的疾病有关的重要问题。请在每一个问题之后选择相对应的答案并在下面的数字上打"√"，以表明在过去的7天中最适合您的情况。

生理状况	一点也不	有一点	有些	相当	非常
1. 我精力不济	0	1	2	3	4
2. 我感到恶心	0	1	2	3	4
3. 因为我身体不好，我满足不了家庭的需要	0	1	2	3	4
4. 我感到疼痛	0	1	2	3	4
5. 治疗的不良反应让我觉得不舒服	0	1	2	3	4
6. 我觉得病了	0	1	2	3	4
7. 我不得不卧床	0	1	2	3	4
社会/家庭状况	一点也不	有一点	有些	相当	非常
1. 我和朋友们很接近	0	1	2	3	4
2. 我在感情上得到家人的支持	0	1	2	3	4
3. 我得到朋友的支持	0	1	2	3	4

社会/家庭状况	一点也不	有一点	有些	相当	非常
4. 我的家人已能正视我患病这一事实	0	1	2	3	4
5. 我高兴和家人谈论我的病情	0	1	2	3	4
6. 我与自己的配偶（或给我主要支持的人）很亲近	0	1	2	3	4
不管你近期性生活的程度，请回答下面的问题，如果你不愿意回答，请在这里注明（　　　）					
7. 我对自己的性生活感到满意	0	1	2	3	4
情感状况	一点也不	有一点	有些	相当	非常
1. 我感到悲伤	0	1	2	3	4
2. 我为自己这样对待疾病感到自豪	0	1	2	3	4
3. 在与疾病的抗争中，我越来越感到失望	0	1	2	3	4
4. 我感到紧张	0	1	2	3	4
5. 我担心可能会去世	0	1	2	3	4
6. 我担心自己的病情会更糟	0	1	2	3	4
功能状态	一点也不	有一点	有些	相当	非常
1. 我能工作	0	1	2	3	4
2. 我工作得很充实	0	1	2	3	4
3. 我此时此刻还十分享受生活	0	1	2	3	4
4. 我能接受我的疾病	0	1	2	3	4
5. 我睡眠很好	0	1	2	3	4
6. 我进行以前的休闲活动	0	1	2	3	4
7. 我目前很关心我的生活质量	0	1	2	3	4

领域	条目数	得分范围	计分方法
生理状况（PWB）	7	0~28	GP1 + GP2 + GP3 + GP4 + GP5 + GP6 + GP7
社会/家庭状况（SWB）	7	0~28	GS1 + GS2 + GS3 + GS4 + GS5 + GS6 + GS7
情感状况（EWB）	6	0~24	GE1 + GE2 + GE3 + GE4 + GE5 + GE6
功能状态（FWB）	7	0~28	GF1 + GF2 + GF3 + GF4 + GF5 + GF6 + GF7
量表总分	27	0~108	PWB + SWB + EWB + FWB

附录 10 营养风险筛查（NRS-2002）

风险初筛：以下任一项答是，则进入下面评分；答否，应每周重复调查一次。		
BMI＿＿＿（kg/m²）（体重 ＿＿＿kg 身高 ＿＿＿m）		
是否 BMI20.5?（体重 / 身高²，kg/m²）	是□	否□
患者在过去 1~3 个月有体重下降吗？	是□	否□
患者在过去的 1 周内有摄食减少吗？	是□	否□
患者有严重疾病吗（如 ICU 治疗）？	是□	否□
疾病严重程度评分：如果患者有以下疾病请在□打"√"，并参照标准进行评分（无为 0 分）		
评 1 分：营养需要量轻度增加。□骨折□一般肿瘤患者□糖尿病□血液透析 评 2 分：营养需要量中度增加。□腹部大手术□脑卒中 评 3 分：营养需要量重度增加。□颅脑损伤□骨髓移植□ COPD □肝硬化□慢性疾病急性发作或有并发症者□重度肺炎□血液恶性肿瘤□ ICU 患者（APACHE ＞ 10 分）		
营养状况受损评分：		
评 1 分：□ 3 个月内体重下降＞5%，或一周内进食量减少 25%~50%		
评 2 分：□ 2 个月内体重下降＞5%，或一周内进食量减少 50%~75%，或 BMI18.5~20.5		
评 3 分：□ 1 个月内体重下降＞5%，或一周内进食量减少 75% 以上，或 BMI 小于 18.5		
评 3 分：□严重胸腔积液、腹水、水肿得不到准确 BMI 值时，用白蛋白替代（按 ESPEN2006）		
年龄评分：□ 70 岁以上（1 分）□ 70 岁以下（0 分）		
营养风险总评分：疾病严重程度评分（　）＋营养状况受损评分（　）＋年龄评分（　）＝（　）分		
对于下列 NRS 评分≥ 3 分的患者，应制订营养支持计划，包括： （1）严重营养状态受损（≥ 3 分） （2）严重疾病（≥ 3 分） （3）中度营养状态受损 + 轻度疾病（2+1 分） （4）轻度营养状态受损 + 中度疾病（1+2 分）		

附录 11　简易精神状态检查（MMSE）

项目	评分	
	正确	错误
时间定向		
1. 现在是：		
哪一年？	1	0
哪一季节？	1	0
几月份？	1	0
几号？	1	0
星期几？	1	0
地点定向		
2. 我们在：		
哪个国家？	1	0
哪个城市？	1	0
什么地址？	1	0
哪个医院？	1	0
第几层楼？	1	0
表达		
3. 复述以下 3 个物体的名称（由检查者先连续说出）		
手表	1	0
钢笔	1	0
眼镜	1	0
注意力和计算能力		
4. 计算：		
93－7=？	1	0
86－7=？	1	0
79－7=？	1	0
72－7=？	1	0

项目	评分	
	正确	错误
记忆力		
5. 回忆刚才复述过的 3 个物体名称		
手表	1	0
钢笔	1	0
眼镜	1	0
语言		
6. 说出所示物体名称		
帽子	1	0
毛巾	1	0
7. 复述"如果、并且、但是"	1	0
8. 朗读卡片上的句子"闭上眼睛"	1	0
9. 按卡片所写的做：	1	0
用右手拿一张纸	1	0
两手将它对折	1	0
然后放在左腿上	1	0
10. 写一个完整的句子（要有主语、谓语，且有一定意义）	1	0
11. 模仿画出下图（两个五边形交叉形成一个四边形）		

评分分析

总分 30 分，正常与不正常的分界值与受教育程度有关：文盲组（未受教育）≤ 17 分，小学组（受教育年限 ≤ 6 年）≤ 20 分，中学及以上学历组（受教育年限 > 6 年）≤ 24 分。分界值以下为有认知功能缺陷，以上为正常；13 ～ 23 分为轻度痴呆，5 ～ 12 分为中度痴呆，< 5 分为重度痴呆。

附录 12　谵妄护理筛查量表

特征及临床表现	评分（0~2分）		
Ⅰ. 定向障碍 言语或行为上表现为分不清时间或地点或周围其他人的身份			
Ⅱ. 行为异常 患者的行为与其所处场合 / 或本人身份不相称；例如，在不允许的情况下，仍然拉扯身上的导管或敷料，试图下床等			
Ⅲ. 言语交流异常 患者的言语交流与所处环境和或本人身份不相称；表现为语无伦次、缄默以及发表荒谬或者莫名其妙的讲话			
Ⅳ. 错觉 / 幻觉 看见或听见不存在的事务；视物扭曲			
Ⅴ. 精神运动性迟缓 反应迟钝、无或少有自发活动 / 言语，如患者对针刺反应迟钝和 / 或不能被唤醒			
总分			

总分 0 ~ 10 分，总分 ≥ 2 分为谵妄阳性，< 2 分为阴性。得分越高，谵妄程度越严重。

附录 13　自动思维问卷（ATQ）

下面是可能出现在人们头脑中的各种想法，请阅读每种想法并指明你在过去 1 周内出现这些想法的频繁程度（1. 没有 2. 有时出现 3. 比较经常出现 4. 常常出现 5. 一直有）以及当这些想法出现时你的相信程度（1. 不相信 2. 有时相信 3. 中等程度相信 4. 很相信 5. 完全相信）。

题目	频繁程度	相信程度
1. 我觉得我被这个世界所反对	1　2　3　4　5	1　2　3　4　5
2. 我没有一点好的地方可言	1　2　3　4　5	1　2　3　4　5
3. 为什么我总不能取得成功	1　2　3　4　5	1　2　3　4　5
4. 没有人理解我	1　2　3　4　5	1　2　3　4　5
5. 我让人感到失望	1　2　3　4　5	1　2　3　4　5

续表

题目	频繁程度	相信程度
6. 我觉得我不能再前进了	1 2 3 4 5	1 2 3 4 5
7. 我如果是一个比较好的人就好了	1 2 3 4 5	1 2 3 4 5
8. 我太软弱了	1 2 3 4 5	1 2 3 4 5
9. 我的生活正走向一条我不希望走的路	1 2 3 4 5	1 2 3 4 5
10. 我对自己太失望了	1 2 3 4 5	1 2 3 4 5
11. 再没有什么东西让我觉得是美好的	1 2 3 4 5	1 2 3 4 5
12. 我对现在这种状况再也不能忍受	1 2 3 4 5	1 2 3 4 5
13. 我不能使自己开始行动	1 2 3 4 5	1 2 3 4 5
14. 我出了什么问题了	1 2 3 4 5	1 2 3 4 5
15. 我要是在别的地方就好了	1 2 3 4 5	1 2 3 4 5
16. 我不能把东西（想法）聚集（整合）在一起	1 2 3 4 5	1 2 3 4 5
17. 我恨我自己	1 2 3 4 5	1 2 3 4 5
18. 我一点用处也没有	1 2 3 4 5	1 2 3 4 5
19. 我真希望自己能够消失不见了	1 2 3 4 5	1 2 3 4 5
20. 我发生了什么事	1 2 3 4 5	1 2 3 4 5
21. 我是一个失落的人	1 2 3 4 5	1 2 3 4 5
22. 我的生活一片混乱	1 2 3 4 5	1 2 3 4 5
23. 我是一个失败者	1 2 3 4 5	1 2 3 4 5
24. 我从未取得成功	1 2 3 4 5	1 2 3 4 5
25. 我感到太无能，无依无靠	1 2 3 4 5	1 2 3 4 5
26. 一些事情不得不改变了	1 2 3 4 5	1 2 3 4 5
27. 我一定出了什么错了	1 2 3 4 5	1 2 3 4 5
28. 我的前景暗淡	1 2 3 4 5	1 2 3 4 5
29. 我是毫无价值的	1 2 3 4 5	1 2 3 4 5
30. 我什么事也不能完成	1 2 3 4 5	1 2 3 4 5

主要参考文献

安宁疗护护理
操作视频

推荐阅读